よくわかる
地域看護研究の進め方・まとめ方
保健事業の企画立案から評価への効果的な活用をめざして

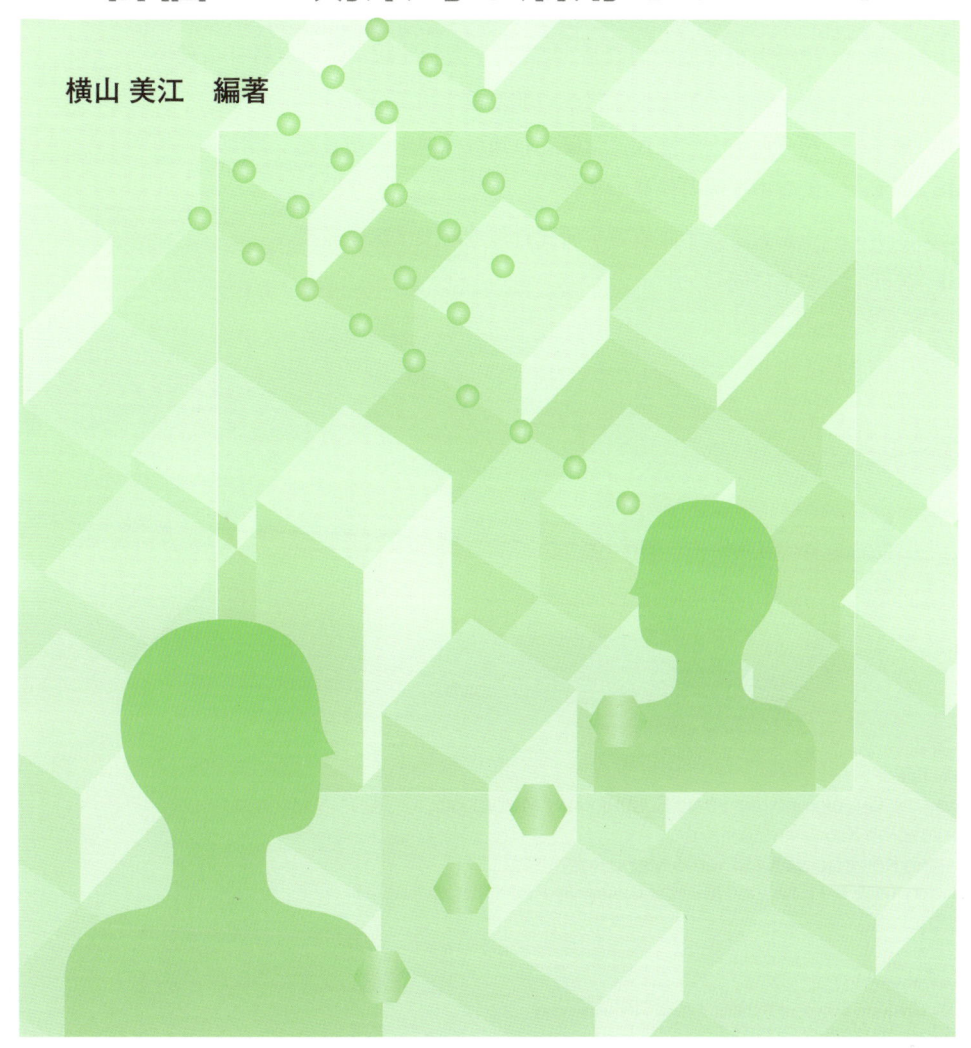

横山 美江 編著

医歯薬出版株式会社

<執筆者一覧>

● 編 集
　横山 美江　　大阪市立大学大学院看護学研究科教授

● 執 筆（五十音順）
　石井美由紀　　神戸大学大学院保健学研究科地域保健学領域助教
　大木 秀一　　石川県立看護大学看護学部健康科学講座教授
　岡本 悦司　　国立保健医療科学院統括研究官
　朽木 悦子　　元大阪市健康局技術監兼健康推進部保健主幹
　河野あゆみ　　大阪市立大学大学院看護学研究科教授
　田髙 悦子　　横浜市立大学大学院医学研究科教授
　都筑 千景　　神戸市看護大学健康生活看護学領域地域・在宅看護学分野教授
　野口 緑　　　尼崎市市民協働局課長／大阪大学大学院医学系研究科社会環境医学講座公衆衛生学招へい准教授
　松田 宣子　　神戸大学大学院保健学研究科地域保健学領域教授
　松本 珠実　　大阪市保健所保健副主幹
　宮﨑美砂子　　千葉大学大学院看護学研究科地域看護学講座教授
　横山 美江　　編集に同じ

This book was originally published in Japanese
under the title of：
YOKUWAKARU CHIIKIKANGOKENKYÛ-NO SUSUMEKATA・MATOMEKATA
HOKENJIGYÔ-NO KIKAKURITSUAN-KARA
HYÔKA-ENO KÔKATEKI-NA KATSUYOU-O MEZASHITE
(Introductory Guide to Planning and Report of Community Health Nursing Research)

Editor：
YOKOYAMA, Yoshie
Professor, Graduate School of Nursing, Osaka City University

© 2010 1st ed.
ISHIYAKU PUBLISHERS, INC.
　7-10, Honkomagome 1 chome, Bunkyo-ku,
　Tokyo 113-8612, Japan

はじめに

　本書は，既刊「よくわかる看護研究の進め方・まとめ方—エキスパートをめざして」，「よくわかる質的研究の進め方・まとめ方—看護研究のエキスパートをめざして」の姉妹編として，地域看護の実践者や研究者を対象に，地域看護学領域でよく用いられる研究方法について解説し，さらに研究成果を実践に活用した実践活用事例についてまとめたものです．

　これまで，地域看護研究や看護系の地域診断のテキストでは，疫学研究方法論や質的研究の方法論が具体的に触れられることは多くありませんでした．そのため，地域実践に関わる看護職が，疫学や質的研究の基本的な考え方を知らずに研究を行っている場合が少なからず見受けられました．そのため，せっかく手間をかけた研究が有効に活用されないこともあり，研究成果や研究手法を実践現場で十分生かしきれていない現状もありました．地域において看護研究を実施する場合であっても，背景にある疫学的な考え方や質的研究の考え方を知っておくと，エビデンスの持つ意味，自分の研究の客観的な評価や問題点がクリアになりますし，実践への有効活用も可能になります．

　一方，平成18年に医療制度改革が実施され，この策定プロセスとして，PDCAサイクルの考え方が導入されました．このPDCAサイクルが導入されたことにより，エビデンスに基づく施策展開の重要性が強調され，根拠に基づく健康政策（evidence-based health policy）への転換が図られました．地域保健活動においても，PDCAサイクルの考え方が導入され，今日エビデンスに基づく地域保健活動の推進がますます重要となっています．PDCAサイクルにおけるPlan（P，計画）やCheck（C，評価）のプロセスでは，エビデンスの活用が求められ，このプロセスで研究成果や研究手法を活用する必要があります．今後，エビデンスに基づく地域保健活動がますます推進されていくことが期待されます．

　地域看護学の領域では，個の尊重・生活者としての人間という視点を重視します．また，同時に地域住民全体の健康状態の改善という視点も併せ持ちながら，地域保健活動を実施しています．本書では，これらの視点も重視した構成としています．本書は，第Ⅰ章で地域保健活動と研究の基礎知識について説明し，さらに人間集団における健康事象の数量的観察方法が体系化されている疫学研究，および個別事例において観察された事象から物事の本質をとらえる質的研究についても概説しています．加えて，今日地域保健分野でも重要視されている経済的評価についても，具体的に解説しています．

　また，第Ⅱ章では，エビデンスを実践で活用できるように，エビデンスを実践で活用する際の留意点やエビデンスの見つけ方について解説しています．第Ⅲ章では，エビデンス

を活用した介入,ならびに保健事業へのエビデンスの活用について,具体的な事例をあげて紹介しています.

　地域保健活動を実施するなかで最も大切なことは,実践能力の向上です.このために,研究成果や研究手法を上手に活用していくことが求められます.本書が,日々の地域保健活動の評価,および施策や健康政策の立案などのヒントとなり,実践活動に役立てていただければ,幸いです.

　最後に,今回の企画の実現にご尽力いただきました医歯薬出版第一出版部の編集担当者の方々に厚く御礼申し上げます.わかりやすい教材にするために,さまざまな工夫をご教示いただきました.心から感謝申し上げます.

2010年7月　横山美江

CONTENTS

よくわかる
地域看護研究の進め方・まとめ方
保健事業の企画立案から評価への効果的な活用をめざして

I 地域保健活動と研究の基礎知識 …………1

1 地域保健活動と研究 …………1

1) 地域保健活動に必要な研究の基礎知識
   ：エビデンスに基づいた地域保健活動…………1（横山）
   - （1）地域保健活動，研究活動，および保健師教育の循環 1
   - （2）エビデンスに基づいた地域保健活動の必要性 2

2) 地域保健活動のプロセスにおけるエビデンスの活用方法 …………4（横山）
   - （1）実態把握および地域診断から介入効果予測・エビデンスの活用 6
   - （2）保健事業の企画・立案・施策化から保健サービス提供 13
   - （3）実態把握，保健事業の評価から改善へ 13

3) 科学的根拠に基づいた保健活動に必要なスキル…………17（朽木, 松本）
   - （1）熱い保健師魂でエビデンスを探る！―地区活動から得られる情報と保健師の情熱 17
   - （2）文献で確認，積み上げることが大切―健康課題の明確化と文献検討 20
   - （3）深い洞察力で迫る！―分析能力 23 ／（4）住民参加・協働 24
   - （5）国・都道府県・市町村の政策との整合性 25 ／（6）法的根拠 25
   - （7）共通認識 25 ／（8）エンパワメント 26

4) 地域保健活動に必要な研究の基礎知識…………27（横山）
   - （1）研究のプロセス 27 ／（2）研究における倫理的配慮 29

2 地域保健活動における疫学研究 …………32（大木）

1) 地域保健活動における研究の考え方…………32
   - （1）地域保健活動における量的研究とは 32
   - （2）地域保健活動におけるエビデンスとは―なぜ疫学なのか 32
   - （3）現状を知りたいのか，関わる要因を知りたいのか 33
   - （4）地域保健活動における調査研究の目的・価値基準を考え直してみよう 34
   - （5）地域看護研究を開始する前の諸注意 34

CONTENTS

2）疫学研究の基本的な考え方 ……………………………………………………36
　（1）疫学とは　36／（2）疾病頻度の考え方—有病と罹患の区別　38
　（3）ある要因への曝露の効果はどのように測定するか　39
　（4）要因への曝露効果の指標：相対危険と寄与危険　39
　（5）政策疫学と機序疫学　41

3）疫学研究のデザイン ………………………………………………………………42
　（1）疫学研究方法の分類　42／（2）研究デザインとエビデンスレベル　42
　（3）集団レベルの既存資料を利用した研究　42
　（4）個人レベルのデータをもとにした疫学研究　49

4）研究結果の解釈—真実と誤差 ……………………………………………………57
　（1）偶然誤差　57／（2）バイアス（系統誤差）　57
　（3）信頼性と妥当性　58／（4）バイアスの種類　58

3　地域看護活動における質的研究 ……………………………………61 （都筑）

1）質的研究とは ………………………………………………………………………61
　（1）質的（定性的）データと量的（定量的）データ　61
　（2）地域看護分野における質的研究の意義　62／（3）量的研究との比較　63

2）質的研究の種類 ……………………………………………………………………65
　（1）エスノグラフィー（記述民族学・民族誌学・ethnography）　65
　（2）グラウンデッド・セオリー（Grounded theory）　67
　（3）質的記述的研究　69／（4）アクションリサーチ　69

3）質的研究のプロセス ………………………………………………………………69
　（1）研究テーマを設定する　69／（2）先行研究，文献を検討する　71
　（3）研究計画を立案する　71／（4）具体的なデータ収集方法　73
　（5）データの分析　76／（6）質的研究の質の確保　77
　（7）論文のまとめ方　77／（8）よい質的研究を行うために　78

4）地域保健活動における質的研究の活用〜エスノグラフィーの例 …………78
　（1）地域看護診断の枠組み　79／（2）地区視診　79
　（3）エスノグラフィーを取り入れた面接調査の実施　80
　（4）根拠のある地域看護活動の実践へ　82

4 地域保健活動における経済的評価 …………………………………84（岡本）

1）エコロジカル（生態学的）研究 ……………………………………………84
2）費用対効果分析 ……………………………………………………………85
（1）検診の経済評価　85／（2）感染症の流行と予防接種の経済評価　86
（3）限界分析・増分分析・感度分析と収穫逓減の法則　88
（4）費用対効用分析（延命効果）　88
3）費用対便益分析（収益性・採算性）………………………………………89
（1）直接・間接費用と便益　89／（2）割引率　90
（3）佐賀県のC型肝炎スクリーニングの例　91
4）対照群の選択法 ……………………………………………………………91
（1）傾向得点法　91／（2）マッチング　93／（3）介護予防の経済評価　93
5）医療費分析 …………………………………………………………………94
（1）医療給付実態調査　95／（2）レセプトと健診データの突合　95
6）レセプト情報の利活用 ……………………………………………………97
（1）レセプトの法的性質と個人情報保護　97／（2）レセプトのしくみ　99
（3）傷病名欄　101／（4）点数欄と摘要欄　102／（5）医療費の三要素　102
（6）傷病分析　103

5 研究論文の基礎知識 ………………………………………………104（横山）

1）論文の種類 …………………………………………………………………104
2）原著論文の構成と論文を執筆するときの必須条件 ……………………104
（1）論文を執筆するときの必須条件：投稿規定に合わせること　104
（2）原著論文における本文の構成　104／（3）わかりやすい図表の作成　108

Ⅱ 地域看護活動と科学的根拠 ……………………112（河野）

1 科学的根拠（エビデンス）に基づく看護実践：EBN …………112

2 エビデンスに基づく地域看護実践が普及するための課題 …………113

1）エビデンスに基づく地域看護実践を阻害するもの …………113
　（1）EBN を実践する方法について，知識やスキルが十分ない　113
　（2）地域看護学に関する学術的な情報量が多すぎる　113
　（3）地域看護実践機関に組織的な制限が働くことがある　114
　（4）研究や EBN に対する誤った認識や否定的な見解がある　114

2）エビデンスに基づく地域看護実践が普及するための課題 …………114

3 エビデンスの水準 …………115

1）エビデンスの水準の分類 …………115
　（1）水準Ⅰa　115／（2）水準Ⅰb　115／（3）水準Ⅱa　116
　（4）水準Ⅱb　116／（5）水準Ⅲa　116／（6）水準Ⅲb　116
　（7）水準Ⅳ　116

2）エビデンスの水準についての評価 …………116

3）地域看護活動にエビデンスを活用する際の留意点 …………117

4 文献検索の実施からのエビデンスの見つけ方 …………118

1）地域看護活動とエビデンスの見つけ方と活用 …………118
　（1）個人・家族への地域看護活動におけるエビデンスの活用　118
　（2）個人・家族への地域看護活動のエビデンスの見つけ方と吟味　119
　（3）個人・家族への地域看護活動の評価　124

2）個人・家族への介入におけるエビデンスの見つけ方の具体例 …………127
　（1）高齢者への家庭訪問におけるエビデンスの見つけ方　127

Ⅲ エビデンスに基づいた保健師活動の実際……138

1 個人・家族への介入の実際……138（都筑）

1）母子保健におけるエビデンスの活用……138
（1）新生児に対する家庭訪問の現状把握　138／（2）研究方法　138
（3）研究結果　140／（4）実践への示唆　142

2 保健事業の企画立案・施策化から評価の実際……143

1）エビデンスを活用した多胎児育児支援事業の展開……143（横山）
はじめに　143／（1）西宮市における多胎出産の動向　143
（2）多胎児育児支援事業の企画・立案，施策化への取り組みのきっかけ　143
（3）多胎児育児支援事業の企画・立案のためのエビデンスづくり—ニーズ調査の実施　144
（4）ニーズ調査に基づいた母子保健事業「多胎児育児支援のための両親学級
：双子・三つ子の親になる人のつどい」の企画立案から施策化まで　145
（5）「多胎児育児支援のための両親学級：双子・三つ子の親になる人のつどい」の実際　147
（6）「多胎児育児支援のための両親学級：双子・三つ子の親になる人のつどい」の評価　153
おわりに　154

2）自閉性発達障害児の子育て支援モデルの開発に関する取り組み
—エビデンスの活用と展開……155（松田，石井）
はじめに　155／（1）Ａ市の育児支援教室の概要　156
（2）実践からのモデル開発—自閉性発達障害児の子育て支援モデルの開発とそのプロセス　156
（3）子育て支援モデルからの示唆—今後の教室運営の方向性と課題　161
（4）今回の取り組みの意味と今後の展望　164

3）生活習慣病予防事業におけるエビデンスの活用と展開……164（野口）
（1）生活習慣病予防事業の考え方　165
（2）生活習慣病の予防段階と対策のターゲット　165
（3）生活習慣病予防の具体的な活動と展開　171／おわりに　173

4）介護予防事業におけるエビデンスの活用と展開……174（田髙）
（1）介護予防の理論的整理　174／（2）エビデンスに基づいた介護予防事業の実際　176

5）健康危機管理におけるエビデンスの活用 ……………………………………182（宮﨑）
　（1）健康危機管理におけるエビデンス活用の背景　182
　（2）健康危機管理における保健師活動に関するエビデンスの状況　183
　（3）健康危機管理におけるエビデンスの活用　185
　（4）エビデンスの活用事例：地域の健康危機管理における保健所保健師の活動指針の作成　186

索引 ……………………………………………………………………………191

I 地域保健活動と研究の基礎知識

1 地域保健活動と研究

1）地域保健活動に必要な研究の基礎知識：エビデンスに基づいた地域保健活動

(1) 地域保健活動，研究活動，および保健師教育の循環

　保健師が地域で実践している保健活動，研究活動，そして保健師教育は，それぞれ個別に機能しているように思われるかもしれない．特に，研究活動と地域保健活動は，全く次元の異なったものであるかのように感じる方もおられるであろう．しかし，保健師が実践している地域保健活動，研究活動，そして保健師教育は，それぞれが密接につながり，循環することで，保健師の実践力が向上し，地域保健活動が発展する．
　図Ⅰ·1をご覧いただきたい．地域保健領域における研究課題の多くは，実践活動で直面する疑問や課題から生みだされる．もし実践の場で疑問や課題に直面したならば，それを見逃さず，大切に育

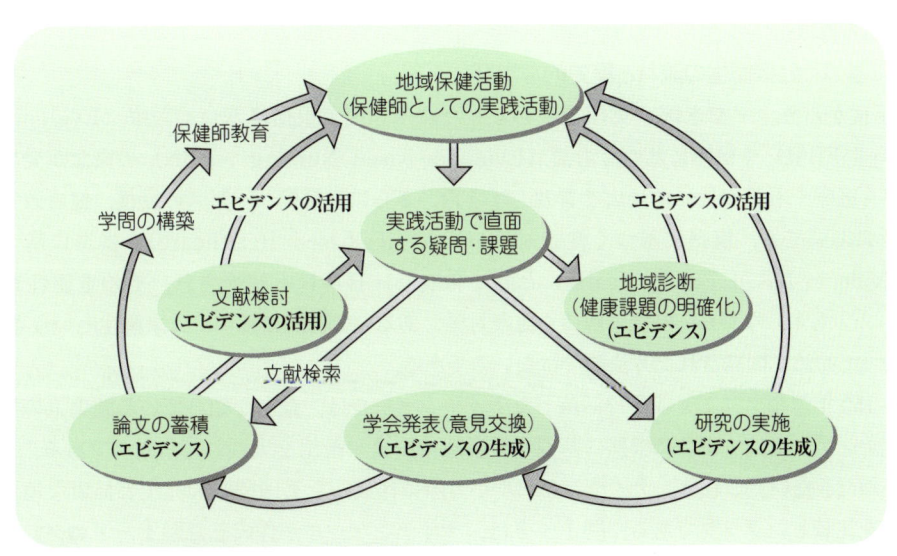

● 図Ⅰ·1　地域保健活動と研究活動の循環

んでいただきたい．そのためには，まず地域診断を実施し，その地域にどのような健康問題や課題があるかを明らかにすることが大切である．そのうえで，実践の場で直面した疑問や課題に関連する情報を適切に収集する必要がある．この情報収集の方法には，インターネットや二次資料を用いての文献検索がある（p10参照）．文献検索が適切に行えたなら，それに基づいて文献を収集し，文献検討を実施する．そして，疑問や課題に関連する文献がみつかれば，それらを地域保健活動のなかで活用していく．一方，文献検索ならびに文献検討の結果，関連する文献がみつからなかったということであれば，その疑問や課題はこれから取り組むべき研究課題となりうるのである．

　新たに取り組むべき研究課題を見いだし，研究に取り組んだのであれば，その研究成果を学会で発表し，雑誌に掲載される論文としてまとめることが理想である．ただ，雑誌に掲載される論文としてまとめるためには，時間，労力，費用，そして研究をまとめるためのスキルが必要となる．このため，大学との連携も視野に入れた活動が，これからはさらに重要となるであろう．このような活動を通して，多くの論文が蓄積されることにより，学問が構築され，保健師教育に反映される．そして，保健師の実践力の向上へとつながるのである．

(2) エビデンスに基づいた地域保健活動の必要性
① これまでの地域保健活動の根拠とこれからの活動に求められるもの

　これまでの地域保健活動は多くの場合，国の打ち出した健康政策の影響，あるいは補助金が付いたこと，もしくは先行する自治体の影響により，保健事業が実施されてきた．このような権威（国）の意向に基づいて決定された（Opinion-based Decision Making），あるいは先例主義的な保健事業が，住民の健康の保持増進に役立っていると信じられている時代は終わりを告げようとしている．

　近年，がん検診が老人保健法の補助事業から外れて一般財源化され（1998年），母子保健事業の実施主体が市町村となり（1997年），さらに市町村を保険者とする介護保険が導入された（2000年）．このため，市町村が自由に予算を配分できるようになり，保健・福祉政策を自ら企画する自由度も大きくなった．今後は，根拠に基づいて地域保健活動を計画することやその成果を出すことがさらに求められるであろう．

② 根拠に基づく公衆衛生の流れと歴史的な学び

　1990年代からカナダや米国，英国を中心とした欧米諸国で根拠に基づく医療（Evidence-based Medicine：EBM）や根拠に基づく看護（Evidence-based Nursing：EBN）の概念が発展し，根拠に基づく医療や看護が世界的に広く普及してきた．さらに，保健サービスの提供，健康政策上の決定や判断においても，根拠に基づく健康対策（Evidence-based Healthcare），根拠に基づく公衆衛生（Evidence-based Public Health）として発展し，日本にも紹介され，その重要性が強調されてきた[1,2]．しかしながら，根拠に基づく健康対策，あるいは根拠に基づく公衆衛生という考え方は，近年になって初めて開発された方法論ではないのである．

　今から150年前にクリミヤ戦争で活躍したナイチンゲールは，誰もが知っている歴史上の人物である．ナイチンゲールは，まさに根拠に基づく健康政策や公衆衛生を実践していたのである．図Ⅰ・2をご覧いただきたい．これは，ナイチンゲールが実際に作成した英国陸軍の兵士と健康な地域の男性の死亡率を比較したグラフである．図Ⅰ・3は，ナイチンゲールが作成した図Ⅰ・2のグラフを日本語に翻訳したものである[3-5]．

英国陸軍の兵士は，体格面でも健康面でも民間人から慎重に選抜され，あらゆる面で第一級の評価を受けた人たちである．それにもかかわらず，ナイチンゲールの示したグラフは，健康な地域の男性に比べ英国兵士の死亡率が高く，極めて不健康な状態であったことを証明している．ナイチンゲールは，クリミヤから帰国後，衛生統計データを整理・分類し，生命統計学の専門官であったファー（Wiliam Farr 1807-83，イギリス）や統計学の第一人者といわれたケトレ（Lambert Adolph Quetelet 1776-1874，ベルギー）と共同で英国兵士の死亡率と民間人の死亡率の比較分析を行うなどの膨大な衛生統計に関する報告書を作成した[3-5]．これらの成果をもとに，ナイチンゲールは英国政府に対して健康政策に関する改革案を提言していたのである[3-5]．

ナイチンゲールが作成した図をご覧いただき，気付かれた方も多いと思われるが，ナイチンゲールが作成した英国兵士と健康な地域における男性の死亡率を比較分析したグラフは，私たち保健師が今も地域診断の分析などでよく用いるグラフである．ナイチンゲールは，まさに客観的な根拠に基づき，健康政策への提言をしていたのである．これからの保健師活動において求められている客観的根拠に基づいた地域保健活動の展開を，ナイチンゲールは今から150年前に既に実践していたのである．

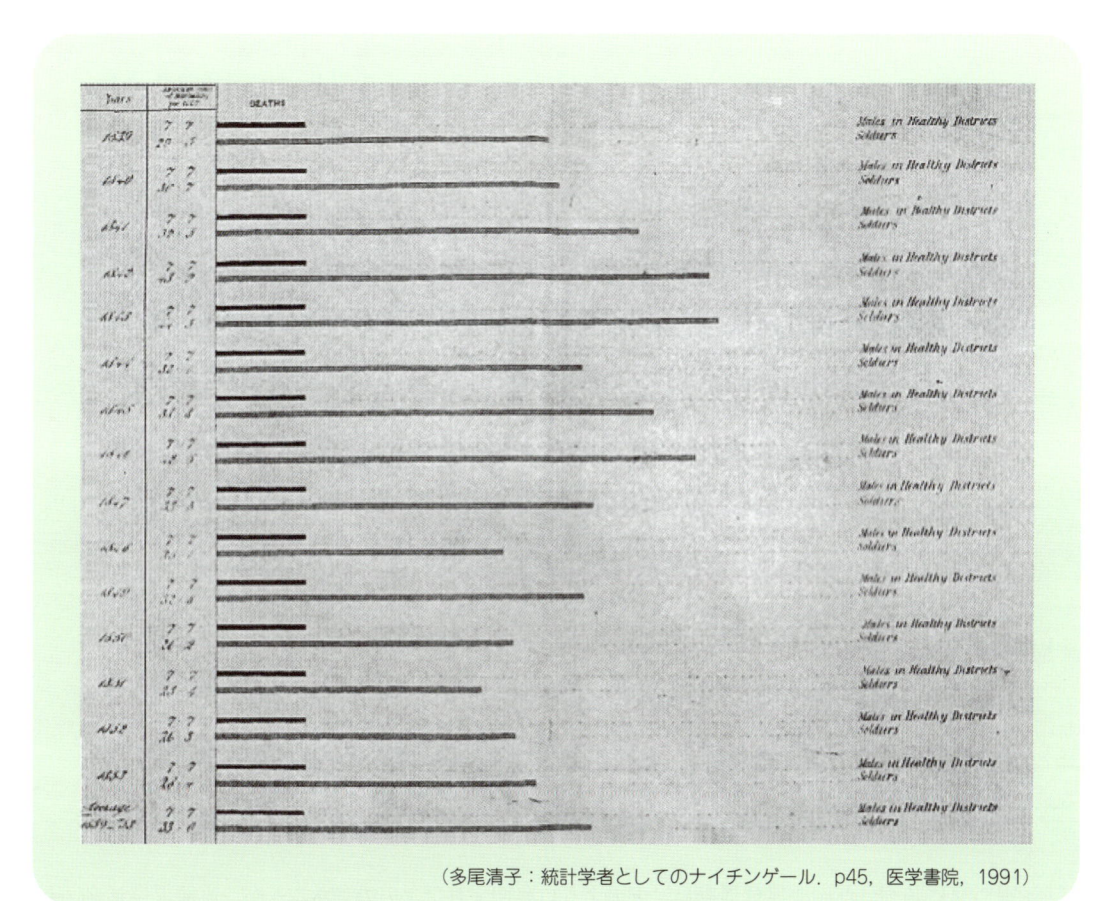

（多尾清子：統計学者としてのナイチンゲール．p45，医学書院，1991）

● 図Ⅰ・2　ナイチンゲールが作成したグラフ

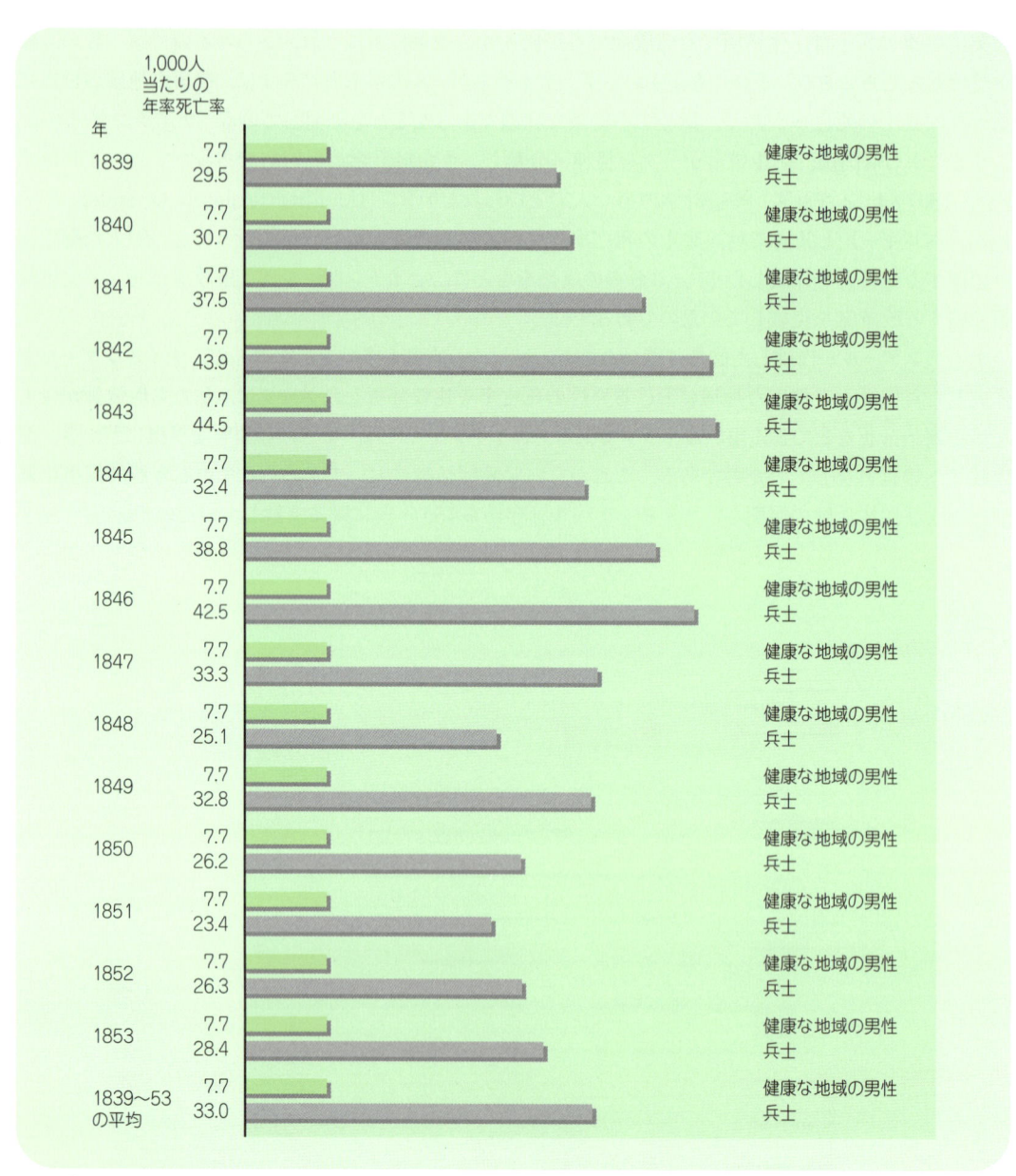

年	1,000人当たりの年率死亡率	
1839	7.7 / 29.5	健康な地域の男性 / 兵士
1840	7.7 / 30.7	健康な地域の男性 / 兵士
1841	7.7 / 37.5	健康な地域の男性 / 兵士
1842	7.7 / 43.9	健康な地域の男性 / 兵士
1843	7.7 / 44.5	健康な地域の男性 / 兵士
1844	7.7 / 32.4	健康な地域の男性 / 兵士
1845	7.7 / 38.8	健康な地域の男性 / 兵士
1846	7.7 / 42.5	健康な地域の男性 / 兵士
1847	7.7 / 33.3	健康な地域の男性 / 兵士
1848	7.7 / 25.1	健康な地域の男性 / 兵士
1849	7.7 / 32.8	健康な地域の男性 / 兵士
1850	7.7 / 26.2	健康な地域の男性 / 兵士
1851	7.7 / 23.4	健康な地域の男性 / 兵士
1852	7.7 / 26.3	健康な地域の男性 / 兵士
1853	7.7 / 28.4	健康な地域の男性 / 兵士
1839〜53の平均	7.7 / 33.0	健康な地域の男性 / 兵士

● 図Ⅰ・3　健康地区の兵役年齢の男性（色線）と国内および国外の陸軍の下士官，兵士（ただし，砲兵，工兵，西インド，植民地の軍隊は除く）（グレー）の死亡率の比較

◆ 2）地域保健活動のプロセスにおけるエビデンスの活用方法

　エビデンスに基づいた地域保健活動は，どのように展開すればよいのであろうか．地域保健活動（保健計画）は，終わりのないサイクルとして示されることが多い．このサイクルを極めて簡単に書けば，Plan － Do － See のサイクル，すなわち計画を立て（Plan），これを実行し（Do），終了後に

評価（See）を行う3段階のサイクルである[6]．

最近では，Plan ― Do ― Check ― Action または Act の4段階のサイクル（PDCAサイクル）を用いることが多い．これは，計画（Plan），実行（Do），評価（Check），改善（Action, Act）のマネージメント・サイクルである[6,7]．厚生労働省における政策評価実施要領にもこのPDCAサイクルが用いられている．ここではもう少し詳細に，地域保健活動における展開のサイクルを5段階に分けて説明したい（図Ⅰ・4）．

行政で働く保健師は，地域保健活動を実践するなかで，地域住民の生活実態や健康問題を把握することができる（実態把握）．大切なことは，保健師が実践の中で把握した地域住民の健康課題，あるいは問題を見逃さず，しかもそれが個人の問題なのか，あるいは地域の問題なのかを見極めることである．そのために，図Ⅰ・4に示すように，地域診断を実施することが重要となる．この地域診断により，地域の健康課題を明らかにし，そのうえでどのような介入を実施すれば効果があるのかを予測（介入効果予測，エビデンスの活用）し，限られた予算やマンパワーのなかで，どのようにすれば最大限に効果が得られるのか，その方法を検討しなければならない．このようなプロセスを通して，保健事業を企画・立案し，施策化する．そして，保健事業を実施し，事業評価を行い，保健事業を見直して改善し，次期計画へと反映させる．

これらの地域保健活動は，社会や時代のニーズに合わせて，その地域の健康づくりのために，目標とするあるべき姿に向かって向上していくように，エビデンスに基づいて，評価，改善していくことが求められる．そのため，保健師は，専門家としての判断から将来を見通して今何が必要かを考えるとともに，その地域の"あるべき姿"をとらえながら，実践活動を行う必要がある．

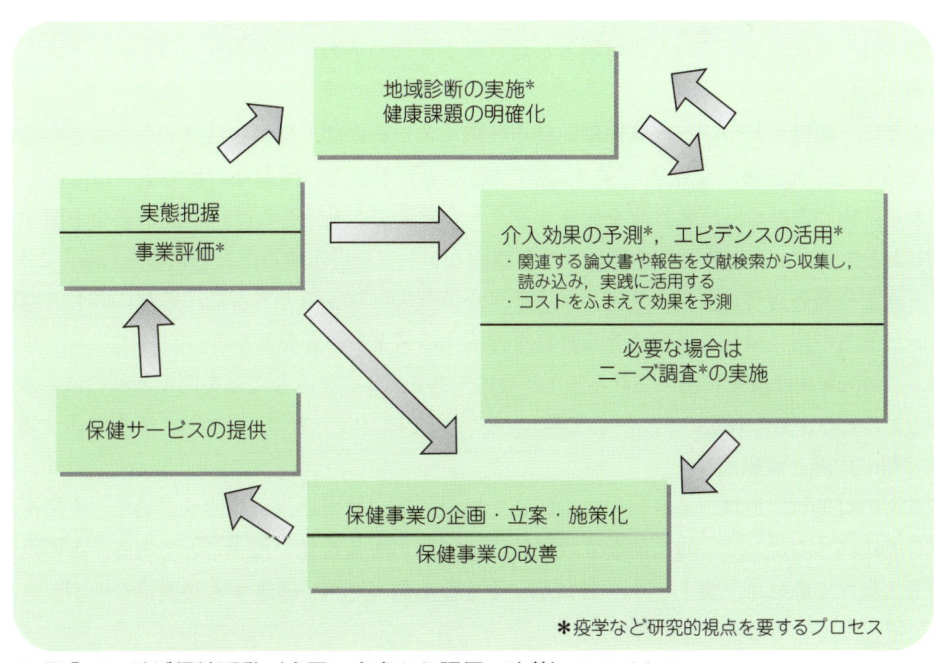

● 図Ⅰ・4　地域保健活動（企画・立案から評価，改善）のサイクル

（1）実態把握および地域診断から介入効果予測・エビデンスの活用

　まず，実態把握，地域診断，および介入効果予測・エビデンスの活用までのプロセスを具体的に考えてみよう．著者が，実際に保健師と協働で新規事業の企画から施策化まで行った多胎児育児支援事業の実例を紹介しながら，このプロセスを追ってみたい．

　この事業は，保健所保健師らが未熟児訪問や養育医療申請ケースから低出生体重児の家庭訪問を実施するなかで，多胎児をもつ母親の抱える育児問題の困難さを感じていたことに端を発している（実態把握）．しかしながら，当初は保健師が感じていた多胎児家庭の抱える育児問題が，地域の健康課題ととらえてよいものかどうかが明らかではなかった．

　まずは，その点を見極める必要があった．そこで，地域診断を行うなかで当該市の人口動態統計に関する情報を分析し，多胎出産が年々増加していることが判明した（Ⅲ-2-1）p143参照）．さらに，多胎児家庭を支援する資源も不足していることが明らかとなった．

　一方，限りある予算と限りあるマンパワーで，効果的に多胎児家庭を支援するためには，どのような介入を行えば一番効果があるのかを検討する必要もあった（介入効果予測，エビデンスの活用）．そこで，まず関連する文献を検討した結果，多胎児の母親は出産直後からの1年間は極度の睡眠不足や深刻な疲労感を伴いながら，育児に追われる母親が圧倒的に多く，出産後からの介入では効果を十分得ることが難しいことが判明した．さらに，多胎児をもつ母親の抱える育児問題の困難さが，単胎児の母親の育児問題とどのように違うかを検討する必要もあったため，単胎児の母親を比較対照群として，多胎児家庭の育児問題を調査した．その結果，多胎児をもつ母親は，単胎児の母親に比べ妊娠を知ったときに不安が強い者が多く，かつ不安を軽減するために必要な多胎妊娠や多胎児育児に関する情報も適切に得られない者が多いことが明らかとなった．これらの文献検討および調査結果（エビデンスの活用）から，多胎育児情報の提供を含めた支援を多胎妊娠中から開始することが重要であることが示唆され，多胎妊婦とその夫を対象とした"双子・三つ子の親になる人のつどい"という新規事業を企画するに至った．

　このように，根拠に基づいた地域保健活動を展開するためには，日頃の活動のなかでとらえた地域住民の生活実態や健康問題を見逃さず（実態把握），それが個人の問題なのかあるいは地域の健康課題なのかを見極めるため，地域診断を実施することが重要である．さらに，新規事業を企画する必要性を感じたときには，その必要性を裏付ける客観的なデータを提示することも求められる．この場合，関連する論文や報告書等の文献から活用できそうな情報を吟味するとともに，必要に応じて調査を実施する等，上司や関係職種を納得させる資料を作成するスキルが必要となる．

　実は，このスキルは研究に用いられるスキルなのである．このようなことを聞くと私にはできないと思う方もおられるかもしれないが，決して難しいスキルではない．次に，そのスキルを解説する．

①地域診断の実施と留意点

　地域診断の目的は，地域（地区）の健康問題や健康課題（健康増進の視点を含めて）を把握し，その根拠を明確にすることで，効果的な地域保健活動計画の方策を見いだすことである．そのため，地域診断を実施する際には，表Ⅰ・1～3に示すような情報（すべて網羅する必要はないが）を，必要に応じて把握していくことが求められる．

　地域診断では，まず地域の概要を把握し，そのうえで人口動態統計，死因別統計，疾病統計，健康診査の結果等の健康に関する指標を分析し，社会資源や保健サービスの提供状況等を把握する．特に，

■ 表Ⅰ・1　地域診断の分析項目：地域の概要の分析

	項目	分析項目	データ収集と分析の視点
1	位置と環境	・対象地域の地理・自然環境 　（位置，面積，行政区，気候，気象条件）	a) データ収集 ・既存資料，統計資料等から情報を収集する ・地図の利用 b) 分析の視点 ・地域の特性をとらえる
2	人口	・対象地域の人口特性（総人口，年齢別人口，世帯数）	
3	産業	・産業・経済の状況（産業構造，特産物等） ・労働環境・所得の状況（所得水準，失業率，生活保護率等）	
4	行政	・行政・財政の状況，政治的環境，治安状況（消防・防犯）	
5	交通	・交通・輸送状況 　（主要交通，交通機関・手段，最寄り駅までの所要時間等）	
6	教育	・教育・学習環境（学校数，学校環境，文化施設等）	
7	生活	・生活環境 ・生活・文化の状況 　（市町村の歴史，上下水道普及率，公園，緑地，公害等）	

＊コミュニティ・アズ・パートナーモデルの枠組みを元に著者作成．
＊必要に応じて上記の項目を分析．

　健康に関する指標は，時間，場所，人の属性に着目して分析し（表Ⅰ・2），必要に応じて図表を作成すると地域の課題がみえてくる（図表作成の留意点については，p108参照）．時間は，年次推移等をみて，増えているのか，減っているのかをみる．ある期間だけ特別な変動をしていないか，あるいはある時を境に傾向が変化していないかに注目する．場所については，自分が担当する地域は全国や都道府県と比較して多いのか少ないのかを分析する．人の属性については，まずは性別と年齢について検討し，性別では男性と女性どちらで多いのか，年齢では多い年齢，少ない年齢があるか等をみる．これらの分析については，該当する人数を比較するのではなく，割合や比率を算出して，比較しなければならない．なお，健康に関する指標を分析する際には，表Ⅰ・4に示す既存資料の活用が有効であり，インターネットを通じて簡単に情報を取得できる．

　これらの情報に加えて，日頃の地域保健活動から得られる情報も，地域診断を実施する際に重要である．地域住民の生活実態を把握し，生の声を聞いて，それが地域の問題か否かを見極めるのである．住民の声を聞ける場として，日頃の保健事業活動，例えば健康相談，健康教室，健康診査，地区懇談会，連絡会議からの情報，あるいは地域のキーとなる情報提供者からの情報等がある．これら日頃の地域保健活動から得られる情報や前述した情報を統合し，自分が担当する地域はどのような特徴があり，どのような健康課題や問題があるかをその根拠とともに明らかにすることが大切である．

②介入効果予測，エビデンスの活用に必要なスキル

　地域保健活動の介入効果を予測するためには，最新で信頼性の高い情報を収集する必要がある．このためには，まず文献を適切に検索することが大切である．そこで，文献検索の意義と基礎知識について簡単に解説する．

■a．文献検索の意義：実践の場への情報活用の重要性

　文献検索は，研究を遂行する時にのみ必要なものではない．文献検索により得られる情報は，実践の場に生かすことが何よりも重要なのである．地域保健領域における研究成果は，実践の場で生かされて初めて生きた論文，すなわち生きた情報となる．実践の場で感じた問題や疑問が，過去の研究に

表 I・2 地域診断の分析項目：地域に在住する人々の特性を把握

項目	分析項目	データ収集と分析の視点
1 人口構成	・人口動態統計（出生率，死亡率，平均余命，年齢別人口構成等）	a) データ収集 ・既存資料，統計資料等から情報を収集する b) 分析の視点 ① 場所に関する分析 ・他の地域（国・都道府県・市町村）との比較 ・割合や比率で比較 ② 時間に関する分析 ・年次推移 ・周期変動 ・季節変動 ・割合や比率で比較 ③ 人に関する分析 ・年齢別，性別に分析 ・割合や比率で比較
2 健康と人々	・死因統計（死因別死亡率），SMR，PMI等 ・疾病の状況 ・感染症の発生状況（結核等の発生状況） ・医療費の状況（国保加入状況等を含む） ・健康診査・検診状況 　（特定健康診査，がん検診，乳幼児健康診査の受診率や結果） ・各種予防接種状況 ・受療状況 ・障害者の状況 ・救急医療の状況 ・事故発生状況 ・労働に起因する疾病・障害 ・体力，栄養，発育，発達等（母子保健事業，小中学校の保健統計） ・心理・精神面の問題（精神疾患の公費申請の状況等） ・在宅ケア，介護の状況 ・国民栄養調査の結果 ・その他 　（家庭訪問，電話相談，健康相談の利用者の訴えや相談内容をまとめる）	
3 家族と人々	・世帯総数 ・世帯構成（家族員数，独居高齢者，高齢夫婦世帯，ひとり親世帯等） ・婚姻率，離婚率	
4 労働と人々	・産業別人口 ・労働・仕事（職種，労働時間，危険暴露の可能性，労働内容） ・所得水準 ・生活保護世帯率	a) データ収集 ・既存資料，統計資料等から情報を収集する b) 分析の視点 ・労働が及ぼす健康への影響
5 文化と人々	・価値観(健康に関する価値観,世間体)，風習 ・教育レベル ・地域の歴史	a) データ収集 ・既存資料を活用する ・家庭訪問，健康教育等各種保健事業でとらえる ・地域の関係者(役員)等から情報を収集する
6 人々の生活実態	・食生活（内容，量，食べ方，好み） ・睡眠・休養（時間，内容） ・QOL（趣味，楽しみ，外出） ・健康情報の主な入手先 ・身体状況（疾患，自覚症状，受診状況，ADL） ・障害者や介護への態度・関心 ・個人の発達課題と行動(育児姿勢，成人期の課題，介護等) ・家族の考え方，家族の結び付き，家族関係，近所付き合い ・健康への対応能力・意識 ・保健活動への参加状況，福祉サービスの利用状況	a) データ収集 ・担当地区の暮らしぶりを家庭訪問，健康教育等各種保健事業でとらえる b) 分析の視点 ・健康を保持増進するために望ましい生活状況か ・健康への関心・態度 ・健康生活をよりよくするための基盤（地域のつながり）はどうか

＊コミュニティ・アズ・パートナーモデルの枠組みを元に著者作成．
＊必要に応じて上記の項目を分析．

表 I・3 地域診断の分析項目：地域の環境特性の把握

項 目	分 析 項 目	データ収集と分析の視点
1 物理的環境	・健康や生活に影響する環境 　空気，振動，騒音等居住環境はどうか 　子どもの健全な発達が促されるような環境か 　高齢者や障害者にとっても暮らしやすい環境か ・店の状況（種類，品数，人の出入り） ・町を行き交う人々の様子（人の流れ，服装，表情等） ・人々が集う様子・場所（集会の種類，場所，時間，周知方法）	a）データ収集 ・地区踏査，家庭訪問等の情報からも判断（自分の足で歩いてみて環境をとらえる） b）分析の視点 ・健康生活として望ましい環境か
2 経済	・産業別人口，失業率 ・事務所数 ・財政，予算配分	a）データ収集 ・既存資料，統計資料等から情報を収集する b）分析の視点 ・産業保健との連携の場は確保されているか
3 政治と行政	・行政組織・自治体の機構，議会と首長 ・法律・条例 ・政策（総合計画，保健医療福祉計画） ・自治体財政 ・住民参加	b）分析の視点 ・組織における保健師の位置付け ・保健福祉の政策の実際 ・財政力 ・住民参加の状況
4 教育	・教育関係機関（教育委員会，幼稚園・学校の保健，PTA） ・社会教育機関（行政の社会教育部門，青少年育成協議会，公民館，図書館，スポーツ施設等）	b）分析の視点 ・学校保健や各機関との連携の場は確保されているか
5 安全と交通	・健康危機管理体制 ・救急体制 ・道路事情，交通事情（道幅，段差，清掃状況，交通量，公共交通機関）	b）分析の視点 ・緊急時の防災と安全体制は確保されているか ・移動の範囲と利用のしやすさ
6 コミュニケーション，情報	・自治会，地区組織，ボランティア組織 　（老人会，婦人会，民生委員，食生活改善推進委員，健康推進委員等） ・専門職団体（医師，歯科医師，薬剤師，看護師，助産師等） ・保健・医療・福祉との会議の開催状況，種類，参加者，内容 ・会議の成果（地域ケアシステムづくりへの貢献度） ・ケースを通しての活動の連携 ・学校保健や産業保健との連携した活動のあり方，会議 ・健康づくり推進協議会の機能と住民の位置付け ・情報流通のシステムの存在と活用状況 　（インターネット，広報誌，回覧板，電話等）	b）分析の視点 ・地域ケアシステムに関連する会議の状況を調べる（連携の状況はどうか） ・各機関のケースの情報についての交流はどうか ・住民との協働
7 レクリエーション	・公園，広場，空き地の様子 ・文化・スポーツ・娯楽施設	a）データ収集 ・既存資料，地図の利用 ・地区踏査
8 保健医療と社会福祉	・医療機関（病院・診療所） ・保健施設（行政の保健衛生部門，保健所・保健センター，薬局，訪問看護ステーション，産業保健センター等） ・福祉機関（行政部門，福祉施設，社会福祉協議会），その他関係機関・保健医療福祉の従事者数 ・医療費・健康保険等 ・連携および調整のためのシステム	b）分析の視点 ・利用可能な社会資源の把握

＊コミュニティ・アズ・パートナーモデルの枠組みを元に著者作成.
＊必要に応じて上記の項目を分析.

■ 表Ⅰ・4　地域診断に重要な既存資料

名称	既存資料の主な内容	入手方法 （報告書名・インターネット）
国勢調査	5年に1度実施．10月1日現在の調査．個人調査（性，年齢，配偶関係，就業状況等）と世帯調査（人員，種類，住居の種類等）	国勢調査報告（財団法人日本統計協会） http://www.stat.go.jp/
人口動態統計	出生，死亡，死産，婚姻，離婚の届出の集計．その他，乳児死亡，周産期死亡，妊産婦死亡，死因別死亡，合計特殊出生率等．	人口動態統計（財団法人厚生統計協会） http://www.mhlw.go.jp/toukei/list/81-1.html
患者調査	3年に1度実施．患者の性，生年月日，疾患名，診療科名，入院・外来，住所，医療機関所在地等．その他，平均在院日数等．	患者調査（財団法人厚生統計協会） http://www.mhlw.go.jp/toukei/list/10-17.html
国民生活基礎調査	毎年実施されるが，3年ごとの大規模調査時に健康票あり．傷病頻度，自覚症状の頻度，受診状況，就業状況，医療保険加入状況等．	国民生活基礎調査（財団法人厚生統計協会） http://www.mhlw.go.jp/toukei/list/20-19.html
学校保健統計調査	幼稚園・学校を標本抽出し，学校保健法による健康診断の結果の集計．発育状況や疾病異常（有病率）等．	学校保健統計調査報告書（大蔵省印刷局） http://www.mext.go.jp/b_menu/toukei/chousa05/hoken/1268826.htm
国民健康・栄養調査	3年に1度実施（2002年までは毎年）．栄養摂取状況と身体状況（身長，体重，喫煙状況等）	国民栄養の現状　厚生労働省国民調査結果（第一出版） http://www.mhlw.go.jp/bunya/kenkou/kokumin-kenkou.html
感染症発生動向調査	感染症法に基づく感染症の届出の集計．罹患患者数，罹患率等．	http://idsc.nih.go.jp/idwr/index.html
食中毒統計調査	食品衛生法に基づく食中毒の届出の集計．患者数，罹患率等．	食中毒統計（財団法人厚生統計協会） http://www.mhlw.go.jp/topics/syokuchu/

引用HPは2010年6月アクセス．

より明らかにされていたのであれば，是非実践にその情報を活用していただきたい．最新で信頼性の高い情報を活用することが，実践レベルの向上のためにも重要なのである．地域保健活動を発展させる鍵は，実践の場で働いている方々の肩にかかっているといっても過言ではない．

■ b．文献検索のための基礎知識
①一次資料と二次資料
　文献検索の実際を解説する前に，一次資料ならびに二次資料とは何かということを説明しておく必要がある．一次資料とは，雑誌等に掲載されている論文や記事等文献そのもののことである．一方，二次資料とは，それらの文献をキーワードや著者名等から探すためにまとめられた資料のことであり，

論文課題，著者名，雑誌名，巻号，頁，発表年，要旨（抄録），およびキーワード等の記載で構成されている．最新の文献を含め，網羅的に文献を検索するためには，この二次資料の活用が不可欠である．

②和文の文献検索

和文の文献に関する看護・医療関係の二次資料の主要なものとして，医学中央雑誌がある．医学中央雑誌に関しては，現在ではコンピューターを用いたWeb版による検索が主流となっている．

医学中央雑誌は1903年に創刊され，医学や医療関係の文献や学会発表の抄録まで含めて収録されている．看護関係の文献もかなり網羅されている．近年，ほとんどの医療系大学の附属図書館で医学中央雑誌が利用できるようになっており，文献検索が効率的に行えるようになった[8]．

図Ⅰ・5をご覧いただきたい．これは，医学中央雑誌のWeb版の"BASIC MODE"である．この検索画面から，キーワードや著者名を検索語入力欄に入力し，検索ボタンをクリックすると，簡単に文献を検索できる．なお，表Ⅰ・5に示すように，理論演算子と呼ばれる「AND」「OR」「NOT」を使って複数のキーワードを同時に検索することも可能である．

この他，厚生労働省で実施している厚生科学研究などの報告書等については，インターネットから厚生労働省のホームページに入れば，簡単に検索できる．

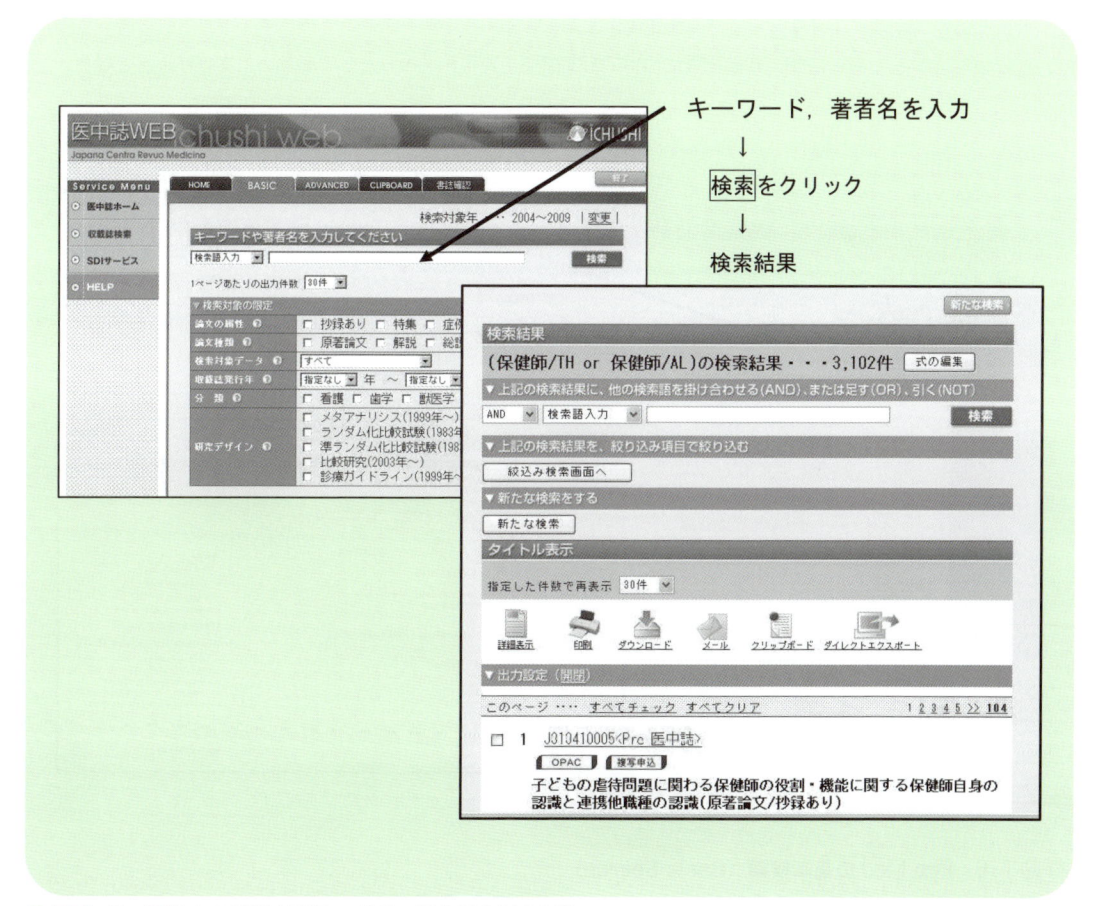

● 図Ⅰ・5　医学中央雑誌WEBの検索（BASIC MODE）

③英文の文献検索

英文の文献に関する看護・医療関係の二次資料には，Cumulative Index to Nursing and Allied Health Literature（CINAHL）やMEDLINE（米国国立図書館作成）等がある．

MEDLINEに関しては，1997年よりインターネットを通して無料で公開され，PubMedという検索システムにより簡単に検索できるようになった．PubMedは，YahooやGoogle等の検索サイトを用いて，"PubMed"と入力するとホームページが簡単にヒットする．

図Ⅰ・6に示すように，PubMedの基本検索（Basic Search）では，キーワード，著者名等を，スペースを取って連続的に入れるだけで，文献を検索できる．英語が得意な方は，海外の情報も取得し，文献を活用していただきたい．

■ 表Ⅰ・5　理論演算子を使った検索（キーワードの組み合わせ）

理論演算子	意　味
AND検索（理論積）	複数のキーワードや検索結果をすべて満たすもの 　　例：生活習慣病と保健指導の両方について書かれた文献が必要な場合
OR検索（理論和）	複数のキーワードや検索結果のいずれかを含むもの 　　例：地域診断，地域看護診断のいずれかについて書かれた文献が必要な場合
NOT検索（理論差）	2番目のキーワードや検索結果を含まないもの 　　例：家庭訪問についての文献から新生児を扱ったものを除いた文献が必要な場合

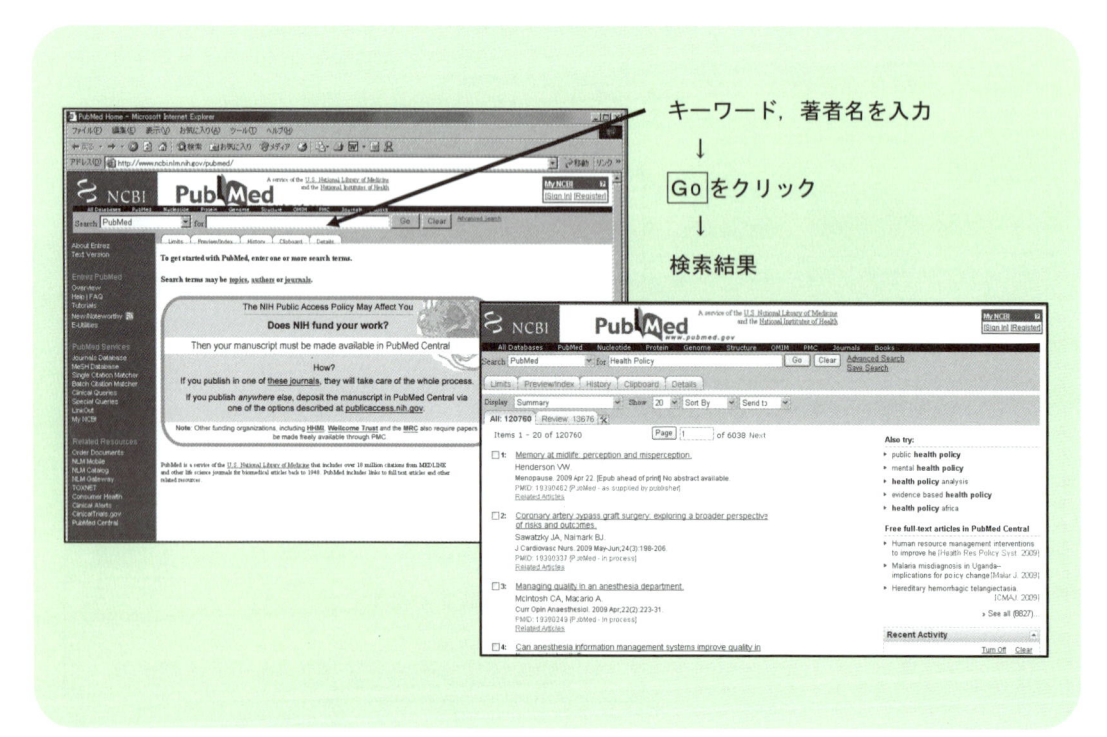

● 図Ⅰ・6　Pub Medの基本検索（Basic Search）

④文献の検討

　文献検索の結果から，関連すると判断された文献を収集し，その後に実施すべきことは，得られた文献を吟味（クリティーク）することである．これは，個々の文献の結論が真に信頼できる内容かどうかを判断するためである．今，こうしたエビデンスを実践現場に伝えること（翻訳，トランスレイト）の必要性が指摘されている[9]．これからは，実践現場と大学が連携して，有効な保健事業の企画立案や評価を一緒に検討していく必要もあろう．

(2) 保健事業の企画・立案・施策化から保健サービス提供

企画書の作成から施策化へ

　新規事業の企画にあたっては，まず企画書を作成しなければならない．図Ⅰ・7は，企画書の1例である．企画書は，各自治体でそのフォーマットが決まっているので，自治体のフォーマットに合わせて立案する必要がある．しかし，企画書の内容は，概ね事業概要，目的，目標，関係法令や法規ならびに背景と問題点を記載し，その事業の具体的な内容，すなわち対象者，実施日，実施場所，実施内容（プログラム内容），従事者，周知方法，予算を明記する必要がある．さらには，評価の方法についても検討し，評価指標を明らかにしておくことも大切である．

　企画書の作成にあたっては，前述の地域診断で得た有用情報や新規事業の必要性を裏付ける客観的なデータを添付することで，上司や関係職種の人たちを納得させる企画書をつくることができる．新規事業の企画・立案は，保健師1人だけの思いでは施策化されることはない．同僚や上司等内部職員の同意が必要であり，合意が得られるよう調整しなければならない．そのため，関係職種を納得させる企画書の作成が必要となるのである．なお，新規事業の企画立案にあたっては，国，都道府県，および市町村の政策との整合性を考えたうえで作成することも大切である．

(3) 実態把握，保健事業の評価から改善へ

①事業評価の目的

　保健事業の評価は，評価すること自体が目的ではない．評価は，より効果的な保健事業へと改善することを目的として実施される．国は，各自治体で政策評価を実施することを推進しており，政策評価実施要領（厚生労働省編）において，保健事業評価を含めた政策評価の具体的な手順，および方法について解説している（http://www.mhlw.go.jp/wp/seisaku/hyouka/dl/01b.pdf）．

　保健事業評価の主な目的は，保健活動や保健事業の見直し，あるいは改善の資料，国民（住民）に対する説明責任（アカウンタビリティ）を果たすための資料，関係者（機関）への説明の資料，企画や財政当局への説明の資料，住民や関係者（機関）の協働を促進するための資料として活用することである（表Ⅰ・6）．

　さらに，今後は保健事業の効果を評価し，そこから研究成果として論文を生み出すことで，エビデンスに基づいた公衆衛生活動（Evidence-based Public Health）の礎を築くことが求められるであろう．

企画書

所属　　　　　氏名 ○○○子

名　称	
概　　　要	
目　　　的	
目　　　標	
背 景 と 問 題 点	
内　　　容	
対 象 者	
実 施 日	
実施場所	
実施内容	
従 事 者	
周知方法	
予　　　算	
名　称	
報 償 費　　謝礼	○○○円×○人＝○○○円
需 要 費　　消耗品費	○○○円（指導用教材等）
役 務 費　　郵便料　個別通知	○円×○通＝○○○円
計	○○○○円
評　　　価	
評価時期	
評価指標	
測定方法	

● 図Ⅰ·7　企画書（例）

■ 表Ⅰ・6　事業評価の目的

- 保健活動や保健事業の見直しや改善の資料
- 国民（住民）に対する説明責任（アカウンタビリティ）を果たすための資料
- 関係者（機関）への説明の資料
- 企画や財政当局への説明の資料
- 住民，関係者（機関）の協働の促進の資料
- 活動・事業を評価し，研究成果として論文を生み出すことでEvidence-based Public Healthの礎を築く

②保健事業評価のための準備と実施

　評価の方法にはさまざまな考え方があるものの[10-14]，評価の視点としては，ストラクチャー（構造），プロセス（過程），アウトカム（効果），アウトプット（事業実施量）などがある．平成20年度からスタートした特定健診・保健指導では，これまでのようなアウトプット評価（実施回数や人数での評価）からアウトカム評価へと評価指標が大きく転換された．保健事業の効果を判定するためには，保健活動の結果として，国民生活や社会経済にどのような変化や影響を与えたかを検討する．例えば，保健事業の目標の達成度を評価するために，企画の段階で評価指標を検討していたのであれば，その指標を用いて分析する．特定の疾患の罹患率や死亡率の増減等のアウトカム指標を用いて，その影響を明らかにするのである．このため，保健事業の企画立案時には，目的や目標を明らかにし，そのうえで評価指標を事前に検討しておくことが重要である．

　また，実施した保健事業の効果を評価するためには，介入研究を用いることにより評価することができる．例えば，特定保健指導を評価するには，介入方法（プログラム内容）を明確化したうえで介入群と非介入群を比較することにより，その効果を判定するのである．すなわち，指導した集団と指導しない集団を，ある期間追跡して，腹囲，体重等を比較検討する．特定保健指導を受けた集団が，さまざまな要因（例えば性，年齢，職業，喫煙等）の影響を調整しても，指導を受けていない集団に比べ，腹囲，体重の減少があったとなれば，特定保健指導は効果があると結論付けられる．このように，保健事業の効果を判定するときには，疫学研究の視点とスキルが必要となり，評価をするための研究デザインの検討や統計学的手法を身に付けることが必要となる．また，地域保健活動の場で介入研究を実施するには，倫理的配慮が不可欠であるので，詳しくは，第Ⅰ章で，地域保健活動に必要な基本的な疫学研究の方法論や考え方について解説しているのでご参照いただきたい．

　この他，保健事業の利用度については，必要な対象者への事業提供がどの程度できたか（アウトプット指標），利用しやすいか否かを検討する．保健事業の効率性を検討するには，人的，予算的，時間的コストとの関係で評価する．特に，予算的コストに関しては，費用対効果などを検討することも大切である（詳しくは，p85をご参照いただきたい）．また，保健事業の安全性については，健康障害の危険性がなかったか否かをチェックする．

③保健事業の評価から改善へ

　保健事業の成果と目標値が一致しない場合，何らかの問題がその背景にあり，問題の原因を明らかにする必要がある．表Ⅰ・7に示すように，考えられる原因は，計画通り保健事業が実行されていなかった，計画に誤りがあった，あるいはその両方である．計画に誤りがあった場合には，期日設定の

■ 表Ⅰ・7　保健事業の成果と目標が一致しない場合の原因

1）計画通り実行されていない
2）計画に誤りがあった
（1）期日設定の誤り
（2）手段選択の誤り
（3）目標設定の誤り
目標の数値化（可能なものについて）
（4）投入する資源の誤算
（5）現状分析の誤り
3）その両方

誤り，手段選択の誤り，目標設定の誤り，投入する資源の誤算，現状分析の誤り等があり，その原因に応じて改善策をとることが大切である[15]．

（横山美江）

1）−2) 引用文献

1) 水嶋春朔，曽田研二：地域保健医療施策策定のための基本条件．日本公衆衛生雑誌，44(2)：77-80，1996．
2) Rose G: The Strategy of Preventive Medicine. Oxford Medical Publication, 1992.
3) 多尾清子：統計学者としてのナイチンゲール．医学書院，1991．
4) Nightingale F : A Contribution to the sanitary history of the british army during the late war with Russia. 飯淵康雄監修，多尾清子訳，琉球医学会雑誌，11(2)：58-77，1989．
5) 多尾清子：F.Nightingale をめぐる衛生統計学的考察．琉球医学会雑誌，11(2)：53-57，1989．
6) 中村好一：基礎から学ぶ楽しい疫学．第2版，医学書院，2006．
7) 緒方裕也・他：平成19年度厚生労働省科学研究費　医療計画におけるPDCAサイクルによるマネジメントに関する研究．
8) 山崎茂明，六本木淑恵：看護研究のための文献検索ガイド．日本看護協会出版会，2005．
9) 柳川　洋・編：地域保健活動のための疫学．第2版，日本公衆衛生協会，2006．
10) 糸数　公，福永一郎：地域保健行政活動の評価について．厚生の指標，52(13)：17-24，2005．
11) 若林チヒロ・他：「健康日本21」地方計画における事業実施と評価．日本公衆衛生雑誌，54(6)：378-386，2007．
12) 原岡智子，仲井宏充：市町村保健事業の評価法の開発とその活用．保健医療科学，56(4)：398-403，2007．
13) 安村誠司：疫学研究による保健事業等の効果評価．理学療法学，34(8)：335-339，2007．
14) 水嶋春朔：地域判断のすすめ方　根拠に基づく健康政策の基盤．医学書院，2000．
15) 熊川寿郎：戦略マネジメントシステムとしてのBSC―PDCAサイクルの可視化．看護管理，17(5)：382-386，2007．

2) 参考文献

1) 平野かよ子，尾崎米厚編：事例から学ぶ保健活動の評価．医学書院，2001．
2) 水嶋春朔：地域判断のすすめ方．第2版，根拠に基づく生活習慣病対策と評価，医学書院，2006．
3) 大木秀一：基本からわかる看護疫学入門．医歯薬出版，2007．
4) 横山美江：よくわかる看護研究の進め方・まとめ方―エキスパートをめざして．医歯薬出版，2005．
5) 佐伯和子：地域看護アセスメントガイド―アセスメント・計画・評価のすすめかた．医歯薬出版，2007．
6) 平野かよ子編：地域特性に応じた保健活動，ライフ・サイエンス・センター，2004．
7) 岩永俊博：地域づくり型保健活動の考え方と進め方，医学書院，2003．
8) Rothman KJ, et al.: Modern Epidemiology. Lippincott Williams & Wilkins, USA, 2008.

◆ 3) 科学的根拠に基づいた保健活動に必要なスキル

　保健師が科学的根拠（エビデンス）に基づいた地域保健活動をするために必要なスキルは何か．それは潜在する保健ニーズや地域の健康課題を的確に把握することである．具体的には，さまざまな既存情報の分析や調査，研究で把握するとともに実際の活動を通じて把握することになる．
　さらに，活動の評価を行うことでエビデンスを明確にする．すなわち，活動が保健ニーズや地域の健康課題に応じたものであるか，効果的方法か等，活動の評価を踏まえてエビデンスを明確にし，さらなる活動につなげていく．
　エビデンスに基づく地域保健活動は，実践と評価の繰り返しでありサイクルである．これらの一連の流れは，地域保健活動と一体化して進められる．実践の場で進められるべきものだといえる．そして，そのプロセスでは研究の手法を大いに活用しなければならない．

＜実践活動から得るエビデンス＞

【活動の根拠となるもの】	【具体的方法】
住民の生活実態や住民の希望・要望	地区データの分析
保健ニーズ・地域の健康課題	地区踏査
国の施策や自治体の方針	実態調査
活動の評価により得られた効果	住民との話し合い
	活動の評価（量的・質的）

（1）熱い保健師魂でエビデンスを探る！──地区活動から得られる情報と保健師の情熱

　地域保健活動においてエビデンスを的確に把握するにはどうしたらいいのか．地区を担当し，さあこれから地区活動を展開するとする．何をどこから始めればいいのか．
　スタートは「この地域はどんな地域か」「何が必要なのか」を把握することから始める．そのために，地区診断を実施することが重要となる．

① 既存資料の活用

　最初は既存の資料収集を行う．町の概況や人口動態，学校や医療機関の場所，各種健診データ，過去の実態調査等である．
　死因別死亡率，未熟児出生率，平均寿命，健診受診率，要精検率と精検受診・発見率，健康のために何か実施している人の割合等健康指標となるデータを収集・分析する．自分の担当地区と他の地区や町・都道府県・全国データと比較し，位置付けを確認する．実数や率を比較するが，ここで注意をしなければならないのは，人口規模や年齢構成の違う集団を比較する場合，年齢調整をして比較をする．統計学的手法をフルに活用することになる．ぼんやりと地域の輪郭がみえてきただろうか．
　高齢化率が高い地区なら推測される問題がいくつか思い浮かぶ．独居の高齢者はどれくらいか，介護保険の認定率は，認知症の相談は多いのか，高齢者虐待の通報は？……等どんどん疑問が湧いてくる．もっと調べてみたい，目的とするデータを探す．
　特定健診の受診率が低いとする．健康への意識が低いのだろうか．健診をどこで受けたらいいのかわからないのかも知れない．住民の受診行動と健康意識の関係や知識との関連など，仮説を持ってデ

ータを収集し，その相関関係等分析してみよう．
　糖尿病の罹患率はどうか．予備軍といわれる人はこの地区にはどれくらいいるのか．その人たちの生活はどうなっているのか．運動習慣は？　食生活はどうだろう．
　このように次々と湧いてくる疑問に対し既存の資料だけでは解答は得られないことが多い．

② 地区踏査からの情報活用
　そこで地域に出てみる．歩いてみる．自転車で担当地区を回ってみる．町の雰囲気，道の段差や交通量，公園の有無．住宅様式は集合住宅が多いのか，一戸建てか．町の人に話しかけてみる．高齢化率は高いけど町で会ったお年寄りは元気そうだ．公園で赤ちゃんを連れたお母さんたちのおしゃべりに入ってみる．ここで「保健師です」と自己紹介．すると予防接種の質問攻めに合う．健診や離乳食の話題がひとしきり続く．こうやって先輩ママと育児の情報交換をしているんだなと実態を知る．商店街やスーパーの活気，開店時間．町の中心や周辺の雰囲気．落ち着いた住宅街．結構坂道もあってお年寄りにはきついかも知れない．診療所の所在・診療科目・診療時間もチェックする．
　既存資料で調べたデータを思い起こしながら現実の街並みと生活の雰囲気を確認する．大切なのは何をみるかだ．健康問題に起因する住民の日頃の生活実態，慣習や価値観，健康問題に関わる生活環境や関係機関の状況，人と人とのつながり等を見る．これを地区踏査という．ちょっと実感が湧いてきた．
　しかし，地域を歩いてみるだけでは求める解答はまだ見つからない．

③ 健康診査などの各種保健事業からの情報活用
　並行して健康診査や健康教育等各種事業を実施してみる．受診率や参加率はどうか．参加者の反応，理解はどうか．事業への期待と満足度．参加者の意見を聞いてみる．日時や会場は参加しやすかったのか．事業から支援を必要とする対象者を把握できたのか．事業と事業の連携はとれているのか．事業の効果はあったのか，目的は達成されたのか．事業評価から，さまざまな情報や課題を把握する．

④ 健康相談からの情報活用
　保健師は日頃の健康相談で，妊産婦や乳幼児，生活習慣病，高齢者や精神障害者等，さまざまな健

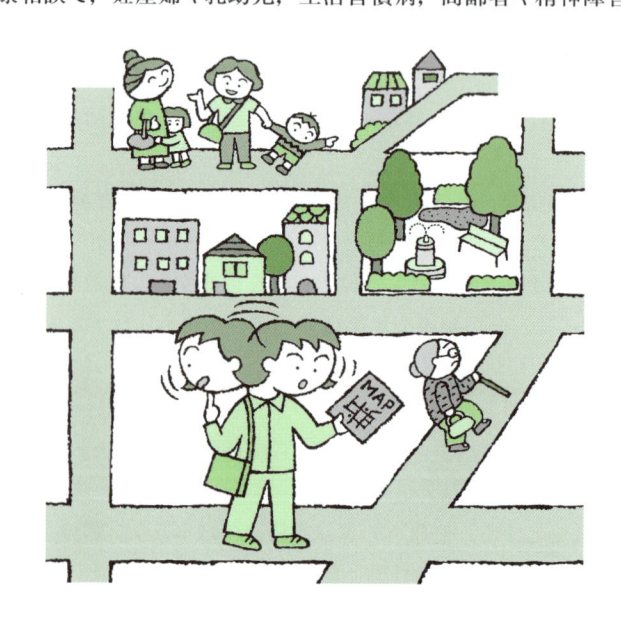

康相談を行っている．地域のさまざまな健康問題が持ち込まれる場であり，潜在するニーズを相談者と一緒に考え，明らかにし，支援に結びつける必要がある．どんな相談が多いのか，対象別データをまとめてみる．また，地域の健康情報を把握する機会であり，住民とのコミュニケーションの場となる．会話のなかから日常生活の様子，食事や運動，困っていること，健康の意識や価値観，家族の状況，経済状況等を把握し，地域の健康問題との関連を考察する．

⑤ 家庭訪問からの情報活用

　いよいよ家庭訪問に出かける．担当地区の訪問対象をリストアップし，どのようなケースが多いのかみてみる．妊産婦や乳幼児，生活習慣病，結核や感染症，精神疾患，難病等，対象者別，問題別にまとめてみる．訪問対象者の把握のきっかけは何か．各種保健事業からの把握，本人家族からの相談，民生委員や町会等地域の役員からの相談，主治医や関係機関からの連絡，これらの把握理由をみると保健師活動の幅広さが反映されていることが多い．事業の力点の違いも反映される．支援を必要とする対象者の把握ができる仕組みになっているか．全地区の訪問対象者を共通の視点でリストアップすることで，他の地区と比較でき，自分の担当地区の特徴がみえてくる．

　さらに，訪問は対象者からさまざまな地域の情報を得る絶好の機会でもある．貴重な地域の情報を積極的に収集する．地域で支援を必要としている人はいないか．育児や介護で困っていることは何か．日頃の見守りやいざというとき助け合えるような近隣とのつながりはどうか，地域の民生委員や町会役員とのつながりはどうか，住民が身近に受診する医療機関はどこか等々．また，日常の買い物や生活物資の購入はどこでしているのか，この地域は核家族世帯が多いのか，世代間同居が多いのか，ウォーキングやラジオ体操等の活動グループは地域に存在するのか，インフォーマルな社会資源の情報等，さまざまな地域の情報を把握する．

　このように家庭訪問を通じて個々人と深く関わることで，より人々の生活実態や環境，意識や認識，行動がみえてくる．個々のケースの積み重ねが，やがてより深く確実な地域の実態把握につながる．「私の町は，担当地区は，こんなところ」と確信をもって言えるようになる日も近い．

⑥ 地域のキーとなる人からの情報

　町会長や民生委員など地域の役員を訪ねて日頃の町の様子や町の問題を聞いてみる．ここでも地域の貴重な情報を得られる．これからも地域の健康課題をともに考えるパートナーとして，コミュニケーションを心がけ信頼関係を築くことが大切である．たくさんの要望も飛び出すだろうし，日頃の思いも受け止めなければならないだろう．すぐに解決できなくても一緒に考える姿勢をもつこと，行政と地域とのパイプ役になることも必要である．地域のニーズとして，自分の引出しに一旦記憶し，事業の企画に生かすチャンスを待とう．

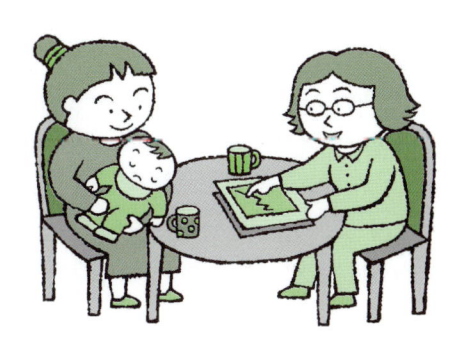

⑦ 情報の統合

　このように保健ニーズや地域の健康課題を把握するためには，データから把握する情報（鳥の目でみるマクロ的視点）に加えて，既存の資料だけではみえてこない一人ひとりの住民の生活に入り込んだ健康実態の把握（虫の目でみるミクロ的視点）が必要である．住民の話を聞いたり直接関わった問題が机上のデータに実感を付加する．日常の活動からこそ情報を得る努力をすることが大切である．既存資料で得た情報を切り口に，その実態や具体的状況を確認することで確信がもててくる．逆に，活動を通じて感じた保健師の気付き―主観的情報―を，客観的に立証することで科学的根拠となる（図Ⅰ・8）．

　地域のさまざまな健康情報の分析や地区活動を通じて得た保健師の気付きを地域診断に反映することで，適切な健康課題を見いだすことができ，そこから生まれる地域保健活動は住民のニーズ，生活実態にそったものとなり，より的確で効果的な地に足の着いた活動になる．

　現在，大阪市で実施している地域ふれあい子育て教室は，少子高齢化が課題になり始めた頃，ある地域の担当保健師が，子育てをしているお母さんが孤立しがちなことを知り，母親同士の交流を促す目的で開始した．また，介護予防事業の閉じこもり予防教室は，生活機能が低下してきたり，障害のあるお年寄りが家に閉じこもりがちになるため，高齢者に出かける場所を提供することを目的として企画した．そして，またたく間に市内全域に広がり，予算化され，今では，子育て支援事業として，あるいは，介護予防事業として発展している．

　この例のように，保健師が地域の人々に寄り添い，常に地域の健康課題は何か，何が求められているのか，知りたい，確かめたいとする姿勢で臨むことが住民の実態に近付き，ニーズに応じた活動を企画立案できる基礎となっている．住民の大切な健康情報が地区活動の展開の中に隠されている．潜在している地域のニーズを保健師としての専門的な視点で掘り起こしていくことが求められる（表Ⅰ・8）．

(2) 文献で確認，積み上げることが大切――健康課題の明確化と文献検討

　地区のデータや地区活動を通じて地域の情報を収集したら，健康課題を明確にする（地区診断の実施）．健康課題とは，人々の健康や命を脅かす恐れのある問題やその原因等である．健康課題は，例えば次のようなものが挙げられる．

・どの年齢層にどんな病気や健康障害が多いのか
・病気の要因となっていると考えられるものは何か
・要因を取り除くことができるのか（取り除くことができるものは何か）．
・取り除くことを阻害しているものは何か．
・生活習慣上の問題は何か．
・医療費を一番費やしているのは何か．

　健康課題を抽出するに当たっては，自分で把握した情報だけで判断するのは限界がある．専門家や研究者の意見，先行して実施した成果や研究等を踏まえることが大切で，必要に応じて文献検討をしなければならない．

　地域保健活動は，地域で生活するすべての住民を対象にしているため，乳幼児から高齢者まであらゆる年齢層の人，また，健康な人から病気の人までさまざまな健康段階の人がおり，どの年齢層にも，どの健康レベルにおいても何らかの健康課題は存在する．したがって，その目的は，病気の予防から

1. 地域保健活動と研究

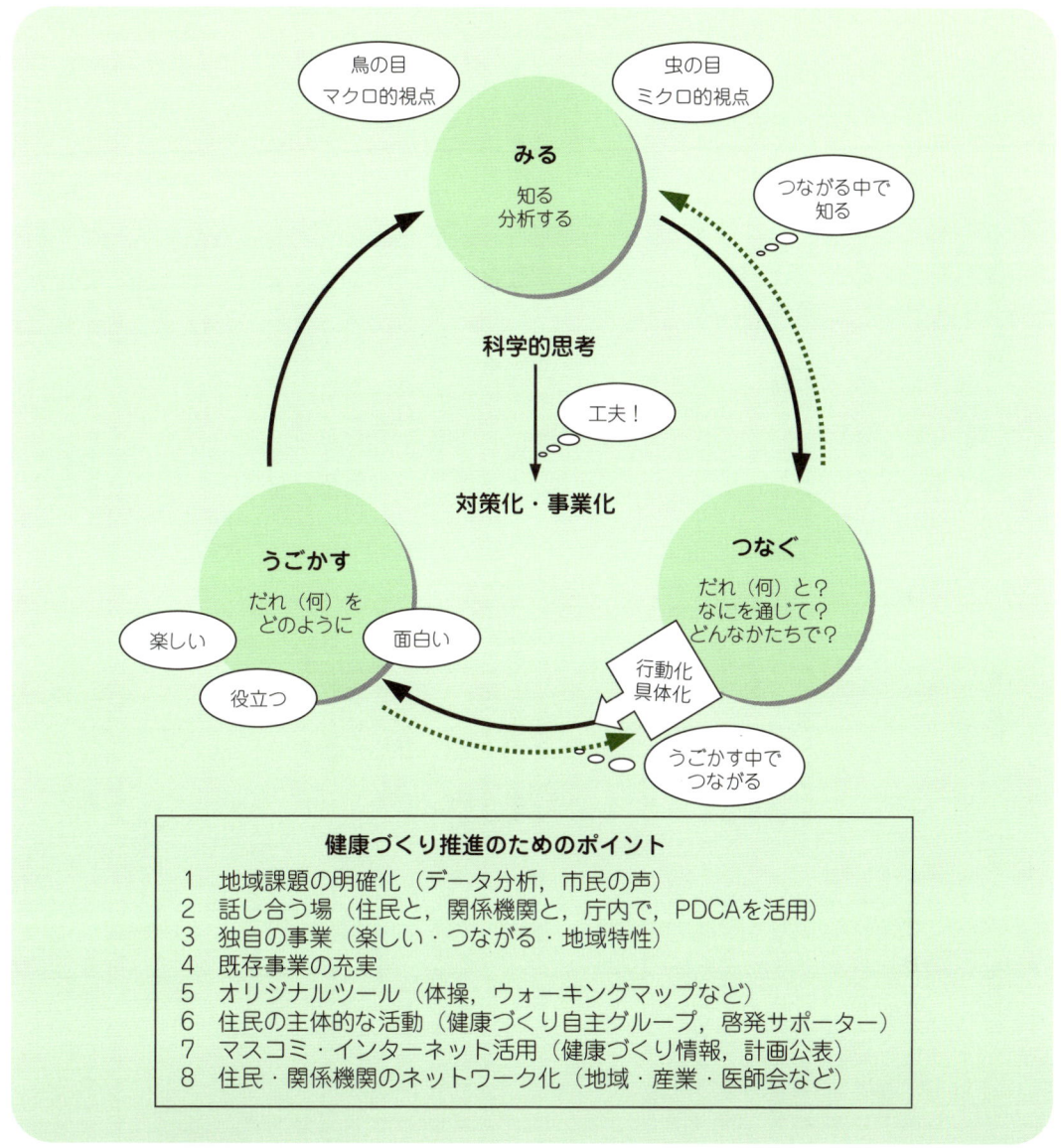

```
         鳥の目              虫の目
       マクロ的視点         ミクロ的視点
                 みる
                知る       つながる中で
               分析する        知る

                科学的思考
                  工夫！

              対策化・事業化

    うごかす                    つなぐ
    だれ（何）を              だれ（何）と？
    どのように               なにを通じて？
  楽しい    面白い            どんなかたちで？
    役立つ
                    行動化
                    具体化
                         うごかす中で
                          つながる
```

健康づくり推進のためのポイント
1 地域課題の明確化（データ分析，市民の声）
2 話し合う場（住民と，関係機関と，庁内で，PDCAを活用）
3 独自の事業（楽しい・つながる・地域特性）
4 既存事業の充実
5 オリジナルツール（体操，ウォーキングマップなど）
6 住民の主体的な活動（健康づくり自主グループ，啓発サポーター）
7 マスコミ・インターネット活用（健康づくり情報，計画公表）
8 住民・関係機関のネットワーク化（地域・産業・医師会など）

● **図Ⅰ・8　保健活動のイメージ**
大阪市健康福祉局「市民とともに健康都市大阪をめざして」（行動指針）〜すこやかOSAKA推進プロジェクトを進めるために〜より

病気の回復，QOLの向上まで幅広い．各種のデータや地区活動から把握した情報を分析し，この町の健康上の問題は何かを導き出す．総合的に把握するためには，対象ごとに課題を書き出してみるほうがよい．そして，実施に当たっては優先順位を考える．

また，保健活動は予防活動であるから予防効果のある活動が求められる．すでに効果が立証された活動，または，効果を確認しながら進めることが必要である．ある地域の成功例であっても，実施環境が違っていたり，その地域の住民性，生活習慣，コミュニティ等の社会的条件で効果が変わってくる場合がある．モデル事業として実施し効果がみられたとしても本格実施したら効果が出ないという

表 I・8 エビデンスに基づく活動例

対象分野別	健康情報	健康課題	活動目標	具体的活動内容・方法
母子保健	・乳幼児健診受診率・受診者、未受診者別、う歯等疾患の治療率・未受診者で異常の発見が遅れた事例	・乳幼児健診を受診しない人が多い・乳幼児健診を受けなかった者で治療すべき疾患や早期介入の必要な障がいが遅れて発見された者がいる	・乳幼児健診受診率を100％にする	・母子手帳交付時に健診受診の重要性について説明する・妊婦、乳児訪問同時の健診受診勧奨・予防接種と同時期に健診を行う、休日健診など健診受診機会の拡大・医療機関との連携による健診受診勧奨
生活習慣病	・特定健診受診率・特定保健指導が必要な者の割合・高血圧、血液検査結果等の異常率・生活習慣病の治療率・生活習慣病の死亡率・住民の塩分摂取量・住民の運動習慣	・特定健診を受診しない人が多い・健診結果では血圧や血糖値が高い人が多い・高血圧や糖尿病の治療に結びつく人が治療に結びついていない・地域で治療のために減塩や運動で健康づくりに取り組む人が少ない	・特定健診の受診率を50％にする・特定健診受診者のうち、血圧や血糖値が高い人の割合を減少させる・要治療と判断された人が速やかに受診できる・地域で減塩や運動など健康づくりに取り組む人が増える	・重点地区を設け、特定健診に関する健康教育を行う・特定健診受診者のうち要支援者に質の高い指導を行う・要治療者に対して一定期間後連絡し、未治療者に個別指導を行う・医療機関と連携し、未治療者をフォローするシステムを構築する・食習慣改善教室やウォーキング講座を開催する・地域でのヘルスプロモーションを推進する
感染症	・予防接種の接種率・結核の罹患率、陽性発見率・その他感染症となる発生動向	・麻しんの予防接種の接種率が低い・結核の罹患率が高い・結核患者の発見が遅く、新たな感染源となる可能性がある	・麻しんの予防接種率を100％にする・結核の罹患率を5年間で半減させる・結核の塗抹陽性患者の発見率を1割未満にする	・乳幼児健診時、麻しんの予防接種について集団指導を行う・学校園に協力して、未接種者に対して文書勧奨を行う・結核患者指導の徹底（72時間以内の医療機関訪問、DOTS事業等）・医療機関向けの講習会を開催する
高齢者保健	・高齢化率・単身世帯数、高齢者世帯数・要介護者、要指導者数・特定高齢者把握率・認知症高齢者に関する相談件数の動向・老人クラブへの加入率・高齢者福祉サービスの利用割合・高齢者実態調査の結果	・要介護高齢者が多い・特定高齢者として把握できていない・認知症高齢者の相談件数が増加している・老人クラブへの加入率が低く地域で孤立している高齢者が多い	・特定高齢者を多く把握し、介護予防事業への参加者を増やす・孤立している高齢者をなくす・地域の高齢者ができる限り認知症になることを予防する	・民生委員や地域役員を通じて特定高齢者を発見するシステムを構築する・介護予防事業などと同伴して高齢者の訪問調査を行い、孤立している高齢者を把握する・民生委員などと同伴して高齢者の訪問調査を行い、孤立している高齢者が参加できる場を地域と協働してつくる
その他	・難病患者数、難病患者の生活状況・自殺者数の動向	・難病患者が多く、日常生活における悩みが多く聞かれる・自殺者数が増加している	・難病患者の日常生活における悩みが解消される・自殺者数を20％減少させる	・難病患者の相談会を開催する・難病患者の交流会を開催する・医療機関と連携し難病患者早期相談システムを構築する・自殺未遂者に対して必要な医療機関や支援団体などにつなぐ

ことは多い．必ず，先行事例の実施結果や研究結果を文献等で確認し効果的方法を検討しながらすすめる．そして，一定期間後に効果を検証する必要がある．

また，地域の健康課題を把握できてもその要因は確証を得られないことも多い．その場合，すでに立証されている理論や根拠を応用することになる．その事象を知る手がかりとして専門家の意見や文献による確認が必要となる．

文献検討では，過去の調査，研究，論文等を文献検索により集めて検討する．課題として抽出されたことやこれから取り組もうとしていることが既に根拠が得られていたり，先駆的に実施されている場合，それを活用したり参考にすることで効率的・効果的に進めることができる．

さらに，効率よく進めるだけでなく，そこに自分なりの工夫や独創性を加えて積み上げることが大切である．新しい試みを行うときには，これまでの研究結果に対して，どのような前提条件の違いがあるのか，どこを改善したのか，どこが先見性なのか明確にして，さらなる活動を行ってみよう．前例をなぞるだけでは進歩は生まれない．ベストプラクティス—いい活動—の継承と積み上げで地域保健活動がさらに発展する．

(3) 深い洞察力で迫る！——分析能力

把握した情報から健康課題を抽出するためには保健師としての専門的感覚，分析能力が重要である．医学的知識に加えて人々の保健行動や生活，社会学的視点等でデータを読み取るとともに，地区活動や住民と接するなかから課題に気付き，特徴や要因を把握する洞察力がほしい．

また，住民の生活実態から地域の健康課題を把握したり，実践場面から活動の評価をする際は，科学的思考が必要となる．すなわち，事実を拾い集めて理論化する能力，現象を見逃さずしっかりととらえ検証できる力が必要とされる．

一般的な分析として，まず，出生率や死亡率，高齢化率や健診受診率等のデータの分析から，担当地区が高率または低率の状況があるのか，数値を単純比較または統計学的手法を用いて有意差をみてみる．子供の多い地域か，高齢者が多い地域か，死因は何が多いのか，どの疾病の罹患率が高いのか，健診受診率と精密検査の受診率，健診の結果比較等である．担当地区の特徴や健康課題のアウトラインといえるものが浮かび上がる．

保健師の日頃の活動で「あれ？」と疑問に思ったことと実際のデータに整合性はあるのかを検証する．たとえば，この地域ではO-157等の感染症の発生が多いと感じたとする．発生動向を他の地域と比較して多いのか少ないのか確認する．

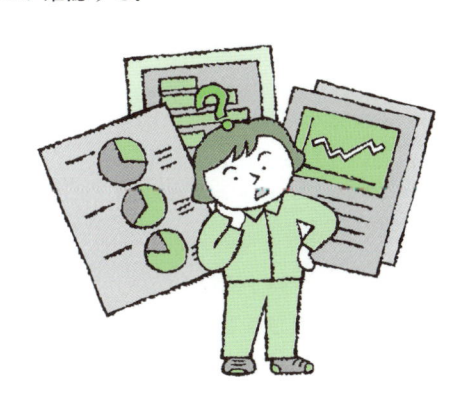

また，その要因を知る手がかりとして，保健師がこの地域の住民は，休日はどこで過ごしているか，外食はどこでしているかについて日頃の住民との会話で把握していたとする．実際に発生したO-157の事例の1つひとつについて発生前の行動を分析することで，外食と感染症との関連性を把握する．

ここでは，「あれ？」と思うかどうかがポイントとなるが，そのためにはO-157の感染症の知識が前提となり，人々の行動という社会学的情報が基礎になっている．地区状況の把握が地域診断に役立つ例である．これらの情報分析により，O-157を予防するための健康教育をより具体的に実施することができ，効果が出しやすい．これらは保健師としての感覚を持って，まさに"足で稼いだ情報"として重要である．

(4) 住民参加・協働

エビデンスに基づく活動をするに当たって住民参加はどういう意義があるのか．

住民参加とはその地域の健康問題を住民が主体的に考え，解決に向けて協働することであり，ヘルスプロモーションの基本ともいえる．その政策決定プロセスに住民がいかに関われるかがポイントとなる．一方的に方向性を示すのでなく，住民とともに考え，住民の意思を尊重する．行政は実行する側で住民はサービスを受ける側という構図ではなく，対等の立場で地域の健康課題について考え，お互いの役割を果たすことが求められる．地域の健康課題の解決に向けて一緒に取り組むパートナーなのである．

さらに，住民が「課題」と認識し，目指す方向や活動目標を共有するためにはエビデンスを明確に示さなければならない．地域の健康課題とそれに必要な地域保健活動の目標を住民に提起し，その必要性を説明する．課題の重要性についてエビデンスを示してプレゼンテーションすることで，解決策や目指す方向性を住民とともに探る．その過程で，住民が日頃感じている健康課題とも関連づけたり，住民の意見や要望を反映させることが大切である．

たとえば，地域診断した結果，この地域は「胃がんの死亡率が高い」とする．さらに「胃がん検診の受診率が低い」場合，「胃がんの死亡率を減らす」という目的に向けて，「胃がん好発年齢層の受診率を向上させ，要精密検査と判定された人の精検受診率の向上により早期発見・早期治療に結び付ける」とする．この健康課題は，まず，地域の役員に説明し，地域の問題としてことの重大さを訴える．住民が日頃から身近な問題として感じていたら共感を得られやすいが，感じていない場合，理解できるよう図表を用いてわかりやすい資料を作成し，説明する．納得を得られるか，実践に結び付けられるか，成否はどうしたら住民が自分たちの問題としていかに迫ることができるかである．自分の健康を，あるいは，自分たちの町を健康にしたいという思いを引き出す．この作業は実は日頃の活動のなかでいかに住民に発信できていたかということの証ともなる．

また，実践に当たって，阻害している要因を探るために住民と話し合いをしてみる．すると，受診するには医療機関までが遠くて不便だという理由や，自覚症状もないからきっかけがないと……という本音が浮上する．もっと近くで検診が受けられるよう医療機関に協力を依頼し，検診を委託することはできないか，集団検診として実施する場合は近くの会館で実施できないか，すぐ検討を始めよう．また，きっかけがないなら「誕生日検診」でもいい「父の日検診」でもいい，こころが動く企画を事業化してみてはどうだろう．自分たちの意見が反映される喜びと自分たちがつくった事業という愛着が生まれる．健康課題の解決に向けて住民主体で取り組むヘルスプロモーションの出発点である．

(5) 国・都道府県・市町村の政策との整合性

　各自治体の施策の多くは国の政策・方針に沿って展開することが多いので，国や都道府県の政策や方針は，施策化する際に重要である．「健康日本21」や「すこやか親子21」等に基づいて各自治体が実施する生活習慣病対策や母子保健施策はその代表例でもある．活動計画の策定においては，国や都道府県，他の施策等との矛盾がないよう整合性を図らなければならない（表I・9）．予算執行が国庫補助金等による場合，特にその点を留意する．

　しかし，国の政策や方針だけに頼るやり方は，国の方針が変わったときに根拠を失う．あるいは数年たてば国の補助金がなくなることも多いので，施策の継続性が危ぶまれることになる．整合性は図りつつも，補助があるから実施するというのではなく，しっかりと地域の現状と方向性を見定め，町の施策として主体性をもって決定する必要がある．最近では地方分権，あるいは一般財源化の流れのなかで，各自治体独自の政策展開が柔軟に実施できる環境は整いつつあり，ますます根拠の明確化が重要となっている．

(6) 法的根拠

　自治体における各種保健事業は，法的根拠に基づいて実施される（表I・10）．そういう意味で法律は地域保健活動のよりどころでありエビデンスのひとつである．具体的には，健康増進法によるがん検診や禁煙対策，感染症予防法による結核・感染症対策，母子保健法による乳幼児健康診査等である．健康課題の解決に向けた地域保健活動や事業展開の必要性についても地域保健法に示されている．これらの法律は，制定当時，医学的あるいは社会的根拠をもって制定され，具体策として打ち出されている．したがって各自治体は，法令遵守の立場から実施しなければならないが，具体的方法等は各自治体の創意工夫，あるいは，地域特性に応じて実施される．目標を見失いがちな時，その活動が何の法律に基づくものか，何を目指しているのかを再度確認し，理解しておく必要がある．

(7) 共通認識

　地域保健活動は，医師，栄養士等さまざまな職種や関係機関からなるチームで実施され，さらに，住民との協働で行われる．当然，目的や目指す方向性の共通認識は欠かせない．職員や関係者同士の共通認識が図られていないとやり方がバラバラで一貫性がなかったり，それぞれの役割が果たせず，結局，担当者だけが背負い込むことになったりする．そうなると総合的な取り組みにならず，効果も出せない．エビデンスに基づく活動を実施するに当たっては，組織や関係者，そして住民も含めて課題や目標を共有し，共通認識をもって臨むことが課題達成の鍵となる．

　例えば，健診結果からその地域が糖尿病境界域の割合が高いという健康課題が明らかになったとする．「糖尿病への移行・発症を抑える」ためにどのような地域活動を展開するか，解決方法はいろいろある．地域全体への周知活動か，検診の受診率を上げて早期発見をするのか，個々人の生活習慣の改善，体重のコントロール法や食事療法，運動指導か，目指すゴールをどこに設定するか．お互いのもつイメージが違っていたりすることも多い．時間の経過とともに変化することもある．どの方法を選択するか，その地域の特性・条件を生かした解決方法を議論し，文章化してお互いに確認し合うことが大切である．このプロセスを経ることで，目的や方法の共有化を図ることになる．共有化が図られたかどうかは「プロセス評価」として重要な評価の視点のひとつである．

■ 表Ⅰ・9　国の施策と保健活動例

健康日本21	生活習慣病の一次予防
すこやか親子21	児童虐待予防
健康フロンティア戦略	介護予防の推進
女性の健康支援	女性のがん検診
肝炎対策	肝炎検査
自殺防止対策	電話相談

■ 表Ⅰ・10　法律に基づく保健活動例

母子保健法	妊産婦・乳幼児健康診査，未熟児訪問指導
健康増進法	がん検診，訪問指導事業
感染症予防法	結核家庭訪問指導，疫学調査
予防接種法	三種混合・ポリオ・麻疹ワクチン接種
精神保健福祉法	精神障害者の措置・医療保護・任意入院，相談指導
高齢者医療確保法	特定検診・特定保健指導
介護保険法	介護予防事業
高齢者虐待防止法	高齢者の虐待防止策
児童虐待防止法	児童虐待の早期発見
自殺対策基本法	自殺予防対策
地域保健法	健康危機管理，健康課題の解決に必要な事業の検討

　よくある例として，ウォーキングや体操といった運動を町全体で取り組む場合に，ウォーキングや体操が目的となってしまい，最初の目的が見失われがちになることである．課題を達成するための具体策が目的と化して"独り歩き"する．この場合の評価指標は何か．「ウォーキングや体操の実施率」か，「運動に取り組む必要性を知っている人の割合」か．では，最初の課題であった「境界域の人の割合」や「糖尿病の移行率の減少」は？　目的がぶれると評価指標があいまいになり，成果も違ったものになる可能性がある．

　目的や評価指標の明確化と共有・共通認識は，的確に効率よく事業を実施するための羅針盤である．時間がかかるが最初の時点で，あるいは折にふれ，原点に戻る意味でも確認し合うことを忘れてはいけない．文章にして掲示し，常に皆で確認し合える工夫をしておくことを勧めたい．

(8) エンパワメント

　エンパワメントは，力を付ける，能力の獲得という意味があり，今やあらゆる分野で使用されている．地域保健の分野では，住民の力量形成という表現が使われてきた．地域の人々がいきいきと活動し，支援する側も支援される側も活性化され，やる気が起こる．そんな時，エンパワメントされているといえる．中山はコミュニティエンパワメントの定義を「地域の人々が集団として置かれた状況を批判的に分析し，共通の課題に気づき，その改善や解決に向けて原因となる社会のあり方を変えるために行動を起こしていく過程であり，その結果，生み出された地域の環境が整い，場の力が活性化された

状態を含むもの」と説明している[1]．

　保健師は，個人や集団への関わりにおいて，人々が自立し主体的に行動できるよう支援する．また，地区活動においても，地域住民が自分のあるいは自分たちの町の課題に気付き，行動を起こすことができるよう目指す．そんな「主体的活動」が生まれ発展するための要素としてエンパワメントされたかどうかは重要である．なぜなら，住民は今後も発生する自分たちの問題を自分たちで解決していかなければならない，そのため「解決できる力」が得られたかどうかが重要なのである．

　エンパワメントが育まれるプロセスとその要因は何なのか．それはやはり，住民のニーズに基づいている活動，エビデンスに基づく的確な活動によって生まれるものではないだろうか．住民が自らの問題としてとらえ，気付き，主体的に取り組む．そして，その活動によって効果が感じられたとき，あるいは，皆に感謝されたとき，やってよかったと報われたときに，その人のあるいはその地域全体のパワーとなるのではないだろうか．すなわち，エンパワメントされるプロセスもエビデンスに基づく活動から生まれ，活動の評価によって増幅されるということがいえる．

　保健師がエンパワメントされるときとはどんな場合だろう．目的を達成できたとき，地域が変わりつつあることを実感できるとき，支援する側も成長していると実感できるときである．この場合も，エビデンスに基づく的確な活動が基本であることはいうまでもない．

　このように，住民も保健師も活動を通じてエンパワメントされるには，保健師がその地域の健康課題を的確に把握し，その健康課題に対して住民とともに考え，活動を一緒に展開することで成果を生み出し，関わる者の満足感と達成感がさらなる力を生み出していく．この一連の住民との相互作用のプロセスが欠かせないといえよう．

（朽木悦子，松本珠実）

3) 文献

1) 中山貴美子：コミュニティエンパワメントとは？　コミュニティエンパワメントと保健師活動．保健師ジャーナル，62(1)：10-15, 2006.
2) 瀬川香子・他：地域エンパワメントの実践に関するコミュニティ心理学研究―学生がとらえた保健師の姿から．東北大学大学院教育学研究科研究年報, 2006.
3) 横山美江編：よくわかる看護研究の進め方・まとめ方　エキスパートをめざして．医歯薬出版, 2007.
4) グレッグ美鈴，麻原きよみ，横山美江編：よくわかる質的研究の進め方・まとめ方　看護研究のエキスパートをめざして．医歯薬出版, 2008.

4) 地域保健活動に必要な研究の基礎知識

(1) 研究のプロセス

　看護研究で用いられている研究は，様々に分類することができるものの，大きく分けて量的研究と質的研究に分けられることも多い．量的研究と質的研究では，研究プロセスが異なるため，ここでは量的研究のプロセスを中心に紹介する．

　図Ⅰ・9に示すように，研究の基本的なプロセスにおける第1のステップは，研究テーマの選択である．研究テーマが決まれば，その研究テーマに関連する文献を検索し，それに基づいて文献を収集

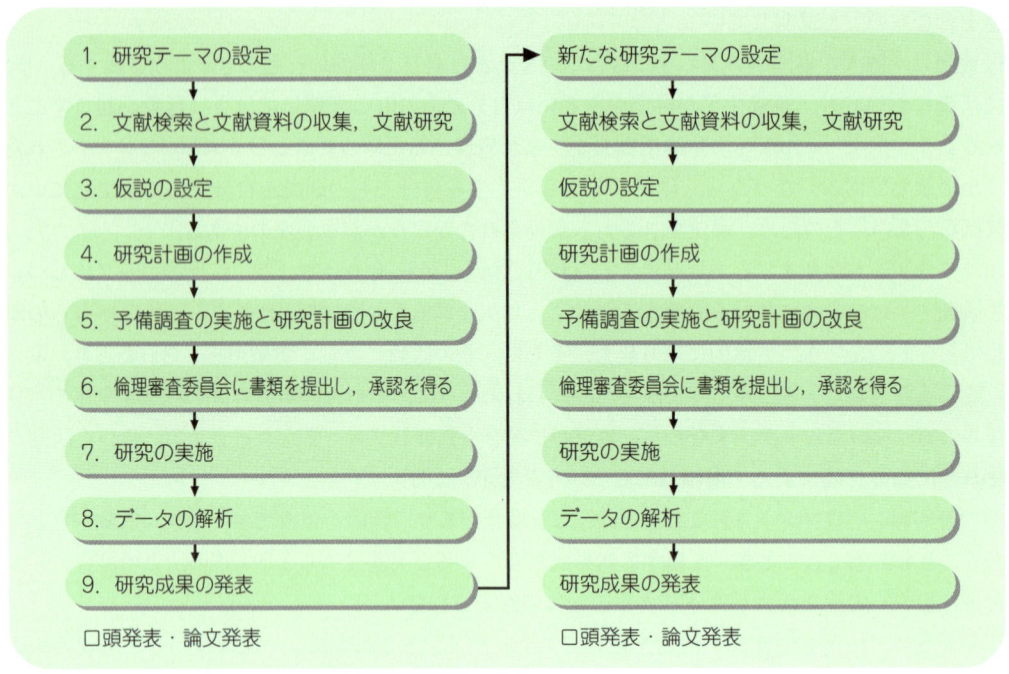

```
1. 研究テーマの設定              新たな研究テーマの設定
2. 文献検索と文献資料の収集，文献研究   文献検索と文献資料の収集，文献研究
3. 仮説の設定                  仮説の設定
4. 研究計画の作成               研究計画の作成
5. 予備調査の実施と研究計画の改良    予備調査の実施と研究計画の改良
6. 倫理審査委員会に書類を提出し，承認を得る   倫理審査委員会に書類を提出し，承認を得る
7. 研究の実施                  研究の実施
8. データの解析                データの解析
9. 研究成果の発表              研究成果の発表
   口頭発表・論文発表            口頭発表・論文発表
```

● 図Ⅰ・9　研究全体の流れと循環

する．さらに，収集した文献を読み，これまでどのような研究がなされ，どのようなことが報告されてきたかを明らかにしておく．もし文献を検討するなかで，これから取りかかろうとしているテーマが過去に実施されていた研究であったことが判明すれば，もう一度取り上げるべき研究テーマや研究目的について検討する必要がある．この文献検索ならびに文献検討は研究を成功へと導く鍵となるものであり，決して欠かすことのできないステップである．

　文献検索，ならびに文献検討を実施した後，次に行うことは仮説の設定である．ほとんどの研究では仮説の設定が必要となるが，仮説の設定を必要としない研究もある．例えば，ある地域で結核の人がどのくらいいるかを調べるだけの研究（記述疫学的研究）がそうである．しかし，ほとんどの研究では，グループとグループの比較をしたり，疾病と要因との関連を検討するなどの研究をすることが多く，このような研究（分析疫学的研究）では仮説の設定が必要となる．

　仮説を設定したら，次に実施するのが具体的な研究計画の立案である．ここでは，研究対象の選択，収集すべきデータ，データの収集方法，倫理的配慮，さらにはデータ処理と解析の方法などを具体的に検討し，立案する．

　具体的な研究計画が立案できれば，すぐに本格的に研究を実施するのではなく，本格的な研究を開始する前に必ず予備調査を実施する．机上でいかによく練られた研究方法でも，実際に研究を実施してみると計画どおりにいかなかったり，不備がみつかったりすることはよくある．このようなことをできるだけ事前に解決するためには，予備調査は欠かせないステップである．予備調査により得られた情報から修正すべき，あるいは改良すべきであると判断された箇所を吟味し，より完成度の高い研究方法に修正，改良する．このように予備調査を実施することで，具体的な研究方法の修正，改良をして

ようやく本格的に研究を実施できるのである．なお，研究計画が立案された段階で，できれば研究者の所属する機関において，倫理委員会の審査を受けることが望ましい．倫理委員会がない場合は，研究者や共同研究者の関係機関で，上司や団体において許可を得る必要がある．

本格的な研究の実施により，データが収集できれば，得られたデータを解析する．また，研究成果発表の準備のためにもう一度文献検索を実施し，最新の文献を収集，検討しておく．そのうえで研究成果の発表に至る．

以上が，研究の基本的なプロセスである．この研究の基本的なプロセスは，実験研究であれ，調査研究であれ，プロセス自体はすべて同じである．また，データを解析するなかで，新しい研究テーマが生まれることもしばしばあり，そうすれば再び新たな研究がスタートすることになる．

(2) 研究における倫理的配慮
①倫理指針

近年，世界的に医学研究者の倫理が問われるようになり[6]，わが国では2000年に入り，臨床研究，および疫学研究などの特定分野における医学研究の倫理指針を国が積極的に関与して策定した[7,8]．このほかにも各学会や職能団体で倫理指針を定め，研究の実施にあたって適切に倫理的配慮がなされるよう自主的に規制している[9-12]．日本看護協会が2004年に定めた看護研究における倫理指針もその1つである．

国の定める各種倫理指針には，最初に倫理指針の適用範囲が明記されている．これらの倫理指針は，すべて医学研究を対象にしており，それ以外の非医学研究は対象としていない．地域看護に関する研究は，疫学研究から非医学研究まで幅広い領域にわたっており[6,9]，個々の研究内容により扱いが異なる．各種倫理指針の適用範囲の詳細については，文部科学省ならびに厚生労働省[6,7]のホームページで確認していただきたい．

なお，文部科学省と厚生労働省が定めた「疫学研究に関する倫理指針」（http://www.lifescience.mext.go.jp/bioethics/ekigaku.html）には，基本的考え方，倫理審査委員会，インフォームド・コンセント，個人情報の保護等が規定されている．例えばこの指針の中で，介入研究では，集団単位で行う介入研究を除いては対象者の同意を必要としているが，観察研究では対象者から試料を採取しない限り同意を必要としていないなど細かな規定が明記されている．

②研究におけるインフォームド・コンセント

研究者は，研究の対象となる人が自らその研究の対象者として協力するか否かを判断することができるように必要な説明（研究目的，方法，手段，有益性，およびリスク）を行い，研究への参加に対する同意を得たうえで，研究を遂行しなければならない．そのため，研究者は，なぜその研究を実施するのか，対象者に何が求められるのか，参加することによるリスクと利益は何かなどをわかりやすく説明する必要がある．

■a. 研究目的と研究方法の説明

研究対象者に，研究目的，内容，手順，研究参加により期待される利益および研究参加に伴う不快，不自由，不利益，リスクなどをわかりやすく平易な言葉で説明する．特に，インタビューなど時間を要する研究では，1回にどれほどの時間を，何回ぐらい拘束するのかということを具体的に説明する．また，介入研究を行う際には，その介入の内容を説明しなければならない．対象者に研究を実施

するうえで危害を加えないことは当然であるが，もし介入を行うことにより身体的不快感や精神的負担を伴う場合には，その旨を告げておかなければならない．

■b．依頼書および同意書の利用

　研究の説明と同意に関して，研究者と対象者が話し合いを実際に行い，対象者から同意を得たことを確認するために，依頼書ならびに同意書を作成し，それを用いて説明を行う．表Ⅰ・11は，日本看護協会の倫理指針に記載されている同意書（依頼書）の内容である．依頼書はいつでも対象者が内容を確認できるようにするためにも重要である．そのため，話し合いにおいても依頼書（同意書）においても，わかりにくい専門用語や難解な表現は避け，平易な言葉づかいにするよう心がける．

　なお，郵送による質問紙調査を実施する場合，研究者が対象者に直接説明することが難しい場合もある．そのような場合には，依頼文書の中に研究の趣旨説明を記載し，さらに対象者の自由意思で研究への協力ができること，個人情報は保護されること，返信により同意とみなすこと等を明記し，依頼することもありうる．

■c．研究への参加は対象となる人自身の自由意思

　研究に参加（協力）するか否かは，研究の対象となる人の自由意思で決めることが重要である．このため，研究協力の依頼に際しては，対象となる人の状況を十分考慮し，依頼を行う時期に配慮する必要がある．また，第三者と相談したうえで決めてよいことを伝え，同意を確認するまでに時間的余裕をもつことも大切である．

　さらに，対象者が質問できる機会をつくり，対象者の質問には十分に答える．研究者の連絡先なら

■ 表Ⅰ・11　研究の同意書に含む内容

1. 研究の目的・意義
2. 研究方法・期間
3. 研究への参加・協力の自由意思
4. 研究への参加・協力の拒否権 　・参加に同意しない場合であっても不利益は受けないこと 　・研究の参加に同意した場合であっても，いつでも取りやめることができること 　・研究の参加を取りやめることによって不利益を受けないこと
5. プライバシーの保護
6. 個人情報の保護の方法 　・研究の結果が公表される場合であっても，対象者の秘密は保全されること
7. 介入研究・評価研究の場合には，具体的な介入方法の記述
8. データ収集方法（協力依頼内容，所要時間）
9. 研究に参加・協力することにより期待される利益（研究対象者，社会）
10. 研究に参加・協力することにより起こりうる危険並びに不快な状態とそれが生じた場合の対処方法
11. 研究中・終了後の対応
12. 研究結果の公表方法
13. 同意書へのサインが不可能あるいは困難な場合には，その理由と代諾者等の選定方針
14. 研究を行う看護者および研究責任者の氏名，所属，職名，連絡先，連絡方法
15. 日付および研究対象者の署名欄 　※同意書は同じものを2通作成し，研究対象者と研究者の双方が保管できるようにする．

（日本看護協会の倫理指針より）

■d. 研究への参加・協力の拒否権

研究に参加しない場合であっても，不利益を受けないことを説明し，公平に支援や保健サービスが提供されることを保証する．また，研究の参加に同意した場合であっても，いつでも取りやめることができること，研究の参加を取りやめることによって不利益を受けないことについても説明しなければならない．

■e. プライバシーの保護と個人情報の取り扱い

その研究においてどのようにプライバシーや個人情報の保護に努めるかということも，研究の対象となる人に説明する必要がある．個人情報の保護のための方策としては，対象者を匿名化（例えば，固有名詞をイニシャルあるいは番号に変更）する，収集したデータや関連資料は鍵のかかる保管庫やキャビネットに厳重に保存し管理する，データを閲覧できる人を制限するなどの方法がある．なお，研究で知り得た個人情報は，例外（法律の規定がある場合など）を除き，明示した研究目的以外には利用してはならない[12]．

③その他の倫理的問題と対策

研究のなかで，個人や対象集団の特定につながるデータを扱う場合，データの取り扱いには細心の注意を払う必要がある．例えば，録音テープを用いてデータ収集を行っているときに，対象者が非常にプライベートな話をすることもある．このようなときには，必ず研究者自身がテープ起こしを行い，研究者以外に個人情報が漏れないようにしなければならない．研究が終了し，データを破棄するときには，テープやMDは完全に再生できない状態にし，紙はシュレッダーにかけるなど個人情報が漏洩しないよう適切に対処しなければならない．

さらに，論文を執筆する際にも記載する情報は，同意があったとしても必要最小限に留め，固有名詞などの表現を避けるとともに，その個人や対象集団の特定につながる情報の記載を避けるよう留意しなければならない．

研究計画の立案から研究成果の発表に至るまですべての研究プロセスで，倫理的配慮が適切になされているか否かは大変重要なことである．学会発表や論文の査読の際にも必ず倫理的配慮に関する記載が求められる．倫理的配慮が適切に行われ，エビデンスの高い多くの研究が蓄積されることが望まれる．

（横山美江）

引用文献

1) 横山美江編：よくわかる看護研究の進め方・まとめ方―エキスパートをめざして．医歯薬出版，2005
2) 文部科学省，厚生労働省：疫学研究に関する倫理指針．2002年6月（2008年12月改訂）．
http://www.lifescience.mext.go.jp/bioethics/ekigaku.html
3) 厚生労働省：臨床研究に関する倫理指針．2003年7月（2004年12月改訂）．
http://www.mhlw.go.jp/general/seido/kousei/i-kenkyu/rinri/0504sisin.html
4) 岡本悦司：公衆衛生研究における「疫学研究に関する倫理指針」の適用．日本公衆衛生雑誌，50(11)：1079-1090,2003．
5) 片田範子：看護研究の倫理審査―人間を対象とした看護研究について．看護研究，34(2)：19-27,2001．
6) 南裕子：看護研究の倫理審査体制づくり．看護研究，34(2)：9-18,2001．
7) 日本疫学会：疫学―基礎から学ぶために．p117，南江堂，1996．

2　地域保健活動における疫学研究

◆ 1）地域保健活動における研究の考え方

(1) 地域保健活動における量的研究とは

　研究という言葉に対するイメージは人それぞれであろう．卒業研究から学術雑誌に論文として掲載されるものまで研究といわれるものは幅広い．それでは地域保健活動に必要なのはどのような研究なのだろうか．看護研究に関するテキストは多数あるが，地域保健活動における量的な看護研究という視点でみると，ほとんど体系的なものがないことがわかる．つまり，一般に量的な看護研究と呼ばれているものや，社会学や心理学における質問紙調査法，医学系の疫学研究などを参考にしながら量的な地域看護の研究を実施していると思われる．もちろん多くの研究に共通した考え方や方法論はある．しかし，臨床研究と地域保健現場での研究では，目的や研究対象，測定項目，測定方法にもかなり違いがある．疾患のリスク因子の解明を目的とした医学系の疫学研究が，そのまま地域看護研究に当てはまるわけではない．また，人間の健康を直接対象にするという観点からすれば社会科学系の研究方法だけでは十分でない．

　一般に量的な看護研究のテキストは研究職や学位論文を書く大学院生などを対象としているため，概念的で緻密に記述されていることが多く，簡単には実践に結び付きにくい．地域保健活動では，その一環としてデータを集めて（あるいは，既にあるデータを利用して），ExcelやSPSS等の統計解析ソフトで解析することも多い．しかし，こうしたデータは，日常業務としての集計や報告書などの作成には利用できても，研究デザインが明確でないため学術論文となることは少ない．

(2) 地域保健活動におけるエビデンスとは－なぜ疫学なのか

　最近ではエビデンスという言葉が普及し過ぎてしまい，EBM（Evidence-based Medicine；根拠に基づく医療）が本来提唱しているエビデンスの意味を理解せずに利用されることが多い．EBMの考え方は，EBN（Evidence-based Nursing；根拠に基づく看護），EBPH（Evidence-based Public Health；根拠に基づく公衆衛生），EBHC（Evidence-based Healthcare；根拠に基づく健康対策），EBHP（Evidence-based Health Policy；根拠に基づく健康政策）等さまざまな分野に波及した．EBMでいうエビデンスとは，基本的には臨床疫学研究（ヒトの集団を対象とした健康や疾病に関する研究）から得られた統計学的，確率論的な知見のことである．この点をきちんと押さえておこう．臨床疫学研究にエビデンスを求めた理由は，不確実性を伴う臨床行為に対して，研究結果をどこまで人間に対して一般化できるかということに関わっている．

　試験管の中での出来事や動物に当てはまることが必ずしも人間に当てはまるとは限らない．また，個人を詳細に分析してもその結果が他の人に当てはまる保証はない．これは，試験管内での実験，病態生理や動物実験，あるいは質的研究に意味がないといっているのではない．あくまでもEBMという枠組みでは，エビデンスは原則として疫学研究から得られた知見だということである．したがって，地域現場での実践を考える場合でも，エビデンスは必然的に疫学研究と切り離すことができない．地域の

住民1人ひとりに応じた有効で効果的な健康増進や疾病予防の方法が確実に予測できれば理想的であるが，保健活動には不確実性を伴うからそれは不可能である．そのため，多数の住民を観察して得られた統計学的な結果をもってエビデンスとしている．地域看護学の領域でも個の尊重，生活者としての人間という視点を重視するが，地域住民全体の健康状態の改善という視点も併せもつことができれば，活動内容はさらに深みを増すであろう．

量的研究と質的研究という二分法にも注意が必要である．地域看護研究として価値の高い研究は，人間の健康増進や疾病予防，生活の質の向上，健康寿命の延長を目指すはずである．その意味で純粋な社会科学とは異なる．疫学は独立した学問体系として確立，発展しており，単に量的なデータを集めて分析することだけを目的としてはいない．疫学研究では，目的にそって最適な研究デザインのもとでデータを集め，データ分析の結果を解釈する際には，誤差の評価や因果関係の推論をシステマティックに考える．以上の点から，漫然と量的研究という用語を用いることは避けた方がよい．地域看護研究において疫学的な考え方が有効である理由は，人間集団における健康事象の数量的観察方法が体系立っており，その研究方法が洗練されているからである．

地域看護研究や看護系の地域診断のテキストで疫学研究方法論が具体的に触れられることは非常に少ない．したがって，地域実践に関わる看護職が疫学の基本的な考え方を知らずに量的な研究を行っている場合が多い．そのため，せっかく手間をかけた調査が有効に活用されないこともある．これは非常にもったいないことである．「地域における量的な看護研究」という場合であっても背景にある疫学的な考え方を知っておくと，エビデンスのもつ意味，自分の研究の客観的な評価や問題点がクリアになる．今後は，地域看護研究の中に疫学の手法が浸透し，独自の展開をみせれば地域看護疫学研究ともいえる固有の発展をみせることが期待される．

(3) 現状を知りたいのか，関わる要因を知りたいのか

表Ⅰ・12にさまざまな疫学研究デザインとエビデンスレベルを示す．一般にエビデンスのレベルが高いといわれているのは，ある健康事象とこれに関わる危険因子や予防因子との因果関係を証明する能力の水準が高い研究である．しかも，できるだけ結果を一般化できる研究デザインの方がよい．最初にこの点をはっきりと理解しておこう．現状分析としてのエビデンスが高いという意味ではない．

例えば，人口動態統計からは，がん死亡の危険因子として性別，年齢，年次推移がわかる程度である．しかし，全数調査なのでがんの死亡実態やある集団（日本全体や都道府県）においてがん死亡が与えるインパクト（負荷）に対してはこれ以上の確たる証拠，根拠はない．地域保健活動を行う場合に，地域の実態を正しく把握することは，ある健康事象に関連する危険因子や予防因子を追求することと同じか，それ以上に重要となることも多い．

そこで，研究を始める前に，まず研究目的として主たる関心が地域における課題の現状分析や実態把握をすることにあるのか，それともある健康事象に関係する要因を探索し一般化することにあるのかを明確にしておこう．もちろん，杓子定規に二者択一的に考える必要はないが，両者の違いは調査対象の選び方（対象者の代表性を重視するのか，比較する2群の比較可能性を重視するのか等）や得られたデータの分析方法の違い（統計的記述と統計的推測のどちらに重点をおくのか等）にも関わってくる．この点が曖昧な研究が多い．特に，健康事象に関係する要因を，原因というレベルで確定しようとすれば，研究デザインに対する制限はかなり厳しくなるので実施が難しくなる．エビデンスレベ

■ 表Ⅰ・12　疫学研究デザインの特徴

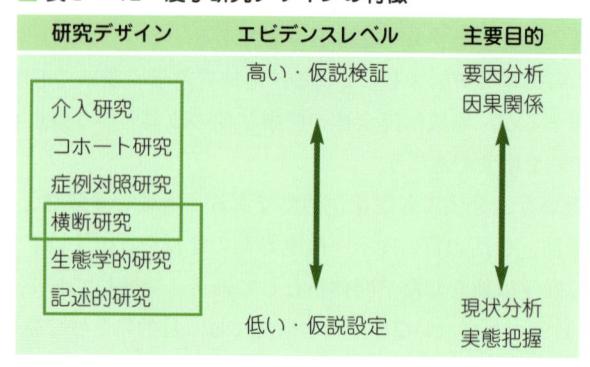

研究デザイン	エビデンスレベル	主要目的
介入研究 コホート研究 症例対照研究 横断研究 生態学的研究 記述的研究	高い・仮説検証 ↕ 低い・仮説設定	要因分析 因果関係 ↕ 現状分析 実態把握

ルが最も高いとされる無作為割付比較試験（介入研究のひとつ）や数千人規模の大規模コホート研究，多施設共同の症例対照研究等を地域の現場で日常的に行うことは不可能である．

(4) 地域保健活動における調査研究の目的・価値基準を考え直してみよう

　調査研究というと，地域でのある健康課題の原因，リスク因子（例えば，児童虐待のリスク因子等）に迫る研究が重視されている．この価値基準でいくと，後述する「無作為抽出」「介入（実験）研究」「追跡調査」「無作為割付」等，簡単には実施できない要素の強い研究である程，研究価値が高くなる．一方，現実的には比較的容易に実施可能な「非無作為抽出」「既存のデータ」「横断調査」等で代用することになる．例えば，健診会場でアンケート調査を実施し，やや強引に健康事象の関連要因に迫るといった研究である．もちろんこうした調査研究にも大事な意味があるが，因果関係を解明する研究という基準からみれば，エビデンスの水準はかなり低い研究とされる．

　そこで，根本的に発想を変えて，地域保健活動に本当に有益な研究とはどのようなものかを改めて考え直してみよう．例えば，地域での実態，数量的インパクトにより如実に迫る調査研究は無意味であろうか．児童虐待のリスク因子は既にかなりのものが知られているので，影響力が大きいリスク因子を新たに発見できる可能性は低い．それよりも，地域における虐待の実態を正しく把握することが優先されるのではないだろうか．あるいは，あるリスク因子を除けばどのくらいの数（あるいは何％）の家庭に予防効果があるのかを見積もる方が保健医療政策に資するのではないだろうか（寄与危険という考え方である）．学術雑誌で好まれる研究と地域保健活動に有益な研究が，必ずしも一致するとは限らないことに注意する必要がある．

　このように考えていくと地域保健活動に必要な研究は，研究方法の基本を押さえ，時間，予算，人材，倫理等を勘案したうえで十分に実施可能であり，しかも簡潔でありながら実践に役立つところが大きい研究と考えることもできる．健康事象の原因に迫る研究だけに価値があると考えるのは誤解である．

(5) 地域看護研究を開始する前の諸注意

　研究を実施するというと構えてしまいがちだが，実際にはいきなり難しい目標にチャレンジする必要はない．目の前にある疑問を1つずつ解決していけばよい．誰でも最初は初心者である．効率的に研

究を進めていくためには以下のことに注意するとよい．

> ①適切なアドバイザーを探す
> ②情報収集と文献検討
> ③時間と予算の兼ね合いで計画を立てる
> ④研究計画書に縛られ過ぎない
> ⑤既存資料を有効に活用する
> ⑥あまり複雑な分析は行わない

①適切なアドバイザーを探す

　地域看護研究がなかなか実施できない大きな理由として，適切なアドバイザーが不足していることがあげられる．もちろん，テキストによる知識も重要であるが，テキストでは概論は書かれても研究実施上の具体的なノウハウが書かれることはほとんどない．したがって，研究経験の豊富な先輩等に聞くか，研究を専門とする大学教員に聞くのが時間的にも無駄が少ない．地域看護研究の実施予定があるなら，講習会等で地域保健や地域看護の研究を手掛けている専門家から方法の概略を聞くのが即効的である．一度適切な講習を受けておくと，その後の研究実践能力は格段に向上する．大学の地域貢献が強調されている現在，こうした機会はそれなりにあるし，なければ積極的に設ければよい．あるいは，研究機関との共同研究として研究を進めてもよい．適切なアドバイザーがいれば，以下の項目の多くは解決する．

②情報収集と文献検討

　研究テーマを考えたときに，最初にすべきで最も重要なことは，できるだけ多くの関連情報を収集することである．適切な情報が収集できれば研究は半ば終わったといってもよい．その後に，収集した情報の内容を吟味することになる．既存の研究内容を検討する際の着眼点（EBMでいう批判的吟味）はある程度パターン化されているし，マニュアル本も多数出版されている．情報収集をすることで設定した研究テーマがどの程度明らかになっているのかがわかるし，調査項目を選ぶ際の参考にもなる．また，すでに明白な結論が出ていたり，大規模な調査が行われていれば不必要な調査をしなくても済む．

③時間と予算の兼ね合いで計画を立てる

　研究を実施するには時間にも予算にも限りがある．現実には，研究計画を決めるのはこの2点であることが多い．質問紙調査をする場合に，調査研究に不慣れだと必要以上に多量の質問をする一方で，重要なことを質問し忘れる傾向が強い．質問が多いと印刷，発送の費用がかさみ，データ入力の手間や費用，ミスが増えるうえに，回収率は下がるので研究の価値は低下しやすい．また，質問項目の一部しか分析しなければ，回答してくれた協力者に対し倫理的にも問題が生じる．

④研究計画書に縛られ過ぎない

　研究開始前に研究計画書を作成することは必要であり，イメージトレーニングとしても重要である．しかし，実際に研究を開始すれば予期しないこともいろいろと起こる．あまり研究計画書に縛られると，綿密な研究計画書を書くことに時間を費やし過ぎてしまう．研究はとにかく実施してみてトレーニングを積むという要素が大きい．ある程度の計画が立ったら実行に移し，実践の場でノウハウを身に付けることも重要である．その意味でも，最初は比較的コンパクトな研究をすることを勧める．

⑤**既存資料を有効に活用する**

　人口動態統計や国民生活基礎調査をはじめ，国レベルの大規模調査は公的，民間を問わず多数存在する．こうした既存資料を適切に再集計するだけでも多くの知見が得られる．現在では多くのデータがインターネット上に公開されているので利用も比較的簡単であり，パソコンさえあれば時間に縛られずいつでも分析できる．多くの既存資料があるにもかかわらず，まだまだ有効活用されているとは言い難い．興味のあるテーマについての既存資料を有効活用し，データ分析の基本を身に付けるとよい．

⑥**あまり複雑な分析は行わない**

　研究になかなか踏み出せない理由のひとつにデータの統計解析方法がある．地域の実態調査や現状報告の場合には1変数や2変数の記述統計で十分なことも多い．また，要因の分析，データの一般化を考える場合でも，なるべく基本的な交絡因子の制御（層化等）と推測統計（χ^2検定やt検定）を利用するとよい．複雑な解析手法を使うほど高度な研究だと誤解されやすいが，実際にはデータがきちんと取れていれば基本的な集計でも有意義な知見は見いだせる．特に，複雑な分析の場合には統計の専門家のアドバイスが必要となる．

◆ 2) 疫学研究の基本的な考え方[1]

(1) 疫学とは

　疫学とは「明確に定義された人間の集団において，健康に関わる出来事（健康事象）の頻度と分布を明らかにし，また健康事象に関わる要因を明らかにすることで，疾患の予防や健康増進に役立てる学問」である．この定義を十分に納得しておこう．疫学的な考え方を表Ⅰ・13にまとめた．

　疫学は「人間」を対象にしている．だから，純粋な実験室での実験や動物実験は疫学研究といわない．人間に関する出来事は人間そのものの観察を通じて明らかになる．

　そして，疫学では人間の「集団」を対象とする．それは，人間には個人差が存在するからである．身長，体重等客観的に測定できる項目だけでなく，病気のかかりやすさ等人間の健康に関わるあらゆることには個人差がある．しかし，集団としてみると何らかの特徴や傾向が出てくる．疫学の目的のひとつは健康事象の「頻度と分布を観察，記述すること」である．集団を注意深く観察することは，個人を注意深く観察することと同じくらい重要である．その意味で，統計学と共通する考え方も多く，疫学研究では統計的な処理を行う．

　疫学はもともと感染症を対象に発達してきたので，病気を扱うことが多い．しかし，現在では健康

■ 表Ⅰ・13　疫学的な考え方

1. 健康事象の記述
頻度：①分子と分母，②有病と罹患
分布：「人」「場所」「時間」
2. 健康事象に関わる要因
①曝露効果指標（相対危険と寄与危険）
②要因探索（時間性と比較対照群）
③誤差（偶然誤差とバイアス）
④関係から原因へ（因果関係推論）

に関するさまざまな出来事を対象にしている．以下の解説では，疾病と健康事象という言葉の区別は特に意識しないで用いている．

　看護学の場合には，病気そのものだけでなく，人間の心理状態や生活者としての人間を通して病気を考える場面が多い．したがって，数量的にとらえることが難しい事象も多い．しかし，「人間というのは複雑な生き物だから，もともと数字で表現するには限界がある」と決め付けず，「人間は複雑だけど，それを知ったうえで何とか数量的に扱えないだろうか」という発想で取り組むとよい．

　疫学のもう1つの目的は「健康事象に関わる原因あるいは要因を推定すること」である．原因（要因）がわかれば，それを変更することにより，集団全体としての疾病予防や健康増進が可能となり，具体的な健康対策の実践へとつながる．病気の真の原因を見つけ出すことは非常に難しい．地域保健活動の実践において，病気の原因は必ずしもミクロな原因（化学物質や遺伝子等）である必要はない．ジョン・スノウがコレラ菌を知らなくても，汚染された水を提供する井戸を使えなくすることでコレラの流行を予防したように，状況の適切な記述と分析によって危険因子に迫ることができる．集団の健康状態を改善するには，マクロなレベルまで含めた関連要因の特定が重要である（コラム参照）．

コラム

　ジョン・スノウ John Snow（1813〜1858）はロンドンの開業医である．麻酔科医としても有名で，ヴィクトリア女王の侍医として王子出産の際にクロロホルム麻酔を行ったことで知られる．

　1854年夏にロンドンのセント・ジェームズ教区ではコレラが爆発的に流行し，死亡者は700人以上であった．スノウはこの状況を詳細に観察・調査し，患者の居住地を地図上にプロットした．その結果，患者はブロード・ストリートを中心に発生しており，その大部分が街の共同井戸の水を飲んでいたことが判明する．そこで，共同井戸の閉鎖を提案する．日にち別の死亡数は，共同井戸を閉鎖する前は爆発的に増えていたが，閉鎖後は著しく減少に転じていた．

　同時にスノウは丹念なケース・スタディも行っていた．「コレラの伝播様式について」（1855年）という著書では，「病気の人の体内で増える何かによって健康な人が病気になる」という見解を発表した．これは，当時ではきわめて斬新な考えである．なぜなら，当時はコレラのような疫病の原因は，「ミアズマ（瘴気：しょうき）説」が世間の常識であったからである．ミアズマ説とは「疫病のもとは毒を含んだ空気（ミアズマ）の中にあり，人を介して広がるものではない」という考えである．

　スノウのコレラ対策は1883年のロベルト・コッホ（Robert Koch）によるコレラ菌の発見の四半世紀前のことである．当時は「細菌」という微生物の存在さえ知られていない時代である．果たして，「コレラ菌」が発見されていたら，コレラの大流行を防ぐことができただろうか．ミクロなレベルで病気の原因が特定できなくても，病気の頻度と分布を正しく観察し記述することで，病気に影響する要因（この場合は共同井戸）をかなり詳しく特定することが可能である．病気の発生に関わる要因を適切な対策に結び付けた，大変示唆に富んだエピソードである．そしてスノウの一連の調査・研究は，今日でいう「疫学」の原点になっている．

一般に，ある健康事象についてその原因を考える場合には，まずその健康事象と問題とする原因の間に統計学的な関係（関連や相関）がないといけない．さらに，時間的な前後関係（原因，要因への曝露が，結果として起きる健康事象よりも先にある），さまざまな地域での研究結果，生物学的なもっともらしさなどを通して原因としての確証が深まっていく．疫学研究だけで健康事象の真の原因を解明することは難しい．地域看護研究は実践に活かしてこそ価値があるのだから，健康事象と関係する原因を見出すことや，危険因子，予防因子を探索することにも大きな意味がある．

(2) 疾病頻度の考え方－有病と罹患の区別

　健康事象の頻度を表す場合には，「その状態を保有していること」と「新たにその状態が発生すること」の区別が重要である．例えば，ある地域における今現在の認知症患者の数と，毎年新たに認知症になる患者の数の違いである．疾病に関しては存在することを「有病」，新規発生を「罹患」という専門用語で使い分けている．有病は疾病が発生してからの長さ（有病期間）は考えていない．罹患を知るためには健康な人間を一定の期間追跡する必要がある（表Ⅰ・14）．頻繁に実施される一時点での横断調査（断面調査）では，調査時における該当健康事象の人数や割合等，有病に関することを把握しているに過ぎない．

　それでは，有病と罹患にはどのような意味があるのだろうか．ある時点で100人の集団を観察し，10人がある健康事象を有していれば，その存在割合は10/100=0.10（10%）である．疾病の場合には有病割合（有病率）と呼んでいる．存在割合が大きいということは，存在数が多いということである．存在割合が小さい場合は，健康事象の発生そのものが少ない場合か，発生してもすぐに状態が変化する場合が考えられる．ある健康事象の発生時期を厳密に見極めることは難しい．生活習慣病や認知症等は診断が下って初めて疾病として自覚される場合も多い．そのため，新規の発生を測定することは困難であり，有病割合を用いる方が現実的である．

　有病は健康事象の現状分析であり，地域集団のなかでどれくらい大きな問題であるかを表す．例えば，認知症患者の支援のために介護施設の設置，保健計画の立案，保健医療福祉資源の算定等を行うのであれば，今現在どのくらいの該当者がいるのかを知ることが大切である．したがって，地域における有病者の数や割合は行政的な目的において有用な指標である．つまり，有病数や有病割合は公衆衛生上の影響の大きさを示す．そのため，地域住民の中から偏りなく測定することが重要である．

　それでは，疾病の新たな発生（罹患）はどのように考えればよいのだろうか．集団を一定期間観察し，その間に罹患した人の割合を累積罹患割合（疾病リスク）という．この場合，分母には観察開始時点での有病者と罹患する可能性のない者を除いた，新たに発生する危険のあるリスク集団を用いる．例えば，100人のリスク集団を1年間観察したときに10人が新規にある疾病になれば，その疾病の累

■ 表Ⅰ・14　有病と罹患の比較

	有病	罹患
特徴	一時点での健康状態	一定期間の新規発生
測定方法	横断調査（有病割合研究）	縦断調査（追跡・コホート研究）
意義	公衆衛生的な重大さ （現状分析・実態把握）	要因と健康事象の関係 （要因分析・因果関係）

積罹患割合は1年間で10/100=0.10（10%）である．人間を対象に追跡調査をすると多くの場合は脱落者や追跡不能者等が出てきて，観察期間がまちまちになる．その場合は，個人の観察期間をもとに「延べ観察期間（人×時間）」を考える．新規発生数を観察人年（観察年数の総計）で割って発生率としている．疾病の発生であれば罹患率，死亡の発生であれば死亡率という．

　発生率は健康事象の新たな発生を追跡するので，要因の影響や因果関係の推論に適する．逆に，存在割合や有病割合では，発生時期が不明なため，要因の影響を推測するには無理がある．一時点での横断調査が要因の影響を確定する能力が低いのはこのためである．つまり，現状分析では有病が，要因分析では罹患が重要になる．

(3) ある要因への曝露の効果はどのように測定するか

　適度な運動（曝露）にダイエット効果があるかどうかを知る方法を考えてみよう．個人の結果を一般化することは難しいので集団について考える．「全く同じ集団」が2つあり，その一方には一定量の運動をさせ，もう一方は何もしないで，運動以外の条件を同じとする．両集団の体重の変化を観察すれば，運動が体重に与える影響がわかりそうである．しかし，現実的には「全く同じ集団」は存在しない．そこで，「なるべく似ている集団」を比較することで運動の効果を測定する．これが要因への曝露の効果を測定する基本的な考え方である．つまり，① 比較する集団（対照群あるいはコントロール群と呼ぶ）を設定すること，② 比較する集団とは検討する項目以外の条件をなるべく揃えること，この2つの条件を満たすほど曝露や介入の効果を適切に知ることができる．世の中には，数人の観察結果や効果の得られた例だけを強調したり，比較する集団を設定しないで（あるいは条件が揃っていない集団を比較して）「○○の効果がみられた」とする情報が数多くある．

(4) 要因への曝露効果の指標：相対危険と寄与危険

　2つの集団での健康事象の頻度を比較する方法を考えてみよう．例えば，1カ月の罹患者数が集団Aでは100人当たり15人，集団Bでは100人当たり5人だったとする．この場合，集団Aと集団Bを比較する方法は，① 15／5＝3で，3倍多いと考えるか，② 15－5＝10で，100人当たり10人多いと考えるかの2通りである．つまり，一方を基準として「比」で表すか，「差」で表すかのどちらかである．

　疫学研究で2つの集団を比較するのは，ある要因が健康事象に与える影響を考える場合が多い．その場合，注目する要因に曝露している群（曝露群）と曝露していない群（非曝露群）を比較する．曝露群における疾病頻度をA，非曝露群における疾病頻度をB，さらに一般集団（地域集団）における疾病頻度をCとする．一般集団は，曝露群と非曝露群の混合集団であるから，疾病頻度は曝露群よりも小さく，非曝露群よりも大きい．この場合，相対危険（＝A／B（比））と寄与危険（＝A－B（差））を基本とする曝露効果の指標がある（図Ⅰ・10，表Ⅰ・15）．曝露の効果を知るためには非曝露群（B）を基準にしている．寄与危険の応用として，寄与危険割合（＝（A－B）／A），人口寄与危険（＝C－B），人口寄与危険割合（＝（C－B）／C）がある．

①相対危険の意味

　相対危険は曝露群と非曝露群の疾病頻度の比であり，曝露と疾病発生の関連の強さの指標となる．相対危険が1とは，曝露の効果がないことを意味する．相対危険が1より大きい場合は，曝露により

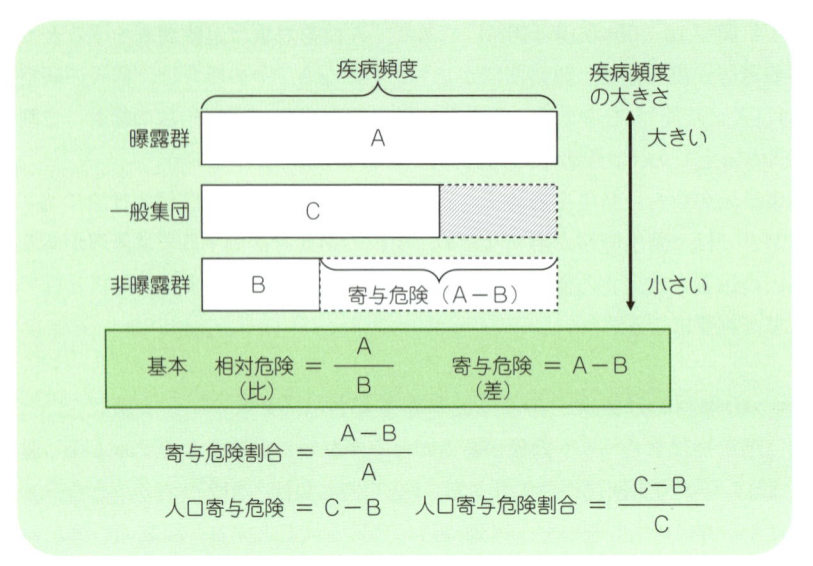

● 図Ⅰ・10 曝露効果の指標

(大木秀一:基本からわかる看護疫学入門. 第2版, p45, 医歯薬出版, 2011より).

■ 表Ⅰ・15 曝露効果を表す指標

	相対危険	寄与危険
計算方法	(頻度の)比	(頻度の)差
意味	曝露と疾病の関連の強さ	集団に与える影響(負荷)
応用	曝露と疾病の因果関係 (因果関係の強固性)	公衆衛生上の影響 (人口寄与危険割合)

疾病頻度が上昇し，相対危険が大きいほど曝露と疾病の関連は強い．相対危険が1未満の場合は，曝露が疾病発生に対して「予防的に」働いたと考えればよい．

②寄与危険の意味

寄与危険は曝露群と非曝露群の疾病頻度の差であり，曝露が集団に与える実質的な影響（負荷）の大きさを示す．曝露を除くことで減らせる疾病の量である．非曝露群であっても別の曝露による疾病発生があるので，それを除いた疾病頻度である．予防効果を表す曝露では引く順序を入れ替えて考えればよい．曝露効果がないと寄与危険＝0になる．寄与危険は地域社会に与える曝露の影響を検討する際に重要である．

③寄与危険割合の意味

曝露の実質的な効果として，寄与危険が曝露群の疾病頻度に占める割合を考える．寄与危険割合は曝露群の疾病頻度のうち真に曝露により増加した部分の割合である．寄与危険割合は，疾病頻度が不明でも相対危険がわかっていれば求めることができる．相対危険が大きくなれば，寄与危険割合は最終的には1に近づく．

④人口寄与危険・人口寄与危険割合の意味

実際の地域集団では，明確に曝露群と非曝露群に分けることはできない．また，集団での曝露者の

割合もさまざまである．曝露がまれであれば，集団に対する影響は小さい．人口寄与危険，人口寄与危険割合はこうした点を考慮している．人口寄与危険＝寄与危険×曝露者の割合，で求められる．寄与危険が大きくても実際に曝露した人の割合が小さければ集団全体に対する影響は小さくなる．公衆衛生上の対策を考える場合には曝露割合も考慮する必要がある．人口寄与危険割合は，現実の一般集団における疾病頻度のうち人口寄与危険が占める割合である．

これらの指標は「地域集団から曝露を完全になくした場合に疾病頻度をどの程度まで減少させることができるか」を意味しており，予防対策を考える上でも非常に重要である．

⑤相対危険と寄与危険の役割の違い

人口10万人の地域で累積罹患割合が，曝露群で4,000，非曝露群で2,000である疾患Aと，曝露群で100，非曝露群で10である疾患Bを考えてみよう（いずれも人口10万人年対）．この場合の両疾患の相対危険と寄与危険を表Ⅰ・16に示した．この結果から，疾患Aと曝露との関連はそれほど強くないが，この曝露が集団での患者数に与える影響はとても大きい．一方，疾患Bと曝露との関連は非常に強いが，疾病頻度そのものが少ないため，この曝露が集団での患者数に与える影響は小さいことがわかる．因果関係の強さと集団に与える影響力は必ずしも一致しないことに注意しよう．実際には，曝露者の割合も影響してくる．関連の強さや因果関係の推測を行う研究では相対危険を求めればよいが，公衆衛生的な検討，保健医療政策を考える場合には，相対危険の他に寄与危険，曝露割合，人口寄与危険割合の総合的な検討が不可欠である．

(5) 政策疫学と機序疫学

政策を選択する際の疫学的な根拠を提示したり，実践活動の数量的評価をする比較的新しい疫学の分野を政策疫学という．一方，健康事象の危険因子や原因の解明を主たる目的とする伝統的な疫学を機序疫学という．政策疫学では，公衆衛生学的なインパクトを表す有病や寄与危険関連の指標が重視される．一方，機序疫学では，罹患の指標や相対危険が重視される．研究デザインにおいても，政策疫学では現状分析，実態把握の手段である記述疫学や既存資料，行政データの有効活用に重点が置か

■ 表Ⅰ・16　相対危険と寄与危険

人口10万人年対患者数

	疾患A	疾患B
曝露群	4,000	100
非曝露群	2,000	10

相対危険　4,000/2,000＝2　　　100/10＝10
寄与危険　4,000－2,000＝2,000（人）　100－10＝90（人）

疾患Aでは，注目する曝露に対して病気になる危険は小さいが，病気そのものが多い．疾患Bでは，この曝露で病気になる危険は非常に大きいが，病気そのものが少ない．

この曝露は病気の原因としては疾患Bに対して重要だが，地域で「救える」人数を考えた場合には疾患Aに対する影響も重要である．因果関係の観点だけでは簡単に判断ができない．

れるが，機序疫学では要因分析や因果関係解明のための精緻なデザイン（症例対照研究，コホート研究，介入研究）に基づく研究が新たなデータ収集のもとで実施される．横断研究は両者の境界上にあるといえる（表Ⅰ・12, p34）．因果関係の証明能力だけが価値基準ではないことがわかると思う．もちろん両者は相いれないものではなく，主目的に対する「相対的な」比重が違うだけである．人間集団を対象とし，人類の福祉向上に貢献するという疫学の考え方は同じである．

◆ 3）疫学研究のデザイン

(1) 疫学研究方法の分類（表Ⅰ・12, p34）

地域保健活動であれば，まず現状分析，実態把握があり（記述），その後で，健康事象に関わる要因を特定する（分析）ことになる．可能であれば，健康事象に関わる要因を意図的に変化させる（介入）ことで，地域住民の健康増進，疾病予防を試みる．ここでは，地域での実践という観点から考えてみよう．

研究方法は観察研究と介入研究に大別できる．観察研究では観察対象となる集団の健康状態，疾病発生状態等を「ありのままの状態で」観察し，疾病の発生，予後等に関わる要因を明らかにする．観察研究には，「仮説の設定」を目的とする研究と，「仮説の検証」を目的とする研究がある．それぞれの研究方法の利点と限界を理解し，最適な方法を選択することが肝心である．

(2) 研究デザインとエビデンスレベル

適切な比較対照群（コントロール群）が存在し，曝露と健康事象の時間的前後関係が明確であるほど，曝露と健康事象の因果関係の証明能力は強く，エビデンスレベルが高い．表Ⅰ・12の横断研究以上の研究デザインは，曝露群と非曝露群，症例群と対照群等2つの群を比較している．症例対照研究以上では，さらに曝露と健康事象の時間的前後関係を明確にしている．コホート研究以上では，将来に向かう追跡を行う．介入研究では，曝露の実験的な割り付けを行う．因果関係を証明する力が強い研究は，時間的，経済的，倫理的な問題点が大きくなる．

以下では，各研究デザインの解説をしていく．疫学やEBMの標準的なテキストでは，エビデンスレベルの高い研究デザインの解説に紙面を多く割いているが，ここでは本書の「実践に役立つ」というテーマに合わせ，比較的実施しやすい研究デザインを中心に解説していく．

(3) 集団レベルの既存資料を利用した研究

地域の課題に取り組む場合には，まず注目する健康事象の頻度と分布を正しく記述しないといけない．明確に定義された集団で性，年齢の基本的な属性によって分類し，問題の所在を明らかにしていく研究を記述疫学研究と呼んでいる．代表的なものは厚生労働省の人口動態統計である．記述疫学研究は，原則的には全数調査か大規模な標本抽出調査であるから，かなりの時間と労力が必要である．一般の研究者が大規模な個人のデータを入手することは難しいので，公表されている集団レベルでの集計結果を有効活用するとよい．

新たな研究課題や実践課題が生じたときに，既に実施されている大規模調査を知らないのは，その疾病や健康事象の全体像を知らないことと同じである．既存資料の確認がすべての研究の出発点とな

る．特に，国の調査は，費用と時間をかけて綿密な計画のもとで実施しているので，信頼がおける．定期的に実施していることも役に立つ．保健医療分野の調査だけでなく，経済産業等さまざまな分野で大規模調査が行われている．いずれも刊行物として公表されているほか，多くは調査実施機関のWebサイト上でも公開されており，ファイルで入手可能なものもある．調査の実施方法や概要は，報告書や刊行物に書かれている．同一の調査であっても，年度によって調査項目や健康事象・疾病の定義が変わることもあるので注意が必要である．既存資料は公開ファイルのままでは利用しにくいことが多いので，再加工，追加集計する必要がある．

疫学的に健康事象を記述する場合，「人」「場所」「時間」の三要素が基本となる．「人」に関する要因として必須なものは，性と年齢である．「場所」に関する要因としては発生場所である．例えば，都道府県による頻度差（地域差）の記述等は，発生要因の仮説設定や実際の予防対策を行ううえで重要であり，疾病の多発地域や地域集積性が認められることもある．「時」に関しては年次推移，周期変動，季節変動，日別変動等短期・長期のさまざまな傾向をみる．

生態学的研究と呼ばれる研究方法では，既存資料を利用して集団レベルでの曝露と健康事象の関係の地理的分布，時間的分布を検討する．人間とそれを取り巻く環境について総合的に情報を収集し分析するので「生態学的」といわれる．集団レベルでの社会的要因，地理的要因の分布と健康事象の関係を調べる場合にも有用である．異なる国や地域において，ある一定時期の要因と健康事象との関係を検討したり（地理相関研究），ある特定の国や地域において，要因と健康事象の時間的変化を観察することにより両者の関係を検討する方法がある．

曝露の種類によっては個人レベルでの測定が困難な場合も多く，個人レベルでの曝露評価を模索しながら生態学的な研究結果を検討する場合もある．例えば，大気汚染の曝露量や地域レベルでの文化経済的要因を個人ごとに評価するのは難しい．

集団レベルの研究であるため，結果を個人に当てはめることができず，曝露と健康事象の関連を論じるには根拠が弱い．集団レベルで観察された曝露と健康事象の関係が，個人レベルでは観察されないことがある．生態学的研究では，一般に交絡因子（曝露要因と健康事象の見かけの関係を生み出す別の要因）の調整が難しい．多くの記述疫学統計は性・年齢階級別に集計されているので，可能な限りこの調整（補正）を行う．

地域住民全体の健康事象や保健活動の結果を集団レベルで評価することは少なくないので，疫学的事実に基づき保健行政でさまざまな提言を行う場合に，生態学的研究を利用することは非常に有用である．

<具体例>

地域での実践活動につながるように具体的な研究例を示してみよう[2]．ふたご，みつご等多胎育児のさまざまな困難さを伝える現場の声は多く聞こえてくる．また，母親の育児不安や児童虐待のハイリスク集団であるという研究報告もある．そこで，地域親子保健活動の一環として多胎児家庭の育児支援を計画することにした．しかし，多胎出産の公衆衛生学的な現状やインパクトを俯瞰できるような統計情報はほとんどない状態であった．そこで，人口動態統計を活用することにした．多胎出産に関して，国が公表しているデータからどのような事実がわかるのだろうか．

人口動態統計は，政府逐次刊行物として毎年上・中・下巻，CD-R版が厚生統計協会から出されている．1997（平成9）年度以降の調査結果と統計表は政府統計の総合窓口（e-Stat）（http://www.e-stat.go.jp/SG1/estat/eStatTopPortal.do）からデータをダウンロードすることができる．

実際に公表されている多胎出産に関連する入手可能な集団レベルのデータは，単産と複産別の「出生」数と分娩件数（母親の数），周産期死亡数（妊娠満22週以後の死産，早期新生児死亡）であり，出生数は，性別，母の年齢（5歳階級）別，出生時の体重（0.5kg階級）別，妊娠期間（4週階級区分・早期－正期－過期再掲）別，都道府県別，出産順位別，に単純な集計がされている．分娩件数は，複産の種類・出生－死産の組合せ別，都道府県別に集計されている．多胎の「出産」数は公表されていないので，分娩件数と複産の種類をもとに計算することになる．データは毎年提供されているので，これを数十年分集めてデータベースを作成する作業が必要である．多胎出産率などはデータベース作成後に計算式を用いて新たに求めなくてはいけない．また，年齢や体重の区分は元のデータを利用して使いやすい区分に再構成することも可能である．

　人口動態統計では，CSV（Comma Separated Values）形式でファイルをダウンロードできるので，Excelで作業可能である．Excelは，データベースの作成や計算式での項目追加，単純集計や基本統計量，図の作成等幅広い作業が手軽にできる．今回示した集計や作図はすべてExcelで行ったものである．いきなり複雑な統計解析ソフトを利用するよりも，Excelを十分使いこなす方がはるかに実践的である．

　「人」の記述の例として，母親の出産年齢を示す（図Ⅰ・11）．多胎児の母親では単胎児の母親に比べて年齢層が高く，身体的にも育児負担が大きいことが推察できる．

　「場所」の記述の例として，都道府県別の多胎出産率（＝多胎分娩数/総出産数）の動向を示す（図Ⅰ・12）．出産率最大の県と最低の県ではおよそ2倍の開きがみられる．この格差は，都道府県によっては，多胎出産の急増が周産期医療システムそのものに深刻な影響を与えていることを示唆する．

　「時間」の記述の例として，1951年以降の単胎出生児と多胎出生児の実数の年次推移を示す（図Ⅰ・13）．地域保健活動をする際には，実数そのものの把握が重要になる．現場で多胎児が増えたと考えるときに，何割いるかという頻度よりも，実際に何人いるのかを考えるからである．ある時期までは単胎児も多胎児も同じような形で出生数の推移をしており，その後グラフの2本の線は次第に広がっている．少子化といわれるが，多胎の場合は実際の出生数も決して大幅に減少していないことがわかる．次に，多胎出産率の長期変動に注目してみる（図Ⅰ・14）．1969年〜73年は多胎の出生数の報告はあるが，分娩件数は掲載されていないので，この期間の多胎出産率は求められなかった．1970年以前は出産率がほぼ横ばいになっている．これが自然な状態での多胎出産率である．1970年代からは大きく上昇し，現在では2倍近くになっている．過去30年間での倍増は大流行と呼べる状況であり，時期的にも主として不妊治療の大幅な普及の影響を示唆する（これは先進国一般の現象である）．

　不妊治療（原因：要因）が多胎出産（結果：健康事象）に与える影響をみるのは生態学的研究になる．不妊治療に関する人口動態統計はない．そこで，日本産科婦人科学会「倫理委員会・登録・調査小委員会報告」として1992年以降公表している生殖補助医療（不妊治療全体ではない）に関するデータを利用する．1999年以降は学会のホームページ（http://www.jsog.or.jp/activity/report.html）で報告書を読むことができるが，データはファイル提供されていないので，必要な項目を入力した．出産に関する継続的な記録がないため，妊娠で代用する．図Ⅰ・15をみるとこの期間の生殖補助医療による多胎妊娠数とすべての多胎出産組数が極めて強い相関を示していることがわかる．もちろん，これだけで不妊治療が原因と断定することはできないが，一般的な知見と合わせると有力な候補のひとつといえそうである（他の候補である不妊治療でない高齢出産の影響は小さいという結果が得られた）．

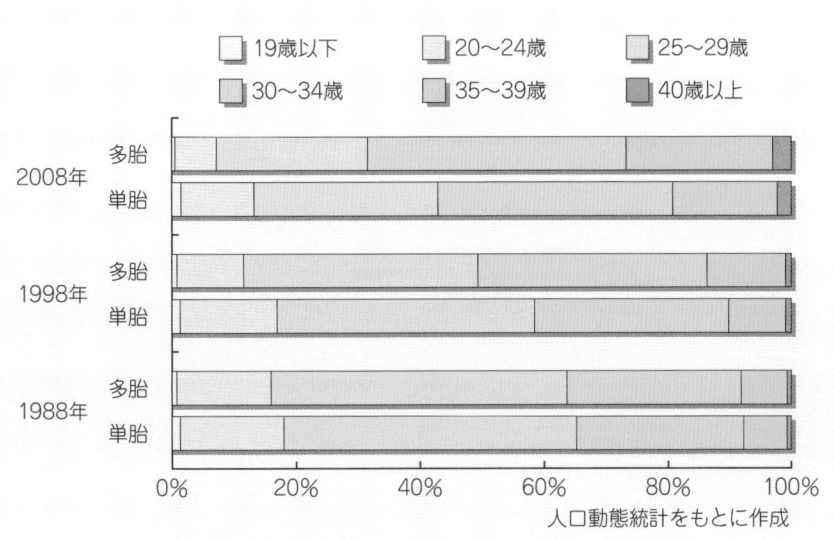

● 図Ⅰ・11　単胎児・多胎児別の母親の出産年齢

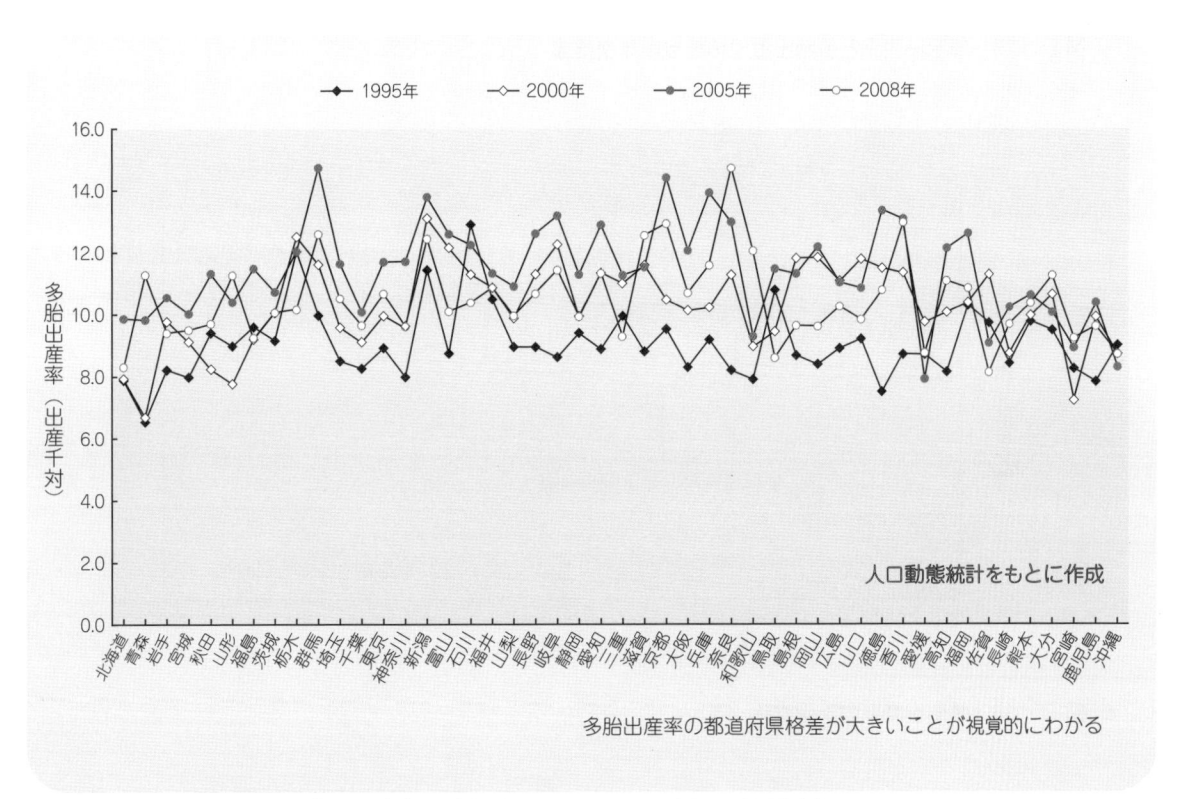

● 図Ⅰ・12　都道府県別の多胎出産率の動向（1995，2000，2005，2008年）

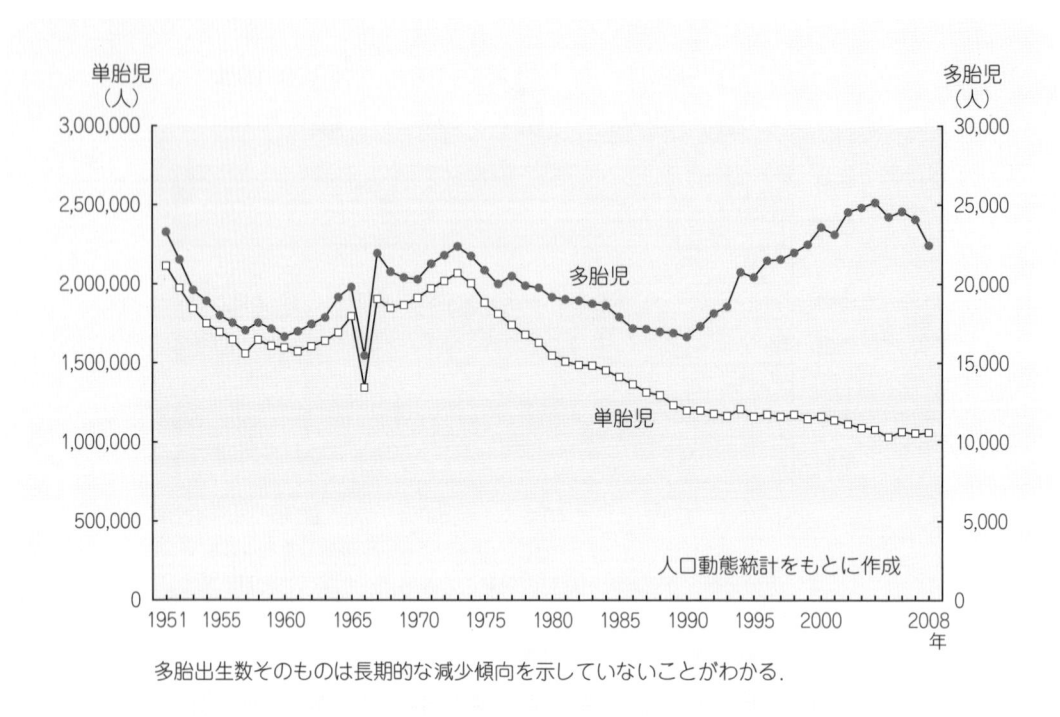

多胎出生数そのものは長期的な減少傾向を示していないことがわかる．

● 図Ⅰ・13　単胎出生児と多胎出生児の実数の年次推移

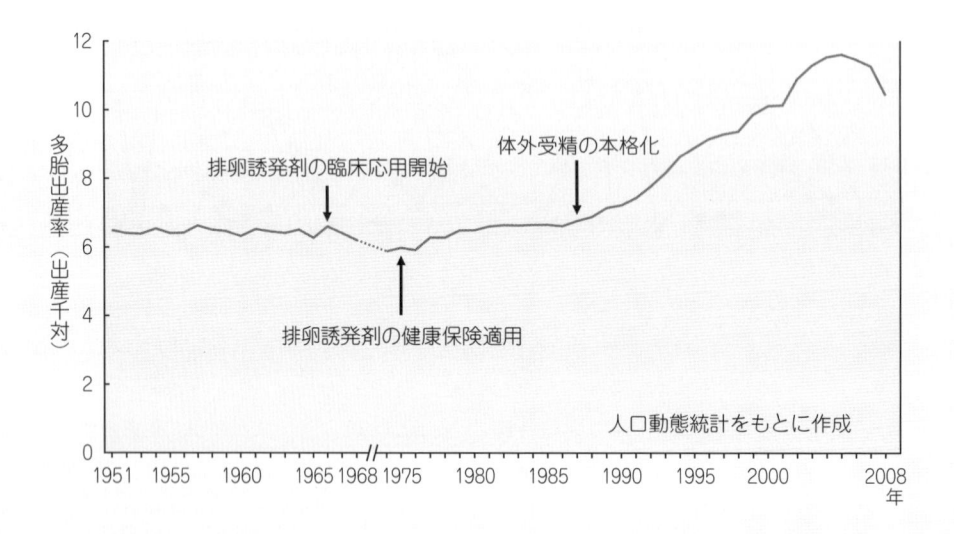

● 図Ⅰ・14　多胎出産率の年次推移

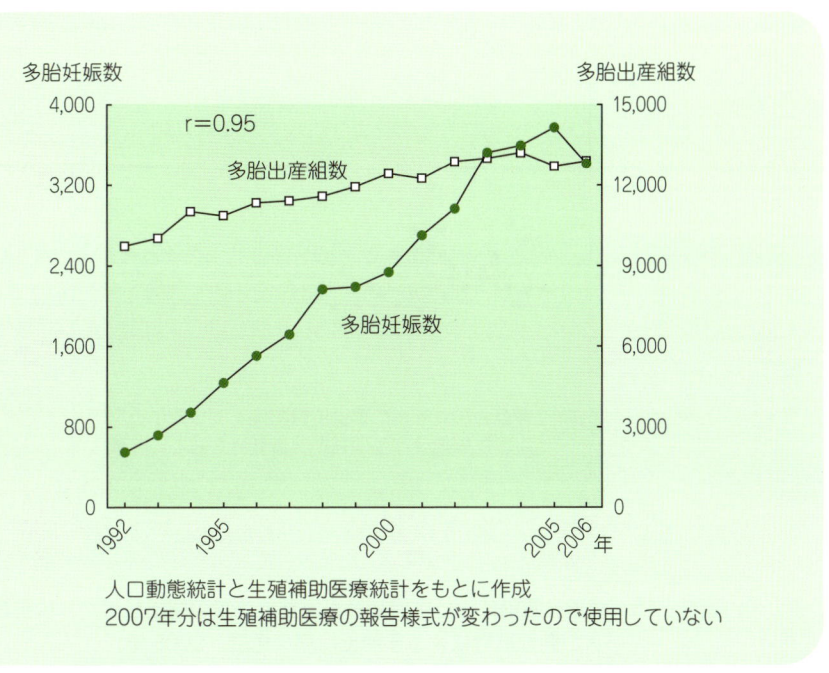

● 図Ⅰ・15　生殖補助医療による多胎妊娠数と人口動態統計による多胎出産組数の年次推移

　地理相関研究の例として，生殖補助医療登録施設数と多胎出産の関係を調べた．図Ⅰ・16に2009（平成21）年7月末現在の総出産千対の都道府県別登録施設数と多胎出産率の関係を示した．施設の割合と多胎出産率に相関（r=0.13）はみられなかった．他の年次でも強い相関はみられなかった．地理相関研究は，2つの変数の関係を探索する最初のステップになるが，明確な因果関係を決定することはできない．結果の解釈に際しては，医療施設の規模の他に，一般に生殖補助医療の場合，妊娠した医療施設の所在地と住民票の所在地は必ずしも同じ都道府県でないことにも注意する必要がある．

　次に，多胎出産の公衆衛生学的な影響の例として低出生体重についての分析結果を示す（早産や乳児死亡等に関しても同様な分析が可能である）．低出生体重児の数と割合をもとに，相対危険（割り算）と寄与危険（引き算）を求めることができる．低出生体重児の割合を単胎児・多胎児別に示し相対危険を計算したのが図Ⅰ・17である（なお，相対危険は本来なら罹患の指標で計算した方がよいが，出産データの場合には有病の指標で代用する）．多胎児では単胎児と比較して低出生体重児がおおむね10倍前後増加する．近年，日本では低出生体重児の割合は増加傾向にあるが，もちろんその理由は，多胎出産の増加だけではない．

　相対危険だけでは公衆衛生学的なインパクトを実感しにくい．なぜならば，多胎児が増えたとはいえ，実際には出生全体の2％程度と少ないからである．そこで，多胎児の出生割合（多胎児であるという曝露の割合）を加味して人口寄与危険割合を求めた（図Ⅰ・18）．これは，多胎出生が全くないと仮定した場合に国内の低出生体重児の何％が減少するかに相当する．多胎児の寄与は増加傾向にあり，特に極低出生体重児において大きい．これらの結果は，多胎児の増加による公衆衛生学的な影響が大きいことを客観的に示す根拠になる．なお，以上の結果は早産に関してより顕著である．

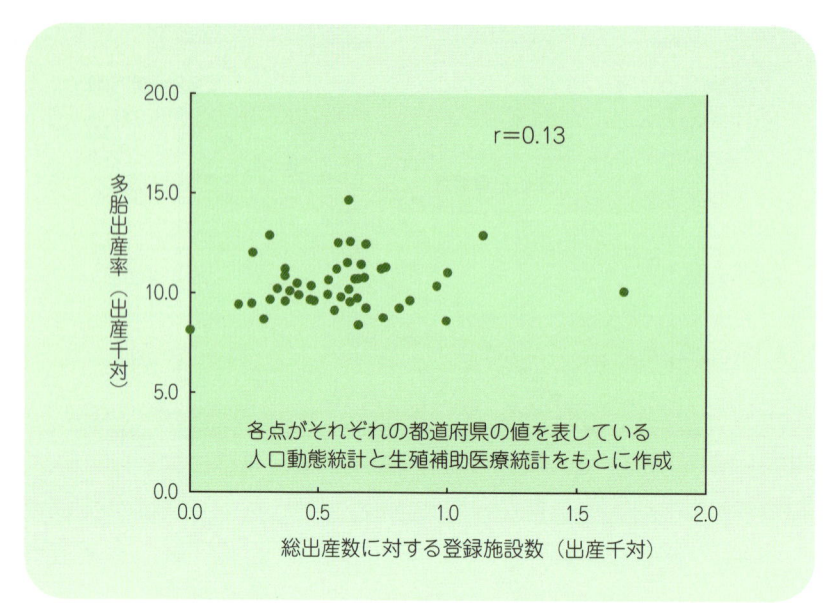

● 図Ⅰ・16　都道府県別にみた生殖補助医療登録施設の総出産当たりの割合と人口動態統計による多胎出産率の相関（2008年）

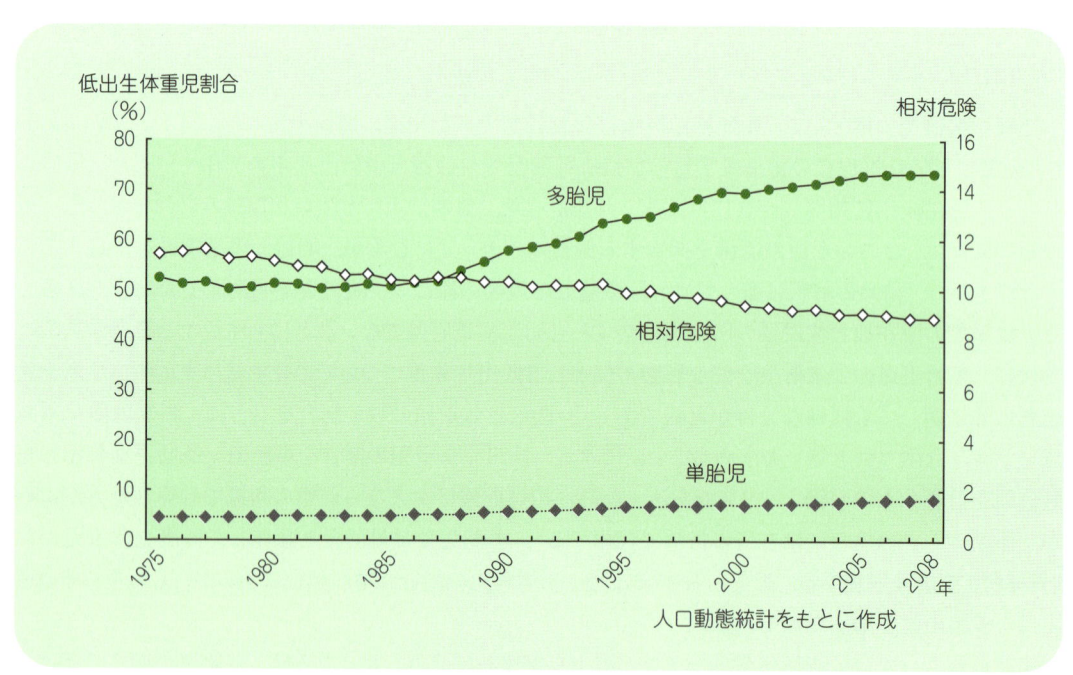

● 図Ⅰ・17　単胎児・多胎児に占める低出生体重児（2,500g未満）の割合と相対危険

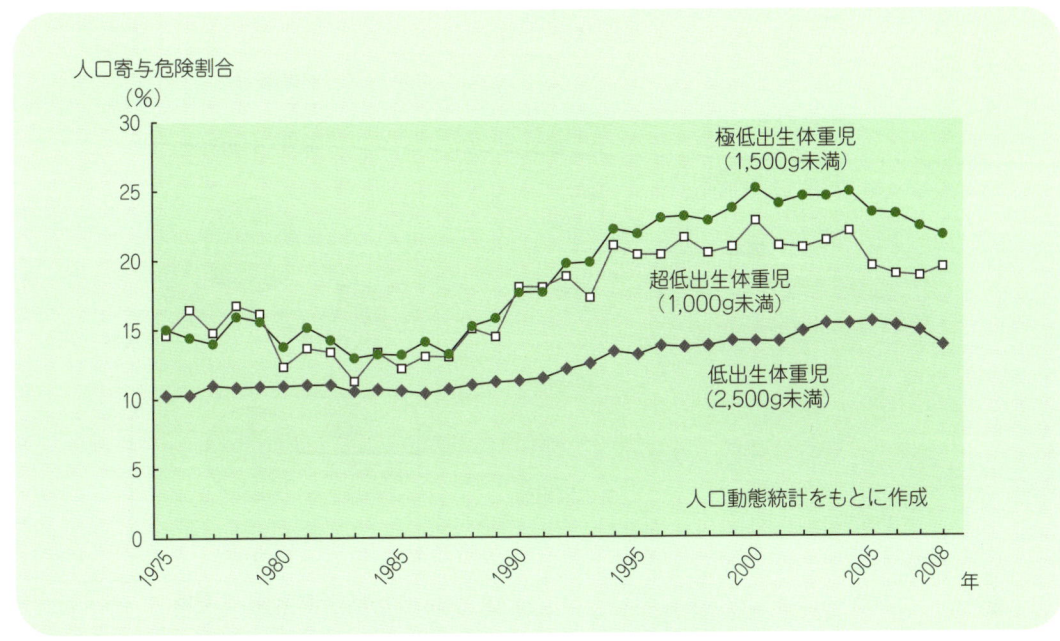

● 図Ⅰ・18　低出生体重児全体に対する多胎児の寄与（人口寄与危険割合）

　多胎出産を例として既存資料の分析結果を示したが，疫学の基本的な知識があれば人口動態統計等の公表されたデータとExcelを用いることで，さまざまな研究テーマについて新たな知見を見いだすことができることを知ってほしい．

(4) 個人レベルのデータをもとにした疫学研究[1]

　既存資料を用いない研究デザインでは，研究者自身が対象者個人からデータを収集する必要が出てくる．そのため，どのような調査対象を選ぶのかという問題が生じる．ある事実を明らかにするために研究を計画した場合，その事実ができるだけ多くの人に当てはまれば（つまり一般化できれば），研究の価値は高くなる．しかし，人類全体に当てはめようとしても，現実にはそうはいかない．そこで，調査が実施可能な集団（母集団）を想定し，そこから具体的な対象者（標本）を選び出す作業を行う（図Ⅰ・19）．研究対象者になる可能性が母集団の誰でも等しいように無作為抽出を行うと，標本は母集団の縮図となる．母集団からの無作為抽出は無限にあるので，標本を選ぶごとに結果は異なる．実際の調査はたまたま選ばれた標本が分析対象になっているに過ぎないことを十分に意識して，データをあまり絶対視しないようにしよう．無作為に標本が選ばれていれば，標本から得られた結果をもとに母集団での正しい結果を推測することができる．これを統計的推測（検定や推定）という[3]．

①統計学に関する最も基本的な事項－記述統計と推測統計の違い

　疫学研究や量的研究では集団のデータを扱うから，その分析には必然的に統計的手法を伴う．したがって，統計学の最低限の知識が必要となる．このなかで最も重要なことのひとつは，統計的記述（記述統計）と統計的推測（推測統計）という2つの統計学的アプローチをきちんと区別することである．もちろんお互いに無関係ではない．

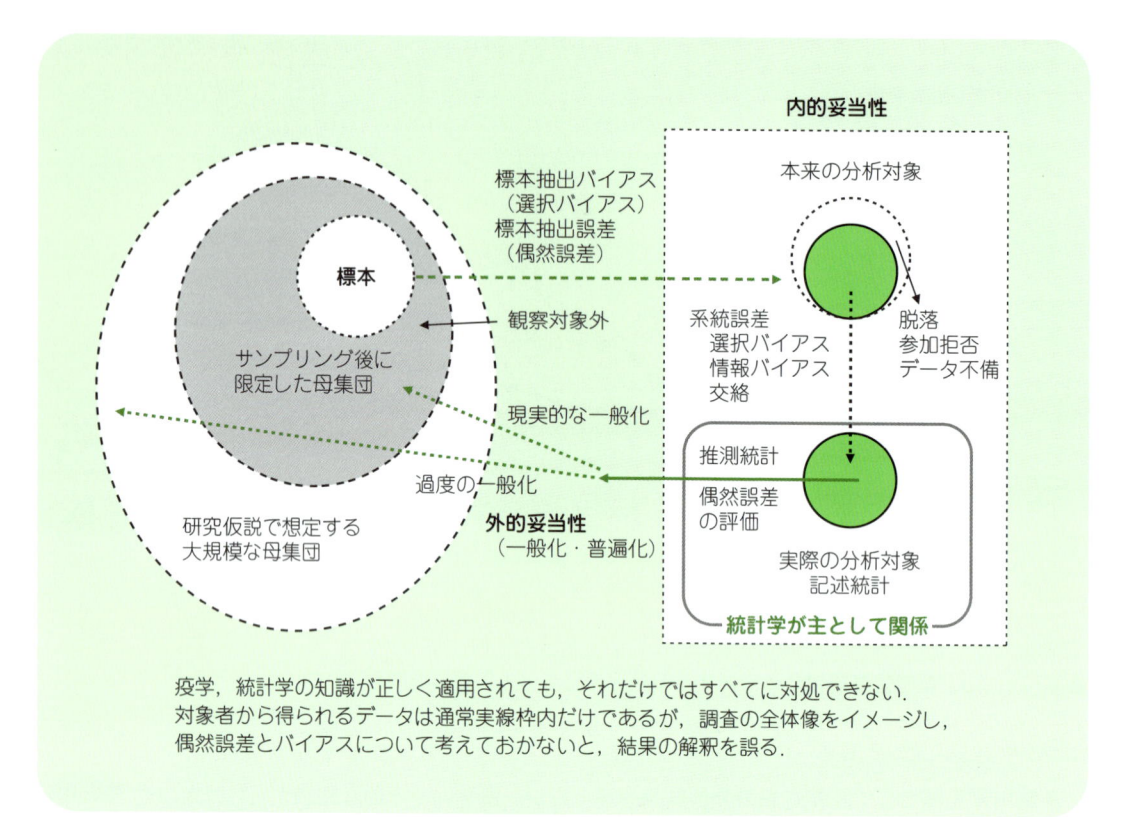

●図Ⅰ・19　現実の標本調査（量的な地域看護研究）と疫学・統計学の考え方

　記述統計とは，自分のもっているデータをわかりやすくまとめること，データのもつ情報のエッセンスを絞り出すことである．実際に手元にあるデータをまとめていくので非常に具体的であり現実的である．
　一方，推測統計とは，自分のもっているデータの特徴（記述統計）をもとに，その背後にあるより大きな集団に対する一般的な結論を導き出そうとする方法（部分から全体への推測）である．看護研究で頻繁に使われている「（仮説）検定」も推測統計のひとつである．
　実際には，記述統計だけを目的とすることはそれほど多くない．また，記述統計の延長に推測統計があり，用いるデータも同じであるので，両者の違いが意識されにくい．しかし，データを集計する場合は，そのデータを得た集団の特徴自体を知ることが目的なのか，その背後にある母集団への一般化が目的なのかを常に意識しておくとよい．このような目的意識がないと，何のためにデータを集計するのか，どの集団に向けてデータを一般化したいのかが定まらないまま，漠然とデータを集計し，分析することになる．
　地域における現状分析や実態調査では，観察対象としている地域集団における状況を知ることで十分に目的を達成できることが多い．たとえば，K市A地区の住民健診で実施した地域住民の意識調査の場合には記述統計で十分であり，より一般的な結果を主張しようとする推測統計が入り込む余地は少ない．仮に検定（統計的推測）を行ったときに，K市A地区の地域住民の意識をどのような集団に向けて一般化しようと考えるのだろうか．調査対象が限定され過ぎているので，得られた結果の一般

化にあまり意味はない．もちろん，さまざまな地域の情報をもとに一般的傾向を把握することも重要である．しかし，実際には記述統計と推測統計の区別がついていないために，推測統計的な分析（χ^2検定やt検定など）を機械的に試みている場合が多い．

②横断研究

■a．研究デザイン

横断研究とは，質問紙等である集団のある一時点での曝露状況と健康状態（例えば，疾病の有無）を同時に調査し，その関連を明らかにする研究方法である．地域看護研究のなかでも最も頻繁に行われている調査のスタイルである．その意味でも，研究の特徴については十分に知っておく方がよい．

健康事象に注目すれば，存在量・有病数の現状分析の調査となる．横断研究は，健康状態やそれに関わる要因の存在割合がわかる方法である．また，さまざまな要因間の相互関係を探索的に調べるのにも適している．断面調査であるから有病の情報しか得られない（追跡調査でないので，罹患についての情報は得られない）．そのため，たとえ曝露と健康事象の間に関連が認められたとしても，その曝露が疾病発生の前に起きたのか後に起きたのかは通常は明確でない．特に疾病の場合には，疾病の結果として，検査値，性格，体格，生活習慣等さまざまな要因が変化する可能性がある．

それならば過去の曝露について質問し疾病との関連を調べればよいと考えるかもしれない．しかし，横断研究でわかるのは現在の状態であり，いつからそのような状態になったのかは明確でない．例えば，現在血圧が高めで肥満気味の人に，いつごろからそのような状態になったのかを質問しても明確な回答はまず得られない．より正確に知るためには，過去の健診データ等と別途に付き合わせる必要がある．そうなると，研究目的を絞って症例対照研究等に研究デザインを変えた方が効率的な研究になる．1回の質問紙調査の結果を強引に因果関係にまで結び付けようとする誤用が非常に多いので注意しよう．

■b．解析手順[3]

横断研究を1回実施すれば，統計解析の基本的な手法をほとんど経験することができる．ここでは統計解析方法の詳細は解説しないが，ポイントは変数の種類（量的変数とカテゴリー変数）に分けて，1変数と2変数の記述統計（図表化と数値要約）を徹底的に実施するということである．最初にすべきことは，変数ごとにすべてのデータ値を小さい順に並べて，外れ値や入力ミスなどを確認することである．その後，1変数の分析を行う．カテゴリー変数であれば度数と相対度数を求める．量的変数であればヒストグラムを書いて分布を確認したうえで，代表値（平均値，中央値等）と散布度（標準偏差，四分位偏差等）を求める．2変数に関しては，変数の種類の組合せにより3通りに分かれる．カテゴリー変数どうしの場合にはクロス集計を行い，量的変数どうしの場合には散布図を書き，必要に応じて相関係数を算出する．カテゴリー変数と量的変数の場合には，カテゴリー別に量的変数を分析するか，量的変数をカテゴリー化してクロス集計すればよい．

その後に，主として2群の比較のための推測統計（量的変数であれば平均値の差のt検定，カテゴリー変数であれば関連をみるχ^2検定等）を順次行っていけばよい．統計的な知識に余力がある場合には区間推定（95％信頼区間の算出）を行うとよい．看護系の研究では推定が利用されることはまだ少ないが，一般に推定は検定よりも情報量がはるかに多いので有益である．

2つのカテゴリー変数（曝露と健康事象）の集計結果は4分クロス表にまとめる（**表Ⅰ・17**）．簡単には曝露と健康事象の関連を調べる（χ^2検定）．それ以外に，有病群と非有病群の曝露のオッズ比（＝

■ 表Ⅰ・17　横断研究の集計方法（4分クロス表）

	曝露群	非曝露群	合計
有病群	a	b	a＋b
非有病群	c	d	c＋d
合計	a＋c	b＋d	a＋b＋c＋d

(ad)/(bc))を求めることも可能である．オッズ比は通常は症例対照研究で用いられることが多いが，有病群を症例群，非有病群を対照群と考えれば，横断研究でも原理は同じである．地域保健の現場で本格的な症例対照研究を実施する機会は少ないので，ここでオッズ比について解説しておく．

オッズとは「見込み」のことである．「降水確率90％（0.9）」というのは，降水オッズが9，つまり「降らない（10％）よりも降る（90％）可能性（見込み）が9倍」という意味であり，オッズと確率は考え方の違いだけで本質は変わらない．有病群（症例群）の場合には，曝露の割合＝a/(a+b)，非曝露の割合＝b/(a+b)である．したがって，曝露しているオッズは(a/(a+b))/(b/(a+b))＝a/bである．同じように非有病群（対照群）の曝露オッズはc/dになる．有病群の曝露オッズと非有病群の曝露オッズの比を，簡単にオッズ比（オッズの比）といい，オッズ比＝(a/b)/(c/d)＝(ad)/(bc)になる．曝露要因をもつ群ではもたない群に比べて「オッズ比」倍だけ問題とする健康事象（疾病）になりやすい．オッズ比は相対危険の推定値である．要因と疾病が無関係であればオッズ比は「1」になる．

曝露群と非曝露群の有病割合（それぞれ，a/(a+c)とb/(b+d)）や有病群と非有病群の曝露割合（それぞれ，a/(a+b)とc/(c+d)）の比較をすることもできる．横断研究では健康事象の有無に基づいて対象者を選んでおらず，また曝露と健康事象の時間的前後関係が不明なのでいずれの解析も可能になる．

統計解析ソフトを使えばオッズ比や有病割合，曝露割合の比とその95％信頼区間および検定結果が求まる（Excelを利用する場合は計算式，関数，分析ツールを用いればよい）．

仮想例（表Ⅰ・18）は，成人男性の運動習慣（曝露）と肥満（健康事象）の関連を調べた結果である．表から計算可能な値をいくつか示した．実際には，研究目的に応じた分析を実施する．この仮想例では，運動習慣と肥満に有意な（統計学的に意味のある）関連がみられ，運動なし群に肥満の割合が多かった．しかし，これが事実だとしても，肥満で運動ができないのか，運動不足で肥満になったのかは明確にできない．

■ c. 利点と限界

横断研究では，曝露と健康事象の関係を比較的簡単に少ない費用で明らかにできる．また，調査時点で曝露を把握するので，過去にさかのぼった曝露よりも情報は正確である．したがって，現状分析としての価値が大きい．

急性感染症や食中毒のように発生経路や予防方法に対して早急な対応を求められる場合には，研究期間が短いことは大きな利点である．逆に慢性疾患の場合には，曝露と疾病の因果関係を知るというよりは，有病状態を知ることで保健活動に役立てることができる．

要因と健康事象の因果関係の推論という点からすれば弱い研究デザインではあるが，保健行政的には有用な情報を多数提供している．

曝露と健康事象の因果関係を推論するためには，両者の情報に確実な「時間差」を付ければよい．

■ 表Ⅰ・18　成人男性の運動習慣と肥満
(横断研究の仮想例)

	運動あり （曝露群）	運動なし （非曝露群）	合計
肥満である（有病群）	20	100	120
肥満でない（非有病群）	60	160	220
合計	80	260	340

単位（人）

1. 肥満の割合は35％（=120/340），運動ありの割合は24％（=80/340）
   両者の関連は $\chi^2 = 4.85$ で，p=0.03 あるいは p<0.05（5％水準で有意）
2. 運動なしを危険因子への曝露とした場合の，
   オッズ比　1.88（=（100×60）/（20×160））
   95％信頼区間（1.07-3.30）（p<0.05）
3. 運動あり群の有病割合 =20/80，運動なし群の有病割合 =100/260
   有病割合の比（運動なし群の有病割合/運動あり群の有病割合）=1.54
   95％信頼区間（1.02-2.32）（p<0.05）

こうした発想に基づくのが，症例対照研究，コホート研究，介入研究である．これらの研究を実施する機会は少ないかもしれないが，既存の研究のエビデンスを見定めるうえでも基本的な知識は必要である．

③症例対照研究（ケース・コントロール研究）

■ a. 研究デザイン

　症例対照研究では，研究対象とする疾病の症例群と対照群（コントロール群）を設定してそれぞれについて，危険因子と思われる要因への曝露状況を過去に振り返って調べて比較する（図Ⅰ・20）．もちろん，疾病予防や健康に関するテーマでもかまわない．

　対照群には性・年齢のマッチングにより症例群と性や年齢が似ていて，その疾病を有さない者を選ぶ．追跡調査ではないので罹患の頻度指標を求めることはできないが，オッズ比を求めることができる．これにより，時間と費用を節約して効率よく曝露と健康事象の関連を検討できる．

　対照群の数は研究開始前に症例群の数に対して意図的に決められる．これは集団での実際の症例と非症例の頻度とは無関係である．この点で先に述べた横断研究と異なる．

　地域看護学のテキストや論文をみると，単に2つの集団からデータを取って比較したに過ぎない場合や，患者（有病例）と非患者に分けて分析を行った横断研究を，症例対照研究と誤解している例が非常に多いので注意する．

■ b. 実施方法

(1) 症例と対照の選び方：症例と対照は住民基本台帳等を用いて地域集団から無作為に選ぶことが望ましいが，現実には医療機関から選ぶことも多い．
(2) 曝露情報の集め方：曝露情報は，既存資料を用いるか新たに収集する．症例群・対照群とも同一の基準で曝露情報を収集する．症例の曝露要因については確実に発病以前の情報を収集する必要がある．
(3) 解析手順：横断研究で紹介したように，症例群と対照群の曝露へのオッズ比の算出とその推測（95％信頼区間の推定と検定）を行う．オッズ比の信頼区間が1より大きい（あるいは小さい）ときは，曝露と疾病の間に有意な関連があると考える．多変量解析を用いた高度な分析方法もあるが省略する．

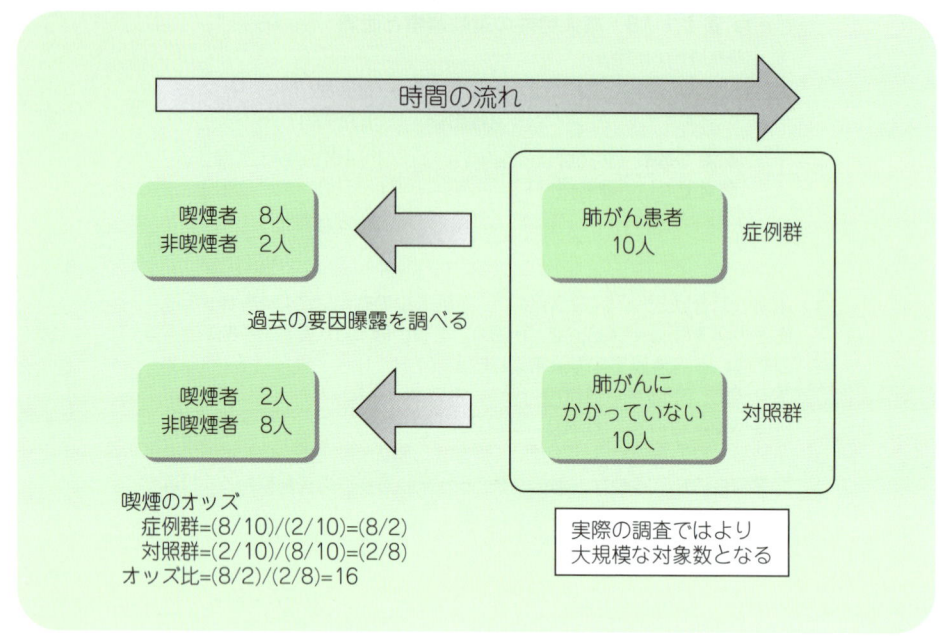

● 図Ⅰ・20　症例対照研究のデザイン

■c. 利点と限界

比較的費用と時間をかけずに重要な健康事象と要因の関係を効率的に，かなり正確に推定できる．したがって，がんの危険因子同定等では非常に有効である．対象者の数もコホート研究と比べて非常に少なくてよい．まれな疾病に適するが，まれな曝露には適さない．

④コホート研究
■a. 研究デザイン

コホートとは研究対象となる何らかの共通特性をもった集団である．コホート研究ではまず調査対象地域を設定する．有病状況，生活習慣等の基本的な調査をしたうえで，研究対象とする疾病に罹患していないリスク集団を追跡対象とする．この時点では横断調査と同じであるが，この後，この疾病との関係が疑われた要因に曝露している集団（曝露群）と曝露していない集団（非曝露群）に分け，それぞれを追跡し，疾病の罹患頻度を比較する（図Ⅰ・21）．

追跡調査なので罹患の指標が求まり，曝露と疾病の発生状況，曝露の程度による疾病や死亡の頻度の違いが明らかになる．実際には，途中での追跡脱落や死亡等も考慮して人年法による罹患率を求めることが多い．一般には，大規模な追跡調査となるので簡単には実施できない．

■b. 実施方法

(1) 調査対象の選び方：調査対象となる集団は，地域住民集団，特定の職域集団等である．一般集団を対象にしたコホート研究であれば追跡する集団から非曝露群を直接選べる．一般集団の既存資料や人口動態統計を非曝露群のデータとして利用することもある．
(2) 曝露情報の集め方：観察開始時に追跡する対象者全員から多種類の曝露情報や健康情報を収集する．情報収集には，質問紙票，面接，既存資料の閲覧，健診等の方法が用いられる．

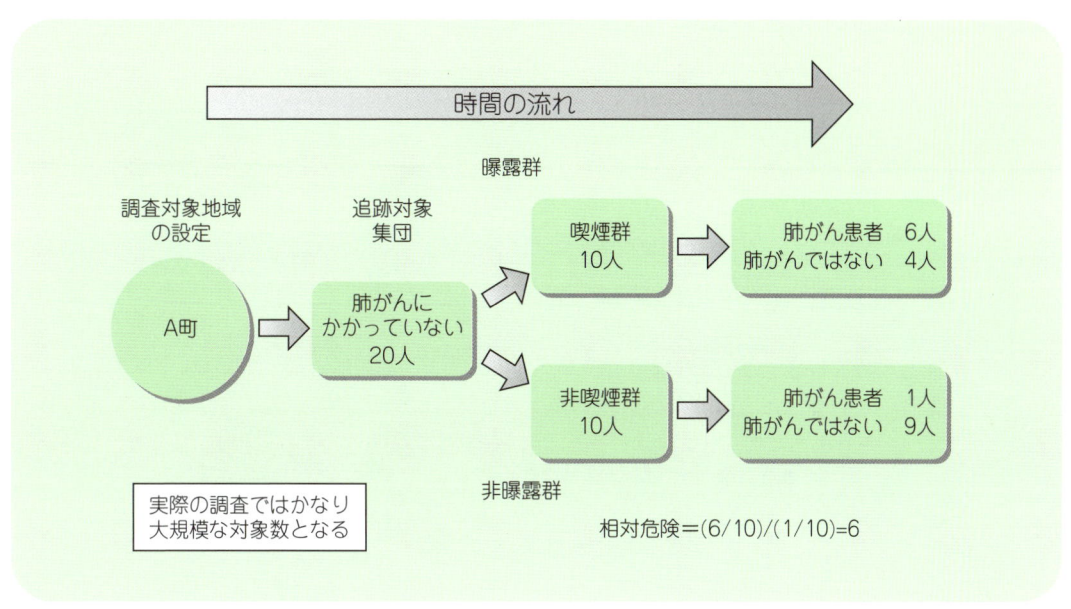

●図Ⅰ・21　コホート研究のデザイン

(3) 解析手順：コホート研究の結果は4分クロス表にまとめられる．統計解析ソフトを使い曝露群と非曝露群の相対危険や寄与危険を求め，その推測（95%信頼区間の推定と検定）を行う．相対危険の信頼区間が1より大きい（あるいは小さい）ときは，曝露と疾病の間に有意な関連があると考える．多変量解析を用いた高度な分析方法もあるが省略する．

■c．利点と限界

罹患率，相対危険，寄与危険等の主要な疫学指標が直接求まる．しかし，時間，費用，手間が相当かかる．まれな曝露には適するが，まれな疾病にはあまり適さない．

■d．歴史的コホート研究（回顧的コホート研究）

研究開始時点で既に健康問題が生じていても，名簿や健診記録等によりその住民を含むコホートについての過去の曝露情報が明らかである場合，過去のある時点を追跡開始時点としたコホート研究が可能である．

例えば，小児肥満に出生体重が影響しているかどうかを探索することを考えてみよう．中学3年生を対象に母子健康手帳のデータをもとに低出生体重群と非低出生体重群に分け，各群の中学3年時のBMI（body mass index）を比較する．追跡調査を行うと15年かかる調査が比較的簡単に実施できる．

⑤介入研究（実験研究）

■a．研究デザイン

介入研究では，介入群に対して健康に関わる要因を人為的に加え（あるいは除き），追跡調査を行い健康状態の変化を実験的に観察する．通常は，介入を行わない群と比較することでその効果を評価する（図Ⅰ・22）．曝露要因と健康事象の関係を明らかにする最も強力な研究デザインであるが，倫理的な制約も大きい．

コホート研究との違いは，曝露の割付方法であり，介入研究では研究者が曝露を割り振るが，コホ

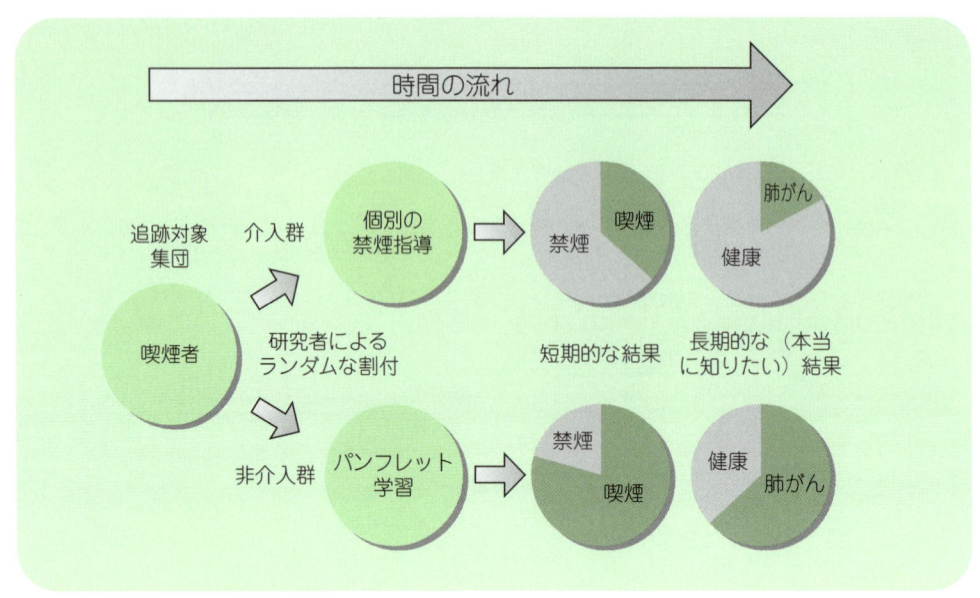

● 図Ⅰ・22　介入研究のデザイン

ート研究では曝露は参加者が決めている．

　割付は原則として無作為に行う（無作為化）．無作為とは，対象者が介入群か非介入群に同じ確率で割付けられることをいう．もちろん，すべての場合で可能とは限らないが，なるべく無作為に近い割付を行う．非介入群でも必ずしも何もしないわけではなく，介入群と非介入群を途中で入れかえたり，非介入群に対して遅れて介入群と同じ介入を施す等の方法がある．分析をするのは介入と非介入を比較できる部分である．

■b．解析方法

　追跡調査であるから基本的にはコホート研究と同じで，介入群と非介入群で発生率の相対危険を求める．量的変数の介入効果であれば平均値の差の検定やその延長上の分析（分散分析等）を行う．介入研究の解析では，研究計画に従わない者がいても割付時の群に従って分析をすることが基本である．

■c．集団に対する介入

　介入研究の基本は個人が対象だが，集団ごとに介入群と非介入群に割付けることもある．生活習慣への介入は個人介入が容易でない．集団ごとにいくつかの地区に分ける方が研究を実施しやすいのは，① 個人に対する介入が複雑な場合，② 有病割合が高く，効果的にハイリスク群に影響を与えることができる場合，③ 地区介入の方が効果的な場合，等である．ただし，あまり規模が大きい場合（市と市の比較等）には，きちんとした研究計画を立てないと単なる保健活動の事業評価の比較になってしまう．

■d．利点と限界

　介入研究は曝露と健康事象の因果関係を確定するうえで最も優れた研究方法とされ，無作為割付比較試験は，最高のエビデンスを提供している．しかし，介入研究は限界も大きく，曝露は疾病予防あるいは健康増進に寄与するものに限られる．看護研究では介入という用語が比較的一般に使われるが，

一種の人体実験であるということを決して忘れないようにしたい．プラスの効果が予想できない場合にはいきなり行うべきではない．

◆ 4) 研究結果の解釈－真実と誤差

調査研究の結果は全ての真実を反映しているわけではない．真実と実際の研究結果の違いを誤差と呼び，誤差を減らすことで結果はより真実に近づく．誤差にはランダムに起こる誤差（偶然誤差）と一定の方向性を持った誤差（系統誤差）がある（表Ⅰ・19, 図Ⅰ・19/p50）．誤差の適切な評価は，公表された論文の内容を検討する場合や論文査読の場合の重要な着眼点でもある．

(1) 偶然誤差

偶然にまたは確率的に起きるばらつきであって，真の値との差に一定の方向性はない．偶然誤差には調査の母集団から標本を選び出すときにたまたま生じる標本誤差（標本抽出誤差）と，個々の測定値を得るときにたまたま生じる誤差がある．地域看護研究の場合には特に前者が問題になる．

例えば，ある地域集団の真の糖尿病有病割合が15%であったとする．普通は集団が大規模になると全体の調査はできないので，一部を選んで調査をする．しかし，どれだけ偏りなく選び出しても，つねに有病割合が15%の値になるわけでなく，15%を中心に大きい値にも小さな値にもなる．これを標本誤差という．標本の選び方自体が不適切で起こる誤差は選択バイアスであって標本誤差ではない．無作為抽出による偶然誤差のあらわれ方は一定の規則（正規分布）に従うので，その大きさを統計学的に見積もることができる．これが推測統計という方法である．

(2) バイアス（系統誤差）

仮に体重計が壊れて0kgの調整が3kgにずれていたら，どれだけ正確に測定したとしても，体重はつねに実際よりも3kg大きくなる．着衣のまま測定をすれば，さらに個人ごとに異なる重量が加算される．対象人数を増やしてもこうした誤差は減らせないし，統計手法を用いても対処はできない．このように方向性をもった誤差をバイアスといい，偶然のばらつき（偶然誤差）と区別する．バイアスがあれば測定結果は常に，正しい値から大きくなるか小さくなるかに偏る．実際には，どの方向に偏ったかはわからないことが多い．

■ 表Ⅰ・19　誤差のまとめ

種類	偶然誤差（ばらつき）	系統誤差（バイアス）
性質	ランダム（確率的）	系統的
方向性	なし	あり（一定方向）
指標	信頼性（精度）	妥当性
意味	何度やっても同じ結果か？	結果は真実を反映しているか？
標本サイズを大きくすると	小さくなる	変わらない
対処方法	推測統計（推定・検定）	研究デザイン

(3) 信頼性と妥当性

信頼性と妥当性の考え方がきちんと意識できるようになると，研究レベルは格段に向上する．

信頼性とは，どれだけ測定が安定しているかを表す概念であり，精度，再現性ともいわれる．信頼性（精度）が高いとは，偶然誤差つまり「ばらつき」が小さいことである．信頼性は推測統計により客観的に評価できる．推定における信頼区間は，結果の信頼性を表している．

妥当性とは，目的としている特性をどれだけきちんと測定しているかを表す．バイアスが大きいと妥当性は低くなる．研究デザイン全体を考える場合には，外的妥当性と内的妥当性の区別が特に重要である（図Ⅰ・19，p50）．外的妥当性とは，標本から得られた研究結果の一般化可能性を示す．一般化できない調査対象を選ぶと外的妥当性が損なわれる．内的妥当性とは，標本内で研究結果がどれだけ正しいかを示す．標本内のバイアスにより内的妥当性が損なわれる．標本において回収率が低い場合や，2群が適切に比較できない場合に内的妥当性が下がる．標本内での結果がどれだけ真実に近いかの目安である．

調査を実施する場合は，まずは妥当性を高め（バイアスを減らし），さらに，結果のばらつきを減らす（信頼性を高める＝偶然誤差を減らす）ように心がける．地域看護研究の場合，実際の標本は母集団の代表というよりも，「データを取りやすい集団」である場合が少なくない．その場合，まず内的妥当性の高い研究を目指し，一般化可能性は努力目標とする．対象数が大きくなると偶然誤差は小さくなるが，実際には情報の質の低下や人的ミス等のバイアスが混入しやすい．本来なら，調査対象数は何となく決めるのではなく，研究目的に沿って統計学的に適切なものに見積もることが望ましい．

(4) バイアスの種類

地域集団を対象に研究を行う場合，どういう状況でバイアスが起こるのかを具体的に考える習慣を付けるとよい．バイアスは「対象者選びの偏り」，「情報の偏り」，「要因と健康事象の見かけの関係」に分けられる．それぞれ選択バイアス，情報バイアス，交絡という．

①選択バイアス－対象者選びの偏り

選択バイアスとは，調査対象を選ぶときに起こる偏りのことである．これは2つの段階で生じる．

第1に，調査目的を正しく反映しない標本を対象に選び出した場合である．これは一般化可能性（外的妥当性）に関わる．第2に，標本と実際に観察（分析）した集団との違いによるものである．例えば，参加拒否や調査漏れ，質問紙の未回収が多いと実際に観察している集団が抽出された標本と異なってくる．これは内的妥当性に関わるから大きな問題である．

■a. 外的妥当性に関わる選択バイアス

有病者と罹患者の違いはバイアスになる．有病者を観察対象にすると，発生から短期間で死亡した重症例や，治癒した軽症例が含まれず，経過が長い患者に偏りやすい．これ以外にも，さまざまな選択バイアスがある．

一般集団と職域集団を比べると後者の健康状態の方がよい．なぜなら，職域集団は，健康状態が悪く就労が困難な者が除かれた集団だからである（健康労働者効果）．また，自発的な研究参加者は一般に，健康問題に関心が高く，健康的な生活習慣を実践している方向に偏りやすい．健診受診者であれば，健康に関心がある者や，逆に家族歴をもつハイリスク集団に偏る可能性もある．積極的協力者や非協力者等も似たような選択バイアスになる．一般住民を調査対象にする場合でも，さまざまな選

択バイアスがかかることを十分に理解しよう．調査対象集団の特徴を詳細に記述することが重要である．これを怠っている研究が非常に多い．

■ b. 内的妥当性に影響する選択バイアス

調査を実施すれば参加拒否者や脱落者が必ず出る．仮に，調査参加者と調査非参加者の間に何らかの系統的な差があれば，得られた結果は観察対象内においても正しいものとはいえない．調査対象を無作為抽出しても，参加拒否者，脱落者が多ければ，結果はあまり信頼できない．

質問紙調査等では，回収率・回答率を上げる努力がとても大切である．参加者と非参加者の間で性・年齢，職業などの基本属性を比較することは偏りの状態を知るうえで役に立つ．大規模な調査（既存資料）の結果があれば，これと比較することで，参加者・回答者集団の特徴がある程度わかる．

■ c. 選択バイアスの考え方

調査では観察できた人数とともに，参加した割合や追跡できた割合が重要である．無作為抽出によって1,000人選んでも300人しか協力しない調査では，無作為抽出で200人選んで200人が協力した調査よりも結果の質は落ちる．さらに，非参加者・脱落者の特徴が不明であれば選択バイアスの評価ができないので，無作為抽出ではないが参加率が100％近い調査より質が落ちる可能性もある．その意味でも，調査対象者への配慮は倫理的に重要なだけでなく，結果そのものに大きく影響することを常に意識しておかないといけない．

② 情報バイアス（測定バイアス）－情報の偏り

情報バイアスとは観察の偏り，測定の偏りのことである．カテゴリー変数でいえば，喫煙者が非喫煙者に分類されたり，疾病があるのにない方に分類されるような曝露ないし健康事象の誤分類である．量的変数でいえば，曝露量の値を間違って測定する等である．調査の対象となる集団の偏り（選択バイアス）や性・年齢の交絡は普通にも指摘されやすいが，誤分類は気が付きにくい．可能な限り客観的な記録や同一条件で測定されたデータを利用する．

面接調査の場合には，質問者によって，情報の聞き出し方，記録の方法，情報の解釈に違いがあると質問者間でバイアスが生じる．通常は，標準的な面接トレーニングを受けたり，面接条件を揃えたりすることで対処する．

③ 交絡（交絡バイアス）－要因と健康事象の見かけの関係

例えば，飲酒習慣と呼吸器疾患との間に関連がみられたとしても，飲酒者には喫煙者が多いので実際には喫煙習慣と呼吸器疾患の関連を反映しているだけなのかもしれない．このような，見かけの関係を作り出すバイアスを交絡といい，交絡を引き起こす要因を交絡因子という．交絡因子は観察の対象となる曝露（飲酒習慣）と健康事象（呼吸器疾患）の両方に関係し，曝露と健康事象の見かけの関係に影響を与える第3の要因（喫煙習慣）である．交絡因子として作用する条件は，① 健康事象発生の危険因子である，② 注目している曝露要因と関連している，③ 注目している曝露と健康事象発生の中間過程にはない，の3点であるが，最初の2つが重要である．性・年齢は多くの健康事象で主要な交絡因子となる．それ以外にも，喫煙習慣，居住地，社会経済的な要因（教育歴，職業，収入等）も交絡因子になる可能性が高い．曝露と健康事象の関係を調べる場合には，あらかじめ交絡因子を検討しておくことが重要であり，過去の研究を文献でよく調べ，交絡因子の可能性がある要因のデータも集めるようにする．

交絡は質問紙調査（横断研究）でも入り込むバイアスであり，結果を大きく左右する．狭義のバイアス（選択バイアスと情報バイアス）と異なり，交絡は研究計画段階と解析段階で制御する方法がある．

■a. 計画段階での制御方法

(1) 無作為割付（無作為化）：介入研究において介入群と非介入群を無作為に割り付ける．未知の交絡因子も含めてすべての交絡因子が両群で均等になることが期待される．一般には未知の交絡因子へは対処できない．

(2) 限定：交絡因子のひとつの状態だけを観察対象にすることである．例えば，性・年齢の影響を除くために，65歳以上の男性等のように対象を限定する．結果は限定した集団にしか適用しにくい．

(3) マッチング：2群を比較する観察研究で性・年齢等の分布を比較する2つの群で揃える．個人レベルで対応させる場合と群全体で対応させる場合がある．

■b. 解析段階での制御方法

(1) 層化：解析段階で交絡因子の影響を除く最も基本的で重要な方法である．交絡因子の層（男性と女性あるいは65歳以上と未満等）ごとに解析を行う．多くの層に分けると1つの層に含まれる対象数が少なくなるので一度に扱える要因は少ない．

(2) 統計モデル（多変量解析）：結果（健康事象）を従属変数，主要な曝露（要因）を独立変数とした統計モデルをもとに，要因（変数）間の影響を除き，それぞれの要因単独の影響を一度に評価する．汎用統計解析ソフト（SASやSPSS等）を用いれば簡単に分析できるので安易に利用されやすい．しかし，適切な統計モデルの選択と結果の解釈には専門知識が必要であり，初心者には適さない．

なお，本項の詳細および研究の理論と実践の兼ね合いをどのように考えるかについては，引用文献を参考にしていただきたい．

（大木秀一）

引用文献

1) 大木秀一：基本からわかる看護疫学入門．第2版，医歯薬出版，2011．
2) 大木秀一：多胎児家庭支援の地域保健アプローチ．ビネバル出版，2008．
3) 大木秀一：基本からわかる看護統計学入門．医歯薬出版，2008．

参考文献

1) 中村好一：保健活動のための調査・研究ガイド．医学書院，2002．
2) 柳川洋・他編：地域保健活動のための疫学．第2版，日本公衆衛生協会，2006．
3) 福田吉治，山縣然太朗監修：保健医療福祉の研究ナビ．金原出版，2007．
4) Robert A. Spasoff：根拠に基づく健康政策のすすめ方．上畑鉄之丞監訳，医学書院，2003．※やや難解．
5) Stephen B. Hulley：医学的研究のデザイン．第3版，木原雅子，木原正博訳，メディカル・サイエンス・インターナショナル，2009．※やや難解．

3 地域看護活動における質的研究

◆ 1）質的研究とは

(1) 質的（定性的）データと量的（定量的）データ

　地域看護では，個人だけでなく集団や地域も対象として，健康の維持増進とQOLの向上のために看護活動を行っている．そのためには，対象とする住民や集団，地域を詳しく正確に知ることが必要である．具体的には，健康に関するデータや衛生統計指標などの数値データはもちろん，数値にならない各々の生活の様子やニーズ，地域の文化などの情報も必要である．

　例えば，ある地域で生活習慣病対策を行う必要性が生じたときについて考えてみよう．まず，その地域に住んでいる住民の人口統計学的なデータや，糖尿病などの罹患率や死亡率，さらには健診データなどを収集し，彼らの健康状態や疾病構造を把握することを試みるだろう．また，それぞれの健康状態や健康に関する意識などのアンケート調査を行うこともあるかもしれない．これらのデータは主に数値（定量）のデータで存在しており，その集団の一定の傾向を推測できる客観的な情報として，施策や活動の科学的根拠となりうる重要なものである．

　しかし，人間の暮らしの中には，数量的には表現できないデータも多く存在する．特に，現在の社会では暮らしが多様化し，人々の生活世界は複雑に多くの要因が絡み合って形成されている．例えば，一人ひとりの健康に対する思い，どのようなヘルスニーズがあるのか，生活習慣病であれば実際にどのような生活習慣をもっているのか，その人の健康に対する信念はどうなのか，また個人だけでなく，この地域に習慣として根付いている食習慣や文化的風習などはあるのか，または価値規範，といったものである．さらに，実際に地域への支援として何らかの働きかけを行おうとするのであれば，対象の働きかけに対する反応，またその理由を知ることが欠かせない．これらのようなものの見方や事象，現象を表すデータは，数値で表されない質的（定性的）なデータで表される．

　保健師は看護職であり援助を行う専門職であり，より対象に合った，受け入れやすい援助方法を検討していくことが必須である．質的データは一見あいまいで捉えにくいが，質的データを用いることで対象をより深く具体的に把握していくことが可能となる．また，統計的な量的データに質的データを組み合わせることで，より実効性のある援助や介入を検討することができる．特に，現場では，対象との信頼関係や相互作用が大きく左右するため，個人はもちろんのこと，地域や集団の文化や価値観，経験などといった質的な情報が非常に有用となり，実際に役に立つことも多い．そのことは，現場で支援を行っている保健師たちが常日頃から感じているのではないかと思う．

　このような質的な情報をデータとして，体系的にまとめていく研究が質的研究である．質的研究は，生活体験を言語により記述し，それらに意味を与えるために使用される，系統だったアプローチ方法であり[1]，研究する現象の全体性を，対象となる人々の観点あるいは枠組みから，できる限り完全に記録し解釈することを目標にしている[2]．さまざまな人々とその暮らしを対象としている地域看護分野においては，大変有用な研究方法のひとつであるといえる（表Ⅰ・20）．

■ 表Ⅰ・20　日常の保健師活動から得られる質的な情報の種類

1)	生活状況（住まい，労働生活，消費生活，食生活，清潔，育児・介護，睡眠・休養，余暇の過ごし方，嗜好品，家族関係，近所づきあい，交流など）
2)	健康観・意識（健康への価値観，個人の生活習慣・病気についての知識・情報など）
3)	社会資源・各種サービスの活用状況（サービスを活用するためにかかる時間・距離・コスト，活用状況，利用した印象），催し物への参加状況
4)	将来の生活像，望む地域のあり方
5)	関係機関のネットワーク
6)	その他（病気や障害を持つ人の暮らし）

平野かよ子編（2004）[3]より一部改変

（2）地域看護分野における質的研究の意義

　質的研究は，社会学，人類学，また心理学の分野で使用され発展してきた研究方法である．日本の看護学分野においては，1990年代ごろから質的研究を用いた論文が散見されるようになり，急速にその数は増えていった．現象を多角的に捉える手法の一つとして，また医療の対象者の主観的評価をより重視するという立場[4]から，医学・看護学の分野でも注目を集めている研究方法である．

　地域看護分野で対象となるのは，個人・家族，集団，地域である．集団や地域は，多様な個性を持つ人々が互いに関連しあい，環境との相互作用を繰り広げながら，全体として存在しているものである．それは個人についても同様であり，経験的知識のみではなく，それぞれが持つ自己概念や感性に，社会から提供される価値観が複雑に絡み合いながら形成された知識体系を持つ全人的な存在だといえる[5]．人を，また地域を一側面から切り取るのではなく，その周辺の文化や経験までも含んだ全体として捉え，対象者の視点からそのことを明らかにすること，それが質的研究の大きな特長であろう．

　ある保健師が，進行性の疾患であるALSのケースを担当している場合を考えてみよう．徐々に機能低下が進行していく現実に，自分の無力さを痛感した経験を持つ保健師は少なくないと思う．そのような中で，この人にとって生きることとはなんなのだろうか，今までにどういう思いや経験をしてきたのか，この人を丸ごと，もっと深く理解したいと考えたことはないだろうか．現実の場面では，ケースとなかなかそこまで込み入った話をすることは難しい．しかし，そのような側面を理解することで，ケースにとってよりよい支援が可能になることもある．なぜなら，看護の現場において，目の前にいる人やその人自身の世界を理解することは，その人を全人的に捉えることそのものであり，ケアを行ううえで大変重要なことだからである．健康に関わる人間の行動や態度はきわめて個別性が高く，保健師をはじめとした保健医療の専門職の実践行為は，相手を十分に理解したうえで，密接に相互作用しながら行われる．したがって，看護の対象となる当事者の視点から，総合的に多角的に現象を理解することにつながる質的研究は，ケアの現場では大きな意義がある研究であるといえる．

　一例をあげると，「進行性難病患者にとって『地域で生活していくこと』の意味」[6]という研究がある．この研究は，進行性難病患者が，病気をどのように意味づけ，どのような生活を経験しているかを探求することを目的として，グラウンデッド・セオリー・アプローチを用いて分析した質的研究である．この研究からは，進行性難病を持っている患者が自らを「病人」というより「障害者」ととらえ，地域で前向きに生活している姿と生活上の戦略が明らかにされた．ALSのケースを担当している保健

師にとって，この研究が，ALSケースの生活や思い等の本質を理解する上で重要な手がかりとなり，対象に寄り添った支援を検討する上で有用であることは，言うまでもないことだろう．

(3) 量的研究との比較

医学，生物学などが属する自然科学の分野では，客観的な測定に基づいた数量的データを用いて，集団の傾向や状態を分析する量的研究が一般的である．看護学領域においても同様に，量的研究の手法を用いた研究が看護研究の大部分を占めていたこともあり，質的研究は科学的でないとの批判があった．

社会学者であるKingらは，質的（定性的）研究と量的（定量的）研究について，「この2つの研究はかなり異なったもののように思われており，時に対立しているように見えるが，両者の違いは主として研究スタイルや具体的手法の違いに過ぎない」と述べている[7]．筆者も質的研究と量的研究は相補完的なものであり，どちらも地域看護分野で対象とする地域や個人を，より明確に深く把握するために必要不可欠なものであると考えている（図Ⅰ・23）．

その好例が，質的研究を量的研究の先行研究として用いる場合であろう．例えば，「地域で暮らす高齢者の外出頻度」について調査研究を行うとしよう．その場合，まず「外出」というものの定義について検討する必要がある．つまり，健康な成人が捉える「外出」と高齢者が捉える「外出」を同じ行動と捉えてよいだろうか？　ということである．健康な成人であれば，仕事を持っていたり，一日の間にいろいろなところに出かけたりするだろうが，高齢者であれば職業を持っている人も少なく，その生活はゆったりとしたものであろう．出かける場所もその目的も，全く同じではないはずである．この場合，高齢者にとっての外出の意味について，その本質を明らかにすることが必要である．質的研究を用いることで，高齢者にとっての「外出」とは何かについて，具体的な内容が明らかにできるだろう．その内容を用いて，高齢者に適した外出の状況を質問項目に採用していけば，より妥当性の高い調査票を作成することができ，真に迫った高齢者の外出頻度についての結果を得ることができるであろう．

このように，量的研究の概念モデルや新しい切り口，視点を得るために，前段階として質的研究を用いる場合のほか，1つの研究テーマを量的視点と質的視点の両方から，あるいは量的研究の結果を，質的研究を用いて，より詳細に分かりやすく説明することもできる．このことを念頭に置きつつ，質的研究と量的研究の研究スタイルや具体的手法の違いについて，主なものを表Ⅰ・21にまとめた．

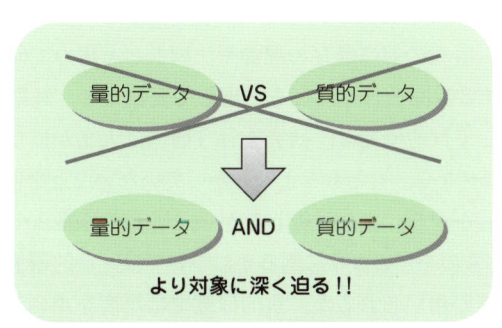

● 図Ⅰ・23　質的データと量的データ

■ 表Ⅰ・21　質的研究と量的研究の違い*

	質的研究	量的研究
目的	事象や現象の本質を明らかにする	仮説を検証し，一般化できる法則を提示
研究上の問い	この現象は何なのか，そこではどのようなことが起こっているのか，それはなぜか	それはいくつあるのか，どのくらい大きい(小さい)か，比較してどうなのか
アプローチ方法	帰納的	演繹的
研究の枠組みや変数	事前には設定されず，研究過程や結果から導かれる	事前に設定される
測定用具	使用しない(研究者自身)	しばしば尺度を使用
対象の選定	明らかにしたいことを説明できる対象を意図的に，目的をもって選定	対象集団を代表するように選定
データ収集	自然な状態で，研究者との相互作用の中で行われる	必要に応じて条件をコントロールする
分析の視点	研究参加者，当事者・内部者の視点	客観的な視点
分析方法	系統的な分類，整理，意味の解釈	統計学的分析

＊研究によっては必ずしもどちらかに分類できるものではない場合もある

　2つの研究でまず大きく異なることは，研究で明らかにしたい事柄，つまり目的が異なるということである．量的研究は，実験や調査で数量的にデータを収集し，それらのデータと比較して仮説を検証したり一般化できる法則を提示したりするという目的で行われる．それに対し，質的研究は，個人，またはある集団に共通する事象や現象，起こっていることの本質を明らかにすることを目的とする．そのため，既存のモデルから仮説を導き出し個々のデータにより検証するという演繹的な量的研究のアプローチとは異なり，質的研究では参加観察や一人ひとりの詳細な語り，記録物などのデータから，今までになかった，また未知であった概念や新しい仮説になりうる理論を導き出していくという帰納的アプローチ方法が用いられる（表Ⅰ・22）．

　PopeとMaysは，質的研究は「Xはどのくらい大きいか，そこにXはいくつあるのか」という疑問に答えるよりも「Xとは何か．環境が異なるとXは違うのか．それはなぜか」という疑問に答えるためと述べており[8]，これこそが質的研究で明らかにしたいこと，すなわち『研究上の問い』である．

　量的研究と質的研究では，研究の目的が異なっているのだから，当然その手順にも異なる部分が多くある．量的研究の手順は，研究の前に既存の理論や法則などを用いて研究の枠組みを設定する．そして，その枠組みにあてはまる質問項目や尺度を使用して変数とし，対象の状態を測定可能なデータとして収集する．それに対して質的研究は，研究を行う前には大まかにしかテーマや対象の基準が決まっていないことが多い．なぜなら，もともとよくわかっていないことを明らかにすることが目的なので，実際にはデータを収集しながら，また分析しながら，研究の枠組みや変数が結果として導かれることになる．また，測りたいものをどのように測るかについては，量的研究ではしばしば測定用具としてさまざまな心理社会的尺度が用いられるが，質的研究では尺度を用いることはなく，データの意味解釈を行う研究者自身がいわば測定用具となる．

　対象の選定では，量的研究は対象としている母集団を代表する標本からのデータ収集が望ましいと

■ 表Ⅰ・22　演繹的アプローチと帰納的アプローチ

○演繹的アプローチ：諸前提から論理の規則にしたがって必然的に結論を導き出すこと．一般的な原理をもとに，特殊な事実を推理・説明すること

○帰納的アプローチ：個々の特殊な事実や命題からそこに共通する性質や関係を取り出し，一般的な命題や法則を導き出すこと

されているが，質的研究はそうではない．明らかにしたい事象や現象を理解するために，その事象の当事者，それらに精通している人，もしくは関わりの深い人など，研究のテーマに応じて意図的に，目的に合った対象を選定することになる．そういう意味から，質的研究では，研究の対象となる人は研究参加者，情報提供者もしくは研究協力者と呼ばれる．

データ収集は，研究者が条件をコントロールすることができる実験などとは異なり，自然な状態で研究者と対象が相互作用する中で行われる．分析においては，量的研究が統計学的分析を主とするのに対し，質的研究ではデータを分類・整理，さらに意味解釈を行うことが一般的である．

◆ 2) 質的研究の種類

地域看護の分野でよく用いられている質的研究の種類には，エスノグラフィー，グラウンデッド・セオリー，現象学，事例研究，アクションリサーチなどがある．それぞれ，明らかにしたい現象は何かといった目的，基盤となる考え方・方法論，用いるデータや分析の方法などに違いがある．表Ⅰ・23に主な質的アプローチ方法の概略についてまとめた．

これらの理論体系の詳細，具体的なアプローチ方法についてはそれぞれの専門書に譲り，地域看護学分野でよく用いられているエスノグラフィー，グラウンデッド・セオリー，アクションリサーチ，質的記述的研究の概要について簡単に説明する．

(1) エスノグラフィー（記述民族学・民族誌学・ethnography）

エスノグラフィーとは，文化人類学の研究手法であり，文化を記述し，伝えることを目的としている．文化とは，簡単に言えば特定の集団における考え方やものの見方，行動パターン，習慣，価値基準などである．あるいは，ある集団の生活の仕方すべてであり，その場所で社会的に構成され，伝承，学習された行動ということもできる[14]．

看護分野ではLeininger（1978，1985）が，民族誌学的看護の質的研究法を開発した．民族誌学的看護では，特定の文化（または文化を代表するもの）から認知できる，または客観的にわかる看護ケアの信念・価値観・実践を系統的に研究し，分類することに重点を置いている．文化に調和したケアを提供することにより，対象者は「よいケア」を受けていると満足する．対象が求めているのは質の高いケアであり，これは文化から導き出されたケアが理解され，使用されたときにはじめて実現可能となる，と述べられている[15]．

地域看護においては，個人だけでなく，集団や地域そのものの文化や特性をふまえた保健師活動が前提であり，エスノグラフィーの考え方は地域看護に非常に役立つものであると考えられる（表Ⅰ・24）．

■ 表Ⅰ・23　主な質的アプローチ方法の概略

方法	目的	基盤となっている学問・方法論	データ収集	分析	結果の提示
エスノグラフィー	文化集団の価値，信念，習慣を記述する	文化人類学	非構造的インタビュー，参加観察，文化の産物や記録物，フィールドノート	コード化，カテゴリ化，パターンやテーマ，類型の発見	濃密な記述
グラウンデッド・セオリー	データから現象を説明する理論を作る	社会学（シンボリック相互作用論）	深いインタビュー，観察	継続的比較分析によるコーディング，カテゴリの生成	現象を説明する理論，概念図
現象学	「生きられた体験」「経験の本質」を記述する	哲学（現象学）	経験の逸話について深い会話を基にしたインタビュー	データのカテゴリ化と「最も重要な部分」の特定	経験の意味，本質，テーマの記述，描写
質的記述的研究	現象を記述する	社会科学	インタビュー，参加観察，質問紙	コード化，カテゴリ化	現象の記述，関係図
ケーススタディ（事例研究）	ひとつもしくは複数のケースから特徴や現象を記述する	社会科学	「ケース」に対するインタビュー，観察，文書や記録物，物理的人工物	パターン適合，説明構築，時系列分析	書面，口述による公表，リポートの作成

Burns & Grove（2005）／黒田裕子ら監訳[9]，Morse & Field（1996）[10]，Yin（1994）／近藤公彦訳（1996）[11]，Holloway & Wheeler（1996）／野口美和子監訳（2000）[12]，グレッグ美鈴ら（2007）[13] を参考に作成

■ 表Ⅰ・24　エスノグラフィーの特徴

- フィールドワークによる観察や面接からのデータ収集
- emic（イーミック）な特徴と etic（エティック）な特徴
  emic（イーミック）：それらの人々がどう考えて行っているのかという内部者の視点
  etic（エティック）　：彼らが行っていることの意味を解釈するという外部者の視点
- 「濃密な記述」を行う

①フィールドワーク中心のデータ収集

　エスノグラフィーは，対象となる文化に属する人々から学び，その人々の見方で捉える．それは，人々が地域の生活の中で行っていること，知っていること，作り出して使用していることを，住民自身の「（単に話し言葉だけではない）言葉」で記すことである．したがって，エスノグラフィーで収集するデータは，主にフィールドワークによる観察やインタビュー（面接），記録物の検証を通して行われる．

　フィールドワークとは，参与観察（現地の生活に入り込んで，その社会や文化について研究を行う調査法）を使った調査を代表とするような，調べようとする出来事が起きているその現場，つまりフ

ィールドに身をおいて調査を行うときの作業（ワーク）一般を指している[16]．現場に入り込んで，研究者自身がそこに住む人々が見たり，聞いたり，話したり，考えたり，行動したりするためのさまざまなやり方をともに体験するのである．

②内部者の視点と外部者の視点

エスノグラフィーでは研究参加者の考えや認識，その環境の中で生きている人の見方を探る．これは，人類学者などによって内部者，「イーミックemicな見方」とよばれる[17]．研究者は自分のものの見方や考えを押し付けるのではなく，研究される人々の目から見た，またその人たちの側に立って，参加者の社会的現実に迫るよう，解釈していかなければならない．

一方，研究参加者側が「イーミック」な見方であるのに対し，研究者は外部者，「エティックeticな見方」[17]であるとされる．これは大変意味のあることで，外部者だからこそ分かることがある．つまり，内部者であれば，「そこならでは」のことは当然の事実として受け止めるため，気づくのが難しい場合がある．しかし，外部のよそ者であれば，その文化における特徴的な，または独特の事柄であるということが見えやすい．また，そのような観点は，その生活や環境を明らかにするうえで非常に重要な要素であることも多い．このようにエスノグラフィーを行うときは，内部者の視点と外部者の視点の両方をもつことが重要である．研究者は外部者として，内部者の視点で参加者の考えを解釈し，出来事や行為を説明する．また明らかになった現象の特徴を詳しく述べ，体系化する役割を担うことになる．

しかし，Hollowayらは内部者の視点が，外部者の視点に簡単には移行できないという点を指摘している．そのために研究者は，情報提供者の現実から科学的解釈へと行ったり来たりするが，研究している文化のなかへ入りこむことと，科学的に思考してその文化に見られる信念や実践の知識を持つこととのバランスをとっていくことが必要であると述べている[17]．

③濃密な記述

エスノグラフィーの結果は，濃密な記述で表される[18]．濃密な記述とは，希薄な記述と呼ばれる表面的なものではなく，その文化の構成員が潜在的に持っている意味，つまり彼らにとっての文化的関係や社会的関係のパターン，その活動や出来事が彼らにとってどのような意味を持っているかについて記された，いきいきとした描写のことである．

(2) グラウンデッド・セオリー (Grounded theory)

グラウンデッド・セオリーは，1960年代にGlaserとStraussという社会学者によって生み出された方法論である．彼らは当時，「理論の検証」が中心であった社会学研究を批判し，現実世界を反映した，データに密着して解釈を積み上げ理論を生成していく「データ密着型の方法論」を提起した[19]．グラウンデッド・セオリーの基盤はシンボリック相互作用論であり，シンボリック相互作用論は言葉を中心とする「シンボル」に媒介される人間対人間の相互作用やダイナミックな変化を扱うものである．

木下は，グラウンデッド・セオリーは，社会的相互作用に関係し，人間行動の説明と予測に優れた理論であることが期待され，人間と人間が直接的にやり取りをする社会的相互作用に関わる研究に適していると述べている[20]．看護学分野では発案者のStraussが病院・医療研究を多く手がけていたこともあり，比較的よく用いられている質的研究方法である．なお，方法論として述べるときはグラウンデッド・セオリー・アプローチ，グラウンデッド・セオリー・アプローチにより生成した理論をグラウンデッド・セオリーと呼ぶこともある[21]．

<グラウンデッド・セオリー・アプローチの特徴>
　グラウンデッド・セオリー・アプローチでは，データに密着した分析から，現象を説明できる，または予測する理論を生成することを目的としている．具体的分析方法には，歴史的な経緯からいくつかの方法が示されている[22]が，グラウンデッド・セオリーとして成り立つためには，①データに密着した分析から独自の理論を生成する質的研究法，②オープンコーディングと（軸足・）選択的コーディング，③継続的比較分析，④理論的サンプリング，⑤理論的飽和化の5つの条件が不可欠であるとされている[23]．

①オープンコーディングと（軸足・）選択的コーディング
　グラウンデッド・セオリー・アプローチのデータ源としては主にインタビューが用いられるが，参加観察，記録文書，出版物などそれぞれ単独でなく，総合して用いることも可能である．インタビューデータであれば逐語録に書きおこしてデータとして用いる．
　まず，これらのデータを丹念に読み込み，書かれていることを忠実に把握する．オープンコーディングとは，書かれていることを部分に分けて検討し，概念化するプロセスである[24]．オープンコーディングの方法は，切片化（line by line）と呼ばれる単語ごと，行ごとの小さな単位で行う方法と，切片化しない方法[25]がある．（軸足・）選択的コーディングは，オープンコーディングから得られたさまざまな概念をまとめてカテゴリに発展させ，そのカテゴリと相互の関連性を検討しながら，結果全体を理論として統合するプロセスである．

②継続的比較分析
　分析はデータ収集のはじめから開始し，「研究上の問い」を常に念頭において，データの類似と相違について「比較」しながら，コード化やカテゴリ化を行っていく．そして，生成された概念やカテゴリ同士も「比較」し，その関係性やパターン，レベルなどを検討する．それと同時に，生成された概念やカテゴリについてももとのデータやほかのデータと「比較」し，概念やカテゴリがインタビューや他の場面で語られている部分を説明できるかどうかを検証する．このように継続的に「比較」を行うことによって，明らかにしたい現象を見いだしていくのがグラウンデッド・セオリー・アプローチの特徴である．

③理論的サンプリングと理論的飽和
　グラウンデッド・セオリー・アプローチでは，データ収集と分析が常に並行して行われる．データ収集が少し進むと分析に入り，その結果で次に必要な研究参加者を選定することになる．分析の結果から，次にどのような属性や背景を持った参加者が必要なのかを検討し，研究者によって体系的にシステマティックにデータを収集する．これを「理論的サンプリング」と呼ぶが，このプロセスは研究終了まで続く．そして，これ以上新たなデータを収集しても新たな概念やカテゴリは見いだせない，カテゴリの深まりは得られないと判断できた時点が理論的飽和である．
　しかし，実際に理論的飽和が確信できるかどうかは非常に相対的で，研究者の裁量によるところも大きい．木下[26]は，理論的飽和の判断は難解であると述べ，研究者がデータの範囲を設定するという方法論的限定という考え方を提起し，出来上がりつつあるグラウンデッド・セオリーの完成度とあわせて，理論的飽和を判断することを提唱している．これは，分析に用いるデータの範囲を分析テーマと合わせて研究者が明確に限定的に示し，その範囲で活用できる理論の生成を目指すということである．

(3) 質的記述的研究

質的記述的研究の方法について，詳しく述べているものはほとんどない．グレッグは質的記述的研究を「特定の学問的基盤を持たない，一般的に行われている質的研究」と述べている[27]．上記にあげたような特定の方法論に依らず，社会科学一般の見地にたち，まだよくわかっていない現象や事象を記述する方法が質的記述的研究ということができよう．グラウンデッド・セオリー・アプローチのように理論を作り出すということではなく，研究対象となっている現象を記述することによってその現象を理解することに主眼が置かれる．

質的記述的研究の目的は，研究対象となっている現象を記述することによってその現象を理解することである[28]．確固とした方法論があるわけではなく，質的なデータを帰納的に分析し，コード化から，サブカテゴリ，カテゴリ化，あるいはカテゴリの関係性の探索などを行って，明らかにしたい現象を理解できるよう文章や図式化で説明するといったプロセスである．

データ源としてはインタビュー，参加観察，記録物のほか，フォーカスグループインタビューも用いられている．サンプリングについては，グラウンデッド・セオリー・アプローチのように理論的に行われることは少なく，研究テーマにあった対象者が便宜的に選定されることが多い．だが，便宜的サンプリングといっても，研究者が目的や意図を持って適切な対象を選定することは必要である．

(4) アクションリサーチ

アクションリサーチは，その時代，その社会，その場所，その対象に応じて，よりよい方向を目指して変化を促進する「アプローチ」である[29]．したがって，質的研究，質的データだけでなく，研究のテーマの目的に応じて，量的データを含めたさまざまなデータ，研究方法を用いることができる．

アクションリサーチに携わる研究者は，実践者の視点に立って現場で実際に起こっている問題を解決する「研究者としての実践者」として，研究参加者とともに実践現場の改善や問題解決に取り組む．そして，その一連のプロセスを社会変革のために，あるいは広く社会に提言していくことを目指している．また，ヘルスケアにおけるアクションリサーチについては，「実際のヘルスケア現場における問題を明確にし，可能な解決策を探るために行う協調的介入である」という説明がなされている[30]．つまり，研究者が実践者のフィールドに入り込み，現場の問題解決のために協働して研究的に取り組んでいくプロセスそのものがアクションリサーチといえよう．

◆ 3) 質的研究のプロセス

質的研究が科学的な研究として評価を得るためには，一定のプロセスを経ていることが必要となる．では，どのように質的研究を進めていけばよいかであるが，質的研究の特徴から，量的研究とは異なるプロセスをたどる部分も多い．図Ⅰ・24に質的研究の実際のプロセスについて示し，順に説明する．

(1) 研究テーマを設定する

質的研究に限らずどの研究でもそうであるが，「研究上の問い＝リサーチ・クエスチョン」を立てることから始まる．それによって研究のデザインをどうするか，研究をどこで行うか，データをどこから収集するか，用いる研究の方法などが全て決まることになる．量的研究，質的研究のどちらを用いる

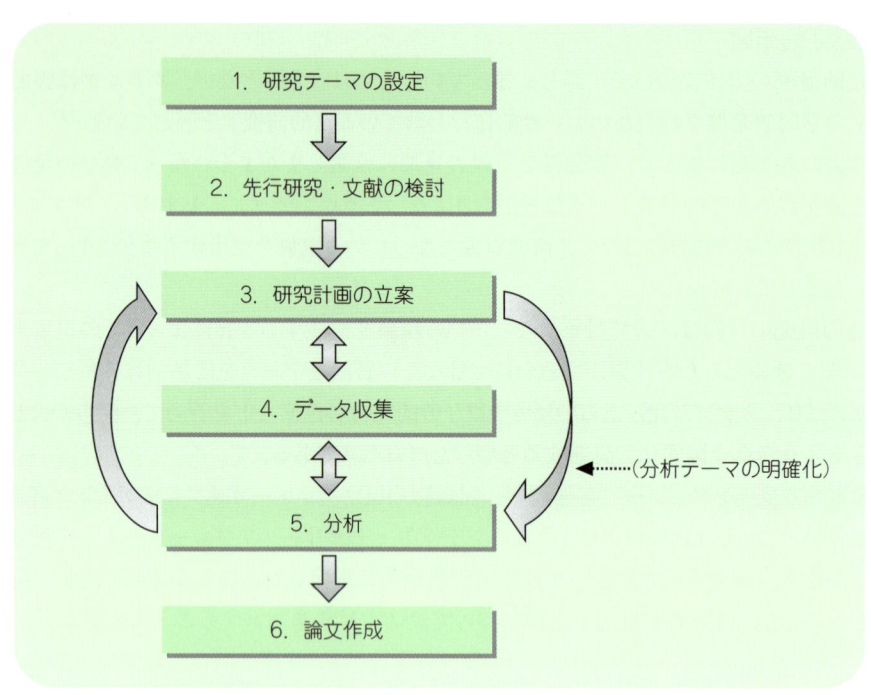

```
┌─────────────────────┐
│ 1. 研究テーマの設定  │
└─────────┬───────────┘
          ↓
┌─────────────────────┐
│ 2. 先行研究・文献の検討│
└─────────┬───────────┘
          ↓
┌─────────────────────┐
│ 3. 研究計画の立案    │
└─────────┬───────────┘
          ↕
┌─────────────────────┐
│ 4. データ収集        │
└─────────┬───────────┘
          ↕          ←……（分析テーマの明確化）
┌─────────────────────┐
│ 5. 分析              │
└─────────┬───────────┘
          ↓
┌─────────────────────┐
│ 6. 論文作成          │
└─────────────────────┘
```

● 図Ⅰ・24　質的研究のプロセス

ことが適切か，という検討にはじまり，質的アプローチが適切と判断すれば，質的研究を行うことになる．

　研究上の問いでは，明らかにしようとするもの，探求するものは何か，ということを疑問形で表してみる．質的なリサーチ・クエスチョンは，単純に「はい」「いいえ」で答えられるものではなく，研究者が探求したいと思うプロセス，対象，存在であり，何を発見できるかを予測するものではなく，ある方向を示すものである．

　質的研究では，データが豊富で膨大になるため，時々何について明らかにしようとしているのか，自分は何をみているのかについて混乱してしまうことがある．それでも「研究上の問い」が確固としたものであれば，研究の軸がずれず一貫して同じ方向に進んでいくことが可能となるので，しっかり検討しておくことが望ましい．質的研究で取り上げられる研究上の問い，つまり質的研究で明らかにできるものについて，具体的にどのようなものがあるのかを表Ⅰ・25に示した．

　次に，研究上の問いに基づき，実際に何を分析するのか，すなわち研究テーマを決定していくわけだが，地域看護におけるテーマは，その多くが現場におけるさまざまな人々の生活や健康問題，保健師の実践活動の中での疑問から生じてくるものであると推察される．"何かある"ことはわかっているがはっきりしない，感覚的には分かっていてもうまく言葉で説明できないというものが，質的研究のテーマとして取り上げられ，探求していくことになる．その場合，まず誰がそのことに関わっているのか，どこで起こっていることなのか等，明確になっていることといないことについて区別し，自分が「何についてを明らかにしたいのか」をはっきりさせることが必要である．しかしながら，質的研究の場合，関心がある事柄の本質や内容が研究そのものであることが多く，研究当初から明確にテーマが決められるかというとそうでもない．また，実際に研究可能なテーマかどうかも重要である．テーマを大枠で

表Ⅰ・25　質的研究における研究上の問い（リサーチ・クエスチョン）の例

「この現象は何なのか」
「どのようなことを（が）行って（行われて）いるのか」
「どのような思いがあるのか」
「なぜそうなるのか」
「具体的にどのような内容（中身）なのか」
「ここでは何が起こっているのか」
「この現象の意味や本質は何か」

設定し，実際にインタビューや分析を行っていきながら，この研究で明らかにしていく部分として分析テーマを絞っていくことが必要になるだろう．

実際，質的研究におけるテーマは，研究プロセスの中で絞られていく性質のものでもある．研究開始当初には一般的な言葉であったテーマが，研究が進むにつれそれが研究参加者の経験や思いにあてはまらないことがわかってきたり，はっきり見えてきたりするので，研究者は柔軟に対応していく必要がある．一般にデータ収集時点では，テーマを大ざっぱなままにしてはじめ，研究のプロセスの中で次第に特定のものに絞っていくとHollowayらは述べている[31]．

(2) 先行研究，文献を検討する

以前は，質的研究を行う前に先行研究や文献の検討をすることは，先入観が生じ研究の結果に影響するということで，しないことが奨励されていた．しかし，疑問に思ったこと，明らかにしたいと思ったことが今現在どの程度明確になっているのかについては，あらかじめはっきりさせておくことが必要である．言うまでもなく，疑問が既に明確になっているのであれば，その文献を読むことがその疑問を解決する一番の早道である．文献検討の結果，疑問が今までに明確になっていないことであり，それが実践の現場で役立つと確信できるのであれば，研究に着手することになる．

また，文献検討を行っていくことで，自分自身が明らかにしたい現象とはどういうものなのか，それはどういう方向で見ていけばいいのか，といった自分の疑問を明確化することにつながる．さらに，これから研究を行っていくべき対象の範囲や方向性についての示唆が得られることもあるため，研究の前に先行研究や文献を調べておくことは必要である．特に，地域看護の現場では，看護学や医学だけでなく公衆衛生学，社会学や心理学，社会福祉学の知見も大いに参考になるため，幅広く文献を検討することが望ましい．

(3) 研究計画を立案する
①研究計画書の作成

研究テーマが決まったら，具体的な研究方法の検討を行い，研究計画を立案して研究計画書を作成する．研究参加者を誰にするか，フィールドをどこにするのか，どのようにデータをどうやって収集するかといったことである．しかし，質的研究の場合，研究を開始する前に，例えば対象者の数を何人にするか，どの場所で行うか，どういう方法でデータを収集するかということをきっちりと決めること

は難しい．

　例えば「高齢者における外出の意味」を例にあげると，高齢者についてはじめは単に65歳以上としていたが，「どうも60歳代前半と後半の人，また70歳以上の人との意味は異なるようだ」という問いが生じれば，想定していなかった60歳代前半や70歳代の対象者を加えるかどうかを検討する必要がある．また，「交通機関が発達している都市部に居住する人と，車がないと外出がしにくい山間部の人との意味はどこが異なるのか」という問いが生じれば，今想定しているフィールドだけでいいのか，もう一度検討しなおすことが必要となる．

　質的研究の対象選択は，研究が進むにつれて決まっていくものであり，研究当初に想定していなかったことが，研究を進めていくにつれて明確になっていくことも多々ある．したがって，研究開始時点の計画書では，予定しているフィールドやおおよその参加人数，インタビュー内容について記載しておき，いつの段階でどう決定するかについての記述を添えておく．

②研究参加者と研究フィールド

　質的研究の対象選定は，意図的対象選択と呼ばれ，明らかにしたい現象を説明できる人を意図的に，目的を持って選定していくことになる．研究開始時点では，文献検討などで想定した対象を選定することになるが，先に述べたように分析が進んでいくにつれて新たな視点からの対象選定が必要になることもある．それらは研究しようとする現象，目的に応じて，分析を行う研究者の判断により一定の基準で選定される．重要なことは，この現象を明らかにするために自分が収集するデータの範囲はどこまでなのか，研究者自身が選定基準を論理的に説明できるか，ということである．現象そのものが未知なものであるゆえに，研究開始時点で確定することはできない．

　研究参加者の数についても同様である．量的研究では，サンプルサイズ，つまり研究参加者数が重要な要素であるが，質的研究では，多いか少ないかということは問題としない．数よりも，より網羅的な結果が得られているか，適切な対象者が選定されているかなどで判断される．グラウンデッド・セオリーでは，新たなデータを加えても新しい発見が導きだされないという，飽和の状態に至ったときの人数を，その研究にとって必要な人数であったと判断している．

　研究フィールドは，研究によって明らかにしたい事象や現象をよく知っている人，説明できる人がどこにいるのかを考え，そこにアプローチしていくことになる．例えば，「高齢者における外出の意味」という研究であれば，勤務している自治体に居住している高齢者に直接アプローチしたり，多くの高齢者が所属している老人会，老人福祉センターなどにアプローチしたりすることになる．研究が進むにつれて，虚弱な高齢者のデータが必要になれば，デイサービス，地域包括支援センターなどにも出向く必要があるだろう．このように，研究開始時点で想定していなかった研究フィールドが必要になることもあることを念頭においておく．

　研究対象を保健師活動や保健事業においている場合，例えば「乳幼児健診における保健師実践内容の記述」をテーマとすると，インタビューなら実際には保健師個人が研究参加者となるが，乳幼児健診は自治体の保健師活動そのものであるという見方もでき，先方にそのことを代表して語れる人を推薦していただくことが適切ということもできる．また，研究を進めていくにしたがって，健診場面の参加観察やカルテの閲覧が必要になるかもしれない．したがって，研究参加の依頼については，個人インタビューであっても所属している組織の責任者，あるいは関係する保健師全員に研究参加の許可を得ていくようにすることが望ましい．

しかし，研究テーマによっては，例えば職場のストレスに関する研究など，上司が直接的原因になっている場合や職場にとって掘り起こされたくない問題が隠れている場合もある．この場合，ゲートキーパー（研究依頼の許可に権限を持つ人）を見極め，ゲートキーパーを通じて研究の意義や研究者自身を理解してもらい，フィールドとの良好な関係を築いていくことからはじめていきたい．質的研究では研究者との信頼関係がデータの質や研究結果を大きく左右するため，どのようにアプローチしていくのか，研究に賛同してもらうためにどのように説明することが最適かについて，充分検討し戦略を練ることも重要なことである．

③倫理的配慮

質的研究では，直接研究参加者と関わったり，現象が起こっている場所に出向いて研究参加者の観察を行ったりして，データを収集する．アンケート調査などに比べ，質的に収集するデータは深く，参加者の価値観やプライベートな内容を扱うことも多い．加えて，データとして記録するために録音をさせていただくこともある．以上のことから，量的研究以上に倫理的な配慮を必要とすることを念頭においておく．

できれば，研究者の所属する機関において，倫理委員会の審査を受けることが望ましい．倫理委員会がない場合は研究者や研究参加者の関係機関で，上司や団体において許可を得るようにする．研究参加者に対しては，個人が特定できないように充分な配慮を行うことは当然である．録音データやインタビューの記録などの保管，研究後の取り扱いなども，具体的にどうするのか検討する．さらに，インタビューの逐語録に出てくる地名，固有名詞，方言なども書き換えるという細かな配慮も必要となる．

それらを研究参加者に理解しやすいように説明し，必要であれば同意書を頂くことを勧める．同意書は同じものを2枚作成し，双方で保管するとよい．

また，研究のテーマにもよるが，質的研究では深い内容のインタビューが行われることが多く，その時のつらく悲しい感情を思い出したり，心の奥底に隠しておいた話が出てきたりすることがある．その結果，感情が高まってインタビュー中に号泣したり，不安定になったりすることもあるかもしれない．そのような場合についての対応や対処についても検討しておくことが必要である．

質的研究において充分な倫理的配慮を行うことは，研究参加者が安心し，より豊かなデータが得られることにつながることもある．インタビューは，参加者と研究者の相互作用によって進んでいくため，信頼関係が非常に重要な意味を持つのである．研究参加者が「この人なら話してもいい」，「この人に話すことが役に立つ」と思ってもらえる関係を作っていくことが重要であり，充分な倫理的配慮はその第一歩となる．

(4) 具体的なデータ収集方法

データ収集に関しては，先に上げた研究方法論によって若干異なるが，インタビューが最もよく用いられている一般的なデータ収集方法である．インタビューとは，1対1，もしくは複数の面接で，目的を持った会話を行うことである．集団を対象として焦点化したテーマを取り上げて行う場合には，フォーカスグループインタビューの手法が用いられる．そのほか，参加観察（フィールドワーク），文化の産物や記録物，カメラやビデオを用いて映像をデータにする場合もある．ここでは，インタビューとフォーカスグループインタビュー，参加観察について概要を説明する．

①インタビュー

インタビューの主な種類には，非構造的インタビュー，半構造的インタビュー，構造的インタビューがある（表Ⅰ・26）．インタビューは，できるだけ録音させていただき，それをそのまま文章に起こした逐語録を作成して，それをデータとして用いる．またインタビュー後にインタビュー場面での様子や雰囲気，経過などをメモしておくと，逐語録を分析していく際に非常に役に立つ．

質的研究でよく用いられるのは，半構造的インタビューである．半構造的インタビューは，焦点化インタビューともいわれ，明らかにしたい現象に関連したいくつかの質問から作成したインタビューガイドに基づいて，研究参加者にできるだけ自由に話ってもらうようにする．質的研究では，研究参加者の視点からみていくことが大切なため，インタビューには柔軟性が必要である．例えば，こちらの枠組みで作成したインタビューガイドに合わない質問が必要になることも，インタビューガイドの順番通りに話が進まないこともある．インタビューの進行に合わせて，研究者が適切な質問を投げかけ，研究参加者に十分語っていただくことが必要である．

効果的なインタビューのためには，インタビュアー自身も重要な要素である．筆者自身，初めてのインタビューの後，書き起こすために録音したものを聞いていると，話しているのは自分ばかりで，肝心なところは自分が話していたり，研究参加者の話を勝手にまとめていたり，といった苦い思いをした経験がある．インタビュアーの話し方によって，得られるデータの質が変わってくるのである．そのためには，事前にインタビューの練習を必ず行っていただきたい．信頼できる相手と実際に録音しながらインタビューを行ってみて，相手に率直な感想を聞き，自分を振り返っておくことである．よいインタビューがより質の高い研究につながることはいうまでもない．よいインタビューを行うための留意点について表Ⅰ・27に示した．

また，同業者・同僚への面接は注意が必要である．同じ職種だから共通と思っていた価値観や信念が，実際聞いてみると異なっているという場合や，専門職であるがゆえに事実より既に解釈を加えた返答が行われることもあるからである．共通の話題に過度に巻き込まれたり，参加者に同一化するという危険性もあるため，研究参加者の選定には十分に注意するように気をつける[32]．

②フォーカスグループインタビュー

フォーカスグループインタビューとは，「具体的状況に即したある特定のトピックスについて選ばれた複数の個人によって行われる形式張らない議論」のことである．その目標は対象者全体の合意に至るというより，それぞれの人々の視点を発見し，また人々に異なった視点の表現を促すことにある[33]．1対1のインタビューと比べて，グループダイナミクスにより議論が刺激になって気づきや発言が引き出されたり，グループということでリラックスして話せたりすることが利点である一方，グループメンバーによっては発言が偏ったり，テーマによってはプライベートな内容の発言がしにくい場合もある．

フォーカスグループインタビューのメンバーは，共通の経験や特徴を持つ比較的同質の人々で構成される．地域では，例えば同じ疾患や問題を抱えている人やその家族，育児に悩む母親たち，健康推進員として活動しているメンバーなどが考えられよう．

フォーカスグループインタビューをデータ収集の方法として用いるには，入念な準備が必要である．手引き書を作成する場合もある[35]．フォーカスグループの目的・目標を明確にしたうえで，面接者がファシリテーターとなって仮説と質問を準備し，参加者の反応を引き出す役割を担う．フォーカスグループインタビューの司会進行例について，表Ⅰ・28に示した．

表Ⅰ・26 インタビューの種類

○構造的インタビュー
- 事前に作成しておいた質問に沿って行う
- 限定された内容に簡潔な回答が求められる
- 質的研究では人口社会学的データ，属性などの項目に用いられる

○半構造的インタビュー
- 質的研究で最もよく用いられる
- インタビューガイドを作成し，質問する項目を設定して行う
- 「はい」，「いいえ」，でなく参加者にできるだけ語ってもらう項目を用意する
- インタビューガイドを参考に，話の流れを壊さないようインタビューを進める
- インタビューガイドは研究の進行により随時修正されていく

○非構造的インタビュー（Free Talking）
- 手持ちメモではキーワードのみを用意しておく
- 話された内容にそって質問していく

表Ⅰ・27 よいインタビューを行うための留意点

- 答えを誘導していないか
- 相手の言葉を解釈や判断していないか
- 相手の話を批判したり評価したりしていないか
- 自分の意見を押し付けていないか
- 相手が話したことを勝手に要約していないか
- 沈黙や間を壊したり，しゃべりすぎたりしていないか
- あのー，えーと，その……等，話にくせはないか
- 早口でないか，口調はやわらかいか
- 大事なところをきちんと確認できているか

表Ⅰ・28 フォーカスグループインタビューにおける司会進行例

1. 導入
   自己紹介とインタビュー目的・活用方法の説明，匿名性確保
2. ウォーミングアップ
   簡単な導入的質問
3. 使用する言葉・用語の明確化と共有
4. やさしく威圧的でない質問
5. 核心に迫る質問（答えにくい質問）
   リラックスしてきたら本質的な意見を引き出すような質問を投げかける
6. 要約
7. 終わりの言葉
   匿名性の確保，お礼，今後のスケジュールなど

S.Vaughn, J.S.ら（1996）/井下理監訳（1999）[34] を参考に作成

また，フォーカスグループインタビューの時間，必要なグループ数，メンバーの選定，会場などの設定も必要である．ひとつのフォーカスグループインタビューの理想的メンバー数は通常6〜12人といわれている．また，参加者が知り合いである場合より見知らぬ人たちのほうが，たくさん意見が出たという報告もある[36]．

③参加観察・フィールドワーク

　参加観察は，現象や事象が起こっている場面に研究者が出向き，データを収集する方法である．エスノグラフィーの主要な方法として用いられるが，そのほかの質的アプローチでもよく用いられる．

　参加観察においては，その場の一部となってひそかに隠れて観察することは倫理的にも問題があるため，通常はフィールドの許可を得て観察を行うことになる．例えば，「母親にとっての育児サークル活動の意味の記述」というテーマの場合，単なる観察者として育児サークルに参加する方法と，育児サークルに関わっている保健師たちと同様に，研究者自身も専門家として活動しながら観察を行う方法がある．育児サークルの人々から見れば，研究者は異質な存在であり，研究者がいることでメンバーが緊張し，普段の様子を十分に観察できないこともあるかもしれない．しかし，一定の役割を持ってメンバーと接するのであれば，より身近な存在として研究者を受け入れてもらえる可能性もある．参加観察は，研究者と研究対象者との相互作用によってデータが収集されるため，どのような立場で観察するかについても重要であり，フィールドと相談しながら検討することが必要である．また，観察者であっても何度も足を運び，研究参加者と顔見知りになることで，信頼関係も構築され，より深いデータを得ることにつながることもある．

　参加観察で得られるデータは，単に見聞きしたことだけでなく，五感を使って感じたこと，場所や距離，空間，雰囲気などあらゆるデータを含むものである．フィールドノートを作成して丹念にメモしていくことが基本であるが，許可を得て録音したり，写真などの映像もデータとなる．

(5) データの分析

　質的研究のデータ分析は，データ収集と並行して行われる．具体的には，研究テーマにしたがい，まずデータ収集を行い，直後からその分析を開始する．そして分析結果から続くデータ収集を検討し，収集すべきデータを意図的に選定していく．これらは循環するプロセスで，データ収集と分析は相互に関係しあって進んでいくのである．また，その中で分析テーマも絞られてくる．

　データの分析方法は，方法論によって若干異なるが，質的研究で共通していると考えられるのは，データを丁寧に読んでコード化，カテゴリ化することで抽象度を上げ，明らかにしたい現象を説明するというプロセスである．コード化では，明らかにしたい現象に関連すると思われるデータの部分を取り出し，注釈をつけたり，意味することを要約したり，名前をつける．この場合のデータの部分には特に規定はなく，単語単位，行単位，段落単位の場合もある．そして類似するコード，異なるコードを比較しながら集めて分類し，まとまったものをカテゴリとして命名する．カテゴリはそのレベルによってサブカテゴリ，カテゴリとなる場合もある．得られたカテゴリを比較したり，テーマやパターン，規則正しさに注目したりして関係性を探索し，現象を説明できる模式図，カテゴリの一覧表を作成するなどして，それらから現象を解釈し意味づけるという作業を行う．

　質的研究の分析においては，とにかくデータが膨大である．個人差はあるが，1時間程度のインタビューでテープを書き起こすと，約20,000字ものデータとなる．研究が進むにつれデータに埋もれ，ど

う分析を進めていけばよいのかわからなくなる．その結果，専門職的思考回路，つまり，「こうであるべき」「こうであってほしい」という思考にはまってしまい，その結果，分析を自分の枠組みにあてはめようとしてしまう，ということが応々にして起こりうる．筆者にも経験があるが，特に現場出身の研究者の場合，研究参加者の思いや気持ちがストレートに理解できてしまい，いつの間にか現場感覚でものを考えてしまっているのである．

しかし，質的研究においては全ての答えはデータの中にあるということを忘れてはならない．データが全てであり，データから結果が導かれるのである．質的研究を行う研究者は，特に実践者としての自分の思考を"真っ白"にし，データを偏見なく，ニュートラルな立場で受け入れ，知らないことを研究参加者から教えてもらうくらいの姿勢を持つことが大切である．

(6) 質的研究の質の確保

質的研究においては，量的研究の評価に用いられる信頼性，妥当性，一般化可能性という論点とは異なる基準や概念で評価を行うことが求められる．質的研究は，研究の目的も，対象把握の仕方も，得られる知見の性質も量的研究とは異なるためである．質的研究では，基準として「厳密性 rigor」，「真実性 trustworthiness」などが用いられているが，研究者によってさまざまな見解がある．LincolnとGuba[37]は，初期から質的研究の信頼性を高める方法として，「信憑性・確実性 credibility」，「転写可能性 transferability」，「信頼可能性 dependability」，「確認可能性 confirmability」の4つの概念を提案している（表Ⅰ・29）．

また，フィールドに身を置き，現場や参加者との長いかかわりを持つことは，信頼関係の構築にもつながるし，参加者の経験を捉える視点を獲得することにもなる．トライアンギュレーションといって，異なるデータ源（時，空間，人）や異なるデータ収集方法（観察と面接，質的研究と量的研究など），複数の研究者による研究の実施なども，研究結果の質の確保に有効とされている．

(7) 論文のまとめ方

分析結果が出そろえば，最後は研究を論文にまとめることである．質的研究では，結果の質の確保のために「決定に至るあしあと」を残す必要があるため説明すべきことが多く，結果についても説明のほとんどが文章の記述によるため，量的研究と比較してかなり長い論文になってしまうので，雑誌に投稿する場合は注意が必要である．

論文の形式は，量的研究と同様に，緒言（序文・文献検討），研究方法，結果，考察のスタイルで記述する．特に，質的研究を用いた理由，研究方法論や対象選定方法，データ収集方法，分析方法プロセスについてはできるだけ詳細に記すほうがよい．結果については，濃密な記述を心がけ，対象となる人々，場や出来事，状況についてのいきいきとした描写を行う．結果の信憑性を高めるために，研究参加者が語った言葉を生データとして挿入することもある．もちろん，全て収集したデータから導かれた結果の記述であることが前提である．結果と考察は統合して記述することもあるが，看護の分野ではできるだけ分けて記載することが求められる．結果の部分では，この研究の分析結果より得られた内容のみの記述とし，考察では既存の知識体系と関連づけてその研究の意義，実践への活用，研究の限界，また今後の研究への示唆や提言について述べる．

■ 表 I・29　質的研究の評価に用いられる 4 つの概念

credibility （信憑性，確実性）	内的妥当性に相当するもの．結果が真実と信用できるものかどうかということ．これを高めるために，長い関わり，入念な観察，トライアンギュレーション，メンバー同士または研究協力者間の話し合いやチェック，ネガティブデータの分析などが行われる
transferability （転写可能性）	外的妥当性に相当するもの．この結果がどのように一般化されうるか，時や場所が変わっても適用可能かどうかということ．質的研究では意図的サンプリングを行うため，そのままの結果を一般化することは出来ない．しかし，できるだけ詳細に方法論，対象の選定，分析過程，結果等を記述し，「決定に至るあしあと」を明確に残すことにより，他の研究者が他の場に転写可能か検討することが出来る
dependability （信頼可能性）	信頼性に相当するもの．質的研究では同様の研究を行った場合に同じ結果が得られるかという再現性について述べることはできない．しかし，研究を信頼できるものとして示す方法として，研究プロセスの監査がある．これは研究のプロセスや手順，研究者の意思決定の道すじが明確に示されており，他の研究者が追試できる，また監査できるかどうかで判断される
confirmability （確認可能性）	客観性に相当するもの．結果の結論や解釈がデータから直接導かれていることを確かめられるか，情報収集者がデータを客観的に収集し，分析しているかどうかということ．これには監査の道すじやプロセスが示されること，聞き手が使用したアイテム，データ収集・分析プロセスのアルゴリズムを明らかにすることや，聞き手と情報提供者との距離が適切かどうかなどで判断される

Lincoln & Guba（1985）[37]，Holloway & Wheeler（1996）/野口美和子監訳（2000）[38]より作成

(8) よい質的研究を行うために

　地域や人々の暮らしには，多様な価値観や生き方がある．質的研究でそういったものを明らかにするには，物事に対する感性や本質を見抜く目，それらを表現するすべも持たなくてはならない．小林は質的研究に必要な素養として，発想の豊かさや語彙の豊富さ，全体と部分をバランスよく見ること，忍耐力などをあげている[39]．特に，筆者が重要と考えているのは，語彙の豊富さである．概念やカテゴリを命名するとき，自分の解釈や意味づけにぴったりくる言葉がなかなか思いつかず，大変苦労した経験がある．命名にはセンスも必要であるが，やはり語彙の多さが論文の質を左右すると感じている．質的研究をやってみたいと考えられている方は，日ごろから自分の思考を言語化することをこころがけ，多くの書物に触れて語彙を増やしていくことをぜひ実行していただきたいと思う．

　また，質的研究はデータと孤独に向き合っていく作業であり，労力が大きく時間がかかる．それでも，この研究を最後までやり遂げたいと思う気持ちの源は，自分が知りたい，理解したい，という強い思いであろう．したがって，研究テーマは，自分自身の関心がある，理解していく過程が面白いと感じることができるテーマを選ぶことが賢明である．

4) 地域保健活動における質的研究の活用〜エスノグラフィーの例

　エスノグラフィーの方法は，まさに地域を受け持つ保健師の活動と大きな共通点があると筆者は考えている．保健師は，一定の地域を担当し，家庭訪問や健康相談などで地域に頻繁に足を運ぶなかで，実際にそこに住む人々に出会い，どんな人がどのように暮らしているのかについて肌で感じ，それらひとつひとつを情報として取り入れて地域診断を行う．地域診断によって，明らかになった住民の暮らしやニーズ，地域特性に密着した実践を展開することを目指しているのである．

そういう意味では，保健師は昔からフィールドワークに限りなく近い仕事をしてきたといえる．また，フィールドを受け持ち地域だけでなく，健康問題が予測される特定の集団，例えば母親と子ども，生活習慣病ハイリスク者，介護者，高齢者などと捉えることもできる．その場合でも保健師はその集団や活動の場所に入り込み，生の声を聞いたり，関わりを持ったりしながら彼らがどのようなニーズを持っているのか，どうしたいのかについて考えをめぐらせてきたのではないだろうか．したがって，保健師活動にエスノグラフィーを活用することは，保健師にとって馴染みがあるというだけでなく，とかく自己完結してしまいがちな保健師の地域活動を体系化することにもつながると考えられる．

　地域診断（コミュニティ・アセスメント）とは，コミュニティのメンバーに共通する健康上の問題とその背景を明らかにし，その解決方法を見いだす1つのプロセスであり技術である[40]．この地域診断に，エスノグラフィーを取り入れた地域看護診断という試みを金川らが報告している[41]ので，ここで紹介したい．

(1) 地域看護診断の枠組み

　地域看護診断の方法のモデルを図Ⅰ・25に示す．すなわち，①既存資料の活用，②目的に沿った調査の実施，③エスノグラフィー的接近として，地区視診とエスノグラフィーの応用を包含したものである．

　地域看護診断では，地域アセスメントの実際の項目で，エスノグラフィーを取り入れている．地区視診の実施，エスノグラフィーを取り入れた面接調査の実施の部分である（表Ⅰ・30）．

(2) 地区視診

　地区視診とは，人々が生活している住居や町並み，暮らしぶりなどを実際に自分の目で観察し，直接的なデータを得るための，フィールドワークにおける情報収集方法のひとつである．地区視診によって，地域全体を総合的に捉え，地域の印象や全体像を理解する．特に，既存の資料からは得にくい地域独特の雰囲気，地理的状況，生活様式などの情報を収集したり，統計データと現実の状況と照らし合わせたりするためにも有用である．地区視診においては，具体的に地域を見る視点として，15項目のガイドラインが設定されている[44]．

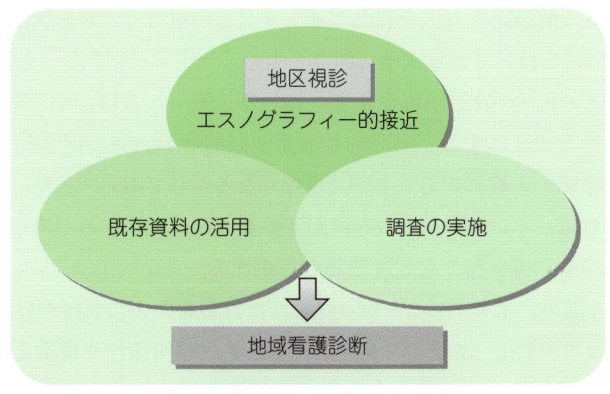

● 図Ⅰ・25　地域看護診断の方法論のモデル
金川克子編（2000）[42]を一部改変

■ 表Ⅰ・30　地域看護診断における地域アセスメントの過程

1.	対象地域もしくは集団の選定
2.	アセスメント方法の選定 地域/集団の特徴を把握する方法・手段，日程，経費など
3.	アセスメントの実際 **地区視診の実施，エスノグラフィーを取り入れた面接調査の実施，**地域/集団を対象とした調査
4.	アセスメントした内容の整理と分析
5.	地域もしくは集団の看護診断の決定：結果を総合的に判断し，優先度の高い問題を明らかにし，これが妥当なものか検証する

金川克子編（2000）[43]より一部改変

　金川らは，地区視診を3つの方法で行ったことを報告している[45]．まず一つ目は，市内全域を車でたっぷり時間をかけて行う，というものであった．この方法では，市そのものを一つのものとして見ており，細かい情報は得られないが，主に自然的な環境や地域性などの情報が得られた．次に車での移動中に車窓から，という方法では，ちょっと時間のあるときに手軽に行えるが，通過した場所のみの観察となり地域が限定されるという短所が見られた．最後に徒歩による地区視診では，人と人とのつながりや生活そのものを見ることができ，居住する人びとと同じ位置からのじっくりとした細かい観察が可能であった．このように，地区視診は地域の規模や目的とする内容に応じて，車や徒歩を使い分けることを推奨している．

　また，ガイドラインを用いた記入シート[46]により，系統的な視点での観察が可能であった．街の空き地の様子，日中の街の人の流れ，子どもの遊び場など，実際にこの地区をよく知る保健師からの情報と酷似する内容が得られていた．

(3) エスノグラフィーを取り入れた面接調査の実施

　まず情報収集として，受け持ち地域であれば，今までの経験や既存資料からの情報を把握しておく．そして，地区視診の方法や範囲を決定し，実際に地区視診で得られた情報を記述していくことから始める．観察データも重要なデータのひとつである．それらを詳細にフィールドノートに記述する．

　次にインフォーマント「情報提供者」を探してインタビューを行う．インフォーマントとは，フィールドやテーマについて情報を持っている人々であり，キーインフォーマント（主要な情報提供者）とプライマリーインフォーマント（一般的情報提供者）がいる（表Ⅰ・31）．インタビューでは，なるべく自分の言葉で語ってもらうようにする．一般的な言葉や研究者の言葉で置き換えてしまっては，文化的な背景にあるものや意味を正確に得ることができなくなるからである．また，インフォーマントとの信頼関係が築かれていれば，インタビューの内容が深く豊かなものになるだろう．インタビューは相手の了解が得られれば録音し，書き起こして逐語録を作成する．

　得られたデータはよく読み，インタビューから得られた言葉を大切にしながら系統的に分類し，分析を進めていく．データはコード化，カテゴリ化され，それぞれの関係性や構造を検討しながらカテゴリを統合する．分析を進めていく中で，気づきや疑問が浮かんでくれば，それを確認するために再度フィールドに入ることもある．それらは全てフィールドノートや業務日誌などに詳細に記述する．このよ

うに，エスノグラフィーではインタビューとフィールドワークは平行して行われる．

金川らの行った調査では，市に居住する高齢者の生活とニーズの実態をテーマに，高齢者に対するエスノグラフィー的接近が試みられている[47]．調査は3年計画で実施され，フィールドワークを行いながら，100名を超えるインタビューが実施された（**表Ⅰ・32**）．

結果をみると，いずれも居住する高齢者の暮らしや生活，またそれに対する思いについての深い内容の記述がなされており，特に3年目では1, 2年目で把握された課題をもとに「集まり」に焦点を当てたことで，より問題点が明確になり，高齢者の集まりを提供する側の検討課題についての具体的示唆が得られていた．このように，エスノグラフィーを活用することによって，高齢者の濃密な暮らしぶりの記述を得ることができた．

■ 表Ⅰ・31　エスノグラフィーにおけるインフォーマント（情報提供者）

○キーインフォーマント：その地域や領域について知識があり，その文化の代表者であり，意図的に注意深く選ばれた人々．例えば，町会長，市職員，保健師など専門職など

○プライマリーインフォーマント：その地域や領域に一般的な経験や知識を持っている人．例えば，地域の住民，特定集団の参加者など

■ 表Ⅰ・32　金川らの行ったエスノグラフィー的接近の概要

テーマ：W市に居住する高齢者の生活とニーズの実態
○1年目，2年目
・インフォーマント 　キーインフォーマント25名（市職員，保健師，市内医療機関・医療福祉施設関係者，自治会役員など） 　プライマリーインフォーマント8名＋43名（一般高齢者，市の活動の参加者，高齢者の介護者など）
・主なインタビュー項目「こちらでのお年寄りの方々の暮らしぶりはいかがですか」 　1年目はキーインフォーマント，2年目は一般高齢者を対象として，実際の暮らしや生活についてを尋ねる質問項目を設定
・結果 　1年目：高齢者では対象地域におけるさまざまな高齢者の生活や文化，高齢者を取り巻く情勢，「意識」について具体的に言及 　2年目：彼ら自身の今の暮らし，今の暮らしに対する思い，これからの暮らしに対する思いが，高齢者自身の言葉で表現された
○3年目
・インフォーマント 　キーインフォーマント21名（保健師，保健福祉サービス・事業の相談員・関係者，ボランティアなど） 　プライマリーインフォーマント26名（保健福祉サービスの参加者，一般高齢者）
・主なインタビュー項目「こちらでのお年寄りの方々の暮らしぶりはいかがですか」 　高齢者の交流の場が不足していることから高齢者の「集まり」に焦点を当て，今日の集まりについて，一日の過ごし方，外出についてなどの質問項目を設定
・結果 　高齢者の「集まり」についてのとらえ方や集まりを中心とした高齢者の全体像が明らかになり，高齢者に対する適切な保健福祉対策を検討するための有効な示唆を得ることができた

金川克子編（2000）[47]を参考に作成

(4) 根拠のある地域看護活動の実践へ

地域看護診断では，前述した地区視診，エスノグラフィー的接近のほか，既存資料の分析，新たな視点で実施された調査の内容を加えて統合する．その結果，金川らは，エスノグラフィーを取り入れた地域アセスメントを行うことによって，既存の資料や調査からは得られない情報や数量化できない情報，つまり対象地域の高齢者の生活とそれを取り巻く環境の構造や，高齢者に関連する問題が具体的に明らかになったことを報告している[48]．

従来から保健師が行っている地域診断では，既存の資料，量的調査に加え保健師の家庭訪問や地域活動によって得られた質的情報が取り入れられてきた．しかしながら，そういった質的情報を系統立って上手に示すことができていたか，と問われると答えに詰まる面があるのではないだろうか．その答えの一つとして，エスノグラフィーをはじめとした質的研究の方法論を活用することがあげられる．特に，地域の文化や暮らし，認識，思いといった部分を根拠ある形で提示することが可能であり，施策にも反映させやすくなるであろう．地域看護の現場に質的研究を取り入れていくことは，より住民に沿った地域看護の実践につながると考えられ，大変有用であると思われる．

（都筑千景）

引用文献

1) N. Burns & S. Grove : The Practice of Nursing Research ― Conduct, Critique & Utilization. 5th Ed. Saunders, 2005. 黒田裕子，中木高夫，小田正枝，逸見功監訳：看護研究入門―実施・評価・活用．p56，エルゼビア・ジャパン，2007．
2) M. Leininger: Qualitative Research Methods in Nursing . Grune&Stratton, Inc. 1985. 近藤潤子，伊藤和弘監訳：看護における質的研究．pp6-9，医学書院，1997．
3) 平野かよ子編：地域特性に応じた保健活動．p25，ライフサイエンスセンター，2004．
4) 萱間真美：今日における質的研究への期待．36(5):353-362，看護研究，医学書院，2003．
5) 金川克子編：地域看護研究．pp73-74，メヂカルフレンド，1997．
6) 前掲書4)，pp114-145．
7) G. King, R.O. Keohane, S. Verba: Designing Social Inquiry - Scientific Inference in Qualitative Research. Princeton University Press, 1994. 真渕勝監訳：社会学的研究のリサーチデザイン．pp1-6，勁草書房，2003．
8) C. Pope & N. Mays: Qualitative Research in Health Care. Second Edition. BMJbooks, 2000. 大滝純司監訳：質的研究実践ガイド．pp11-13，医学書院，2001．
9) 前掲書1)，pp577-622．
10) J.M. Morse & P.A. Field: Nursing Research - The application of qualitative approaches. Second Edition. pp28-30, Chapman & Hall, 1996.
11) R.K. Yin: Case Study Research. Second Edition. Sage Publications, 1994. 近藤公彦訳：ケーススタディの方法．第2版．千倉書房，1996．
12) Holloway & Wheeler：Qualitative Research for Nurses. Blackwell Science, 1996. 野口美和子監訳：ナースのための質的研究入門．医学書院，2000．
13) グレッグ美鈴，麻原きよみ，横山美江編著：よくわかる質的研究の進め方，まとめ方．pp54-72，医歯薬出版，2007．
14) 前掲書12)，pp86-88．
15) A.M. Tomey, M.R. Alligood: Nursing Theorists and Their Work. Fifth Edition, Mosby, 2002. 都留伸子監訳：看護理論家とその業績．第3版．pp510-535，医学書院，2004．
16) 佐藤郁哉：フィールドワーク―書を持って街へ出よう．pp28-31，新曜社，1992．
17) 前掲書12)，pp92-93．
18) 前掲書12)，p90．
19) 木下康仁：グラウンデッド・セオリー・アプローチの実践．pp8-9，弘文堂，2003．
20) 前掲書19)，pp89-91．
21) 前掲書19)，p25．

22) 三毛美予子：ソーシャルワークの調査方法としてのグラウンデッド・セオリー・アプローチ．ソーシャルワーク研究，27(4)：18-27，2002．
23) 前掲書19)，pp35-42．
24) 前掲書12)，pp109-110．
25) 前掲書19)，pp154-159．
26) 前掲書19)，pp220-224．
27) 前掲書13)，pp54-56．
28) 前掲書13)，pp56-57．
29) 前掲書13)，pp141．
30) A.M-Cooper：Action Research in Health Care.Blackwell Science Ltd. 2000.岡本玲子，関戸好子，鳩野洋子訳：ヘルスケアに活かすアクションリサーチ，pp19，医学書院，2005．
31) 前掲書12)，pp24．
32) 前掲書12)，pp 56-62．
33) S.Vaughn, J.S. Schumn, J.M. Sinagub：Focus Group Interviews. Sage Publications. 1996. 井下理監訳：グループ・インタビューの技法．pp7-10，慶應義塾大学出版会，1999．
34) 前掲書33)，pp53-63．
35) 前掲書33)，pp63-70．
36) 前掲書33)，pp83．
37) Y.S. Lincoln & E.G. Guba：Naturalistic Inquiry. pp218-219, pp301-320, Sage Publications, 1985.
38) 前掲書12)，pp171-179．
39) 横山美江編：よくわかる看護研究の進め方・まとめ方．p35，医歯薬出版，2005．
40) 尾崎米厚，鳩野洋子，島田美喜編：いまを読み解く保健活動のキーワード．pp141-144，医学書院，2002．
41) 金川克子編：地域看護診断―技法と実際．東京大学出版会，2000．
42) 前掲書41)，p16．
43) 前掲書41)，p17．
44) 前掲書41)，pp35-47．
45) 前掲書41)，pp109-120．
46) 前掲書41)，pp116-118．
47) 前掲書41)，pp120-145．
48) 前掲書41)，pp177-184．

4 地域保健活動における経済的評価

　どのような事業でも経済性を抜きに有効性を論じることはできず，保健事業とて例外ではない．その重要性は，保健事業が公費を財源とする公衆衛生活動から，保険者の事業として提供されるようになって一層高まった．それは保健事業の費用を被保険者が保険料というかたちで共同負担するようになったからである．保険者は保健事業を実施するにあたって，被保険者から集めた保険料を投入するだけに見合った医学的ならびに医療費への効果があることへの挙証責任を負う．

　すでに傷病を発症した後に提供される治療行為と，未だ発症しない段階で提供される予防活動とでは，経済評価に要求される水準が異なる．たとえば集中治療を受けた場合，月間医療費が1,000万円を越えることも希ではない．日本の医療保険制度には給付の上限はないから，救命上必要であれば単に高額であることのみをもって支払が拒絶されることはない．しかし，予防目的の場合「金に糸目をつけない」というわけにはゆかない．提供する保健活動が，その費用に見合うだけの価値があるという説明責任を，従事者はつねに被保険者に対して果たしてゆかねばならない．

◆ 1）エコロジカル（生態学的）研究

　エコロジカル（生態学的）研究とは，個人ではなく集団（たとえば市町村とか保険組合等）を単位とする観察研究であり，たとえば健診受診率や喫煙率と医療費の関係，というふうに集団間の指標の相関をみる手法である．

　1983年2月より老人保健法の保健事業が開始され，市町村が実施する保健事業が医療費にどのような影響を及ぼすかにも関心が高まった．保健事業が医療費の効率化につながる，という期待とともに不必要な患者の「掘り起こし」から逆に医療費の膨張につながるのではないか，という懸念もあった．当時まだレセプトを個票単位で分析評価することは一般化しておらず，保健事業を実施した市町村とそうでない市町村の市町村全体の医療費の伸びを比較する，といったエコロジカル研究がさかんに行われた．たとえば健康づくりモデル事業を実施してきた7市町村の1981年度の老人医療費の水準が所在県の平均より，一件当たり診療費および日数がそれぞれ73.0％，82.8％と低い水準であったと報告された[1]．その後，多田羅は多数の市町村のエコロジカル研究から基本健康診査受診率（X％）と老人一人当たり診療費（Y円）との間にY＝－1,322X＋654,217という負の相関，すなわち基本健康診査受診率が高くなるほど老人診療費が減少する関係があることを示し，2003年度における老人診療費削減効果を1兆1,272億円と試算した[2]．

　ただ，こうしたエコロジカル研究は，集団間で観察された関連が個人レベルに必ずしも適用できない，いわゆる生態学的偽相関（ecological fallacy）の可能性がある．特定健診・保健指導の導入を契機に，健診データとレセプトを突合して評価する費用便益分析等，個人レベルでの分析がさかんになってきている．以下，個人レベルでの様々な経済評価手法について説明する．

◆ 2）費用対効果分析

　経済評価手法の代表といえるものが費用対効果分析（cost-effective analysis, CEA）であり，一単位分の効果をあげるための費用の大小を比較する．具体的には，治療なら，たとえば血圧1mmHg，血糖値1mg/dl下げるための費用，予防ならある病気一人を発見するための費用が評価される．費用対効果分析の限界は，同一の治療法や予防法の比較しかできない，ということである．つまり，血圧1mmHgを下げる費用が1,000円の降圧薬と血糖値1mg/dl下げる費用が2,000円の糖尿病薬，はたまた肝炎一人発見するための費用5,000円の検査の優劣はつけようがない．

(1) 検診の経済評価

　検診の経済評価を例に費用対効果分析の方法を説明する．異常（病気あり）者が全員陽性となり，正常（病気なし）者が全員陰性となる検査が理想だが，実際にはそのようなことは不可能で，異常者を陰性としたり（偽陰性，見逃し），正常者を陽性としたり（偽陽性，空振り）となることは避けられない．異常者のうち陽性となる割合を敏感度，正常者で陰性となる割合を特異度と呼ぶ．図示すると以下のようになる（図Ⅰ・26）．的中率＋空振り率＝1ではない，という点に注意が必要である．的中率とは検査した中でアタリだった割合であり，空振り率とは病気のない人の中で検査結果がアタリにされてしまった人の割合であり，両者は別物である．

　いずれの指標もその検査法そのものの有効性すなわち価値を示しているが，集団検診に取り入れるべきか否かを判断する上では経済性も考慮しなければならない．いくら有効性の高い検査法でも，高価だったり時間がかかったりしたら集団検診には使えないし，スクリーニングは確定診断ではないので，確定診断に要する費用や対象疾患の有病率等も総合的に考えるべきであろう．

　ある疾病をスクリーニングするA法，B法の2種の検査があるとする．対象疾病の有病率は1％で，確定診断のための精密検査には1万円かかる．A法は敏感度，特異度ともに99％ときわめて有効だが価格は1,000円，反対にB法は敏感度も特異度も90％と有効性はやや劣るが価格は100円と安い．1万人を対象に集団検診として実施するにはA法，B法どちらを選択すべきか？

　有病率1％とは1万人中100人の異常者がいる．敏感度99％のA法でスクリーニングすると敏感度99％のA法では99人が陽性となり，敏感度90％のBでは90人が陽性となる．裏返せばA法では1人，B法では10人の異常者が見逃される．また9,900人の正常者のうち特異度99％のA法では9,801人，特異度90％のB法では8,910人が陰性となる．裏返せばA法では99人，B法では990人が

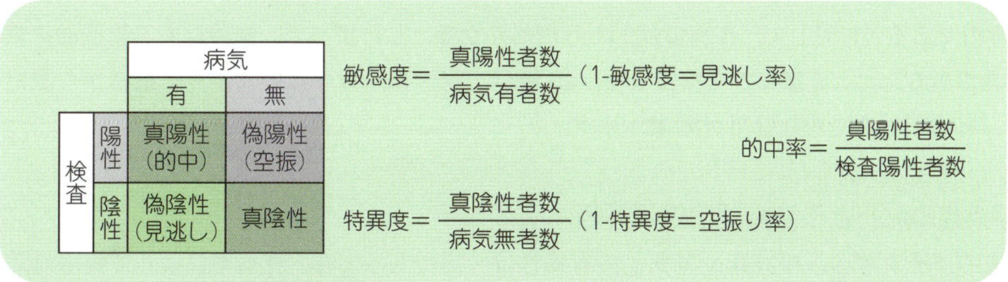

● 図Ⅰ・26　検査の有効性の指標

実は正常であるのにもかかわらず精密検査を受けさせられる．

　総費用を計算すると，B法ではスクリーニング費用そのものは安くつくが，精密検査受診者が増加するため，全体の経費は結果的にA法とほとんど変わらない．さらに問題なのは，偽陽性（空振り）と偽陰性（見逃し）がB法はA法よりはるかに大きくなることである．偽陽性とされた受診者は正常であるにもかかわらず精密検査を受けさせられ「無駄足だった」と不信を募らせる．逆に見逃しは，とくにがん検診のような生命にかかる場合には医療過誤になりかねない．

　また実際に検診で問題となるのは，陽性とされた人の何％が真の異常者か，という的中率の方である．A法でさえ198人が陽性とされ，うち真の異常者は99人だから的中率はせいぜい50％くらいにしかならない．B法の的中率にいたってはわずか8.3％である．

　価格の安さに引かれてB法を選択することは総費用の面から決して賢明ではないことがわかる．これを検診業者の立場からみると，有効性は劣るが価格は安い検診法で保険者から契約をとり，おびただしい要精検者を出して精密検査の方で稼ぐ，という商法もありうる．価格が統制されている保険診療に対して，検診は価格交渉や契約先選択が可能な自由診療．しかし，いったん検診で要精検とされると，以後は保険診療でまかなわれる．自由診療であれ，保険診療であれ，会計区分こそ違うものの，被保険者全員の負担となる以上，両者を総合した経済評価が必要となる．

　さらにもうひとつ，検診の費用対効果性を左右する重要なファクターが有病率である．集団検診は有病率の高い疾病の発見に適しており，稀な疾病を対象にすると費用対効果が悪くなる．

　敏感度も特異度も99％という優れた検査法で有病率1％のA病と0.1％のB病を1万人を対象にスクリーニングしたとする（検査費用は1,000円，精密検査の費用は1万円とする）．1万人中，A病患者は100人，B病患者は10人が含まれている．敏感度99％だから，A病患者は99人が陽性となり1人が見逃される．B病患者はまず全員が陽性となり見逃しはゼロとみてよいだろう．一方特異度は99％なので，大多数を占める正常者も1％くらいが検査の結果，陽性となって精密検査に回される．その結果，稀なB病の場合，精密検査受診者のうち真の異常者の割合は小さくなる．

　陽性となった者のうち真の異常者の的中率は，有病率1％のA病は約50％だが，有病率0.1％のB病では9.1％とグッと低くなってしまう．つまり検査結果が陽性でも，有病率の低い疾患では偽陽性の割合が高くなる．その好例が結核であり，ツベルクリン反応は敏感度98％，特異度99％といわれる有効な検査法だが，ツベルクリン反応陽性とされた者のうち真の結核感染者の割合は近年著しく低下してきている．それは決してツベルクリン検査の有効性が低下したからではなく，結核の有病率が低下したためである．

　検診全体に要する費用は，頻度の高い疾患も稀な疾患も大差はない．異常者一人を発見するために必要な費用は稀な疾患ほど高くつく（図Ⅰ・27）．具体的には一人発見するための費用はA病では12万1,010円であるのに対して，B病では111万円もかかる．したがって，検診はある程度的を絞って実施すべきである．たとえば肺がん検診なら，40歳以上男スモーカーというふうに最初から限定して実施すれば有病率も高くなり費用対効果が増す．

(2) 感染症の流行と予防接種の経済評価

　検査やワクチン等の医療技術や医薬品の有効性は一定であっても，有病率によって費用対効果は大きく左右される．そのため，たとえばインフルエンザのような流行の程度が激しく変動する疾患の経済

有病率1％のA病に1,000円のA法を実施

	陽性	陰性	合計
有病者	99人（敏感度99％）	1人（見逃し）	100人
正常者	99人（偽陽性）	9,801人（特異度99％）	9,900人
	198人（要精検）	9,802人	1万人

的中率99人÷198人≒50％
有病者一人発見するための費用1,198万円÷99人＝12万1,010円

スクリーニング費用
　1,000円×1万人＝1,000万円
精密検査費用
　1万円 × 198人 ＝ 198万円
合計　　　　　　　　1,198万円

有病率0.1％のB病に1,000円のA法を実施

	陽性	陰性	合計
有病者	10人（敏感度99％）	0人（見逃し）	10人
正常者	100人（偽陽性）	9,890人（特異度99％）	9,990人
	110人（要精検）	9,890人	1万人

的中率10人÷110人≒9.1％
有病者一人発見するための費用1,110万円÷10人＝111万円

スクリーニング費用
　1,000円×1万人＝1,000万円
精密検査費用
　1万円 × 110人 ＝ 110万円
合計　　　　　　　　1,110万円

有病率1％のA病に100円のB法を実施

	陽性	陰性	合計
有病者	90人（敏感度90％）	10人（見逃し）	100人
正常者	990人（偽陽性）	8,910人（特異度90％）	9,900人
	1,080人（要精検）	8,920人	1万人

的中率90人÷1,080人≒8.3％
有病者一人発見するための費用1,180万円÷90人＝13.1万円

スクリーニング費用
　100円 × 1万人 ＝ 100万円
精密検査費用
　1万円×1,080人＝1,080万円
合計　　　　　　　　1,180万円

● 図Ⅰ・27　スクリーニング検査の費用対効果（対象疾患の有病率の影響）

評価は不安定になる．たとえばインフルエンザワクチンの有効性が80％，すなわちワクチンを打たなかったら発病したであろう人の80％が発病しなかったとし，ワクチン接種者数が一定であれば接種費用は一定だが，それによって予防された人数はインフルエンザの流行の大小で左右される．

たとえば1,000人にワクチンを接種したとすると，そのうち100人が感染する大流行時であれば，ワクチンによって80人が予防できたことになるが，10人しか感染しない小流行時であれば8人しか予防できなかったことになる．そして流行が全くなかったシーズンではワクチン接種費用がまるまる無駄だった，となってしまう．さらに集団免疫（herd immunity）の影響もある．集団免疫とは，人口の大半が予防接種を受けることで流行そのものが予防され，流行の程度を小さくする効果をいう．

皮肉にもワクチンが有効であればあるほど，一人予防するためにかかる費用で比較すると費用対効果が悪い，という評価につながってしまう．それゆえ，予防の費用対効果の測定は一人予防するためにかかる費用だけでなく，予防接種を行わなかったら発生したであろう状況を仮定して比較するといった方法も試みる必要がある．

(3) 限界分析・増分分析・感度分析と収穫逓減の法則

「得意科目を伸ばすより不得意科目をなくせ」は受験勉強の金言である．たしかに50点の科目を60点にあげるのは容易だが60点の科目を70点に上げるのは困難である．それゆえ総得点を増やすには，60点の科目よりも50点の科目に努力を集中させるべきだ．勉強すれば成績は伸びるが，10点伸ばすために必要な努力は点数が高くなるほど大きくなる．言い換えれば点数が高くなればなるほど勉強の効率は低下する．これが「収穫逓減の法則」であり，費用対効果の観点からどこかで妥協しなければならない決定を下す上で参考になる．

すでに50点ある成績をさらに60点にあげるために追加する努力を限界費用（marginal cost）とか増分費用（incremental cost），10点の得点増加を限界効果とか増分効果，そしてそうした追加的な費用を投入することによる費用対効果比を増分費用対効果比（incremental cost effectiveness ratio, ICER，アイサーと発音される）と呼ばれる．限界と増分とを明確に区別し，前者は「同一の保健プログラムにおいて費用を追加することで効果がどう変化するか」を分析することを指し，後者は「異なるプログラム間で費用対効果を比較する」という定義もあるようだが，研究者の間でも必ずしも一貫していないようでもあり，あまり厳密に考える必要はないと思われる[3]．ただ，論文や報告書に記載する場合は，定義を明確にしておく必要はあるだろう．

似た分析手法として感度分析（sensitivity analysis．感受性分析と訳す場合もある）がある．経済評価，とくに長期的な分析では，割引率や有病率といった前提条件が不明であるため一定の仮定の下に推計しなければならない．そして仮定の置きかたによって結果が大きく左右されることもある．それゆえ，最も確からしい仮定の値だけでなく，いくつか異なる仮定値で分析を行い，結果がどう左右されるか示すことが必要であり，これが感度分析である．たとえば割引率を1％，2％，3％と変えて分析を行い，結果を示すというふうに．あらゆる前提条件で分析しても結論に大きな変化がなければ，その結果は頑健であるといえる．

(4) 費用対効用分析（延命効果）

費用対効果分析では降圧剤と糖尿病薬を比較する経済評価はできなかった．しかし降圧や血糖コントロールによる寿命延長が測定できれば，寿命1年延長にかかる費用は降圧剤○円，糖尿病薬○円と比較することが可能になり，同じ費用であれば降圧と血糖コントロールのどちらを優先すべきか，に答えることができる．これが費用対効用分析（cost utility analysis, CUA）と呼ばれるもので，厳密には単純な延命効果ではなく，質補正人年（quality-adjusted life year, QALY）や障害補正人年（disability-adjusted life year, DALY）で評価すべき，とされる．同じ1年の寿命でも，健康な状態での1年と，障害を持って生きる1年の価値は異なる，という考えからである．

QALYやDALYが重視される理由は，たとえばがんの治療薬は延命効果が出やすいので評価されるが，認知症治療薬のように，生活の質は向上させるが延命にはなりにくい医薬品は単純な延命効果だけで評価されるとその価値（効用）が正しく評価されないからである．QALYやDALYを評価するためのツールも公表されている[4]．

◆ 3）費用対便益分析（収益性・採算性）

費用対便益分析は，要するに収益性，採算性，もっと端的に言って「どれだけ儲かるか」という分析で，費用対効果分析や費用対効用分析とは異なり，分母だけでなく分子もお金である．つまり医学的な効果は考慮されていない．またその意味するところも簡単で，

$$売上 - 費用 = 利益$$

という，これまた誰でも理解できる式につきる．通常の企業会計と異なるところは，売上といわず便益と名称が異なる他，企業において売上とは「入ってくる」金のことを指すのに対して，便益とは，医療費の支出や所得の損失を減少させる，すなわち出るべき支出を減らすことを指す，という点である．

一般に企業がどれだけ「儲かっているか」を示すのに，収益性と採算性という二つの指標が用いられる．採算性＝利益，収益性とは利益／費用の比である．利益が1円でもあれば採算性ありとなるが，企業の力を示すのは収益性の方である．同じ100円の利益でも，200円の費用でこれだけの利益をあげる企業の方が，300円の費用であげる企業よりも収益性は高い．また企業利益が一株当たり利益で評価されるように，保健事業においては対象者一人当たり利益で評価すべきである．

とはいえ，保健事業の場合，治療行為とは異なり費用に上限があることが多い．たとえば100万円の費用で200万円の便益が期待できる場合と，200万円の費用で400万円の便益が期待できる場合とでは費用便益比は2で同一だが，利益（採算性）は後者の方が大きい．したがって，200万円の費用をかけて後者を実施すべきだが，保健事業の予算が100万円しかなければ後者は実施できない．そのような場合，同じ100万円の費用のワク内で費用便益比が最も高いものを選択すればよい．

(1) 直接・間接費用と便益

費用と便益は，保健事業の実施主体（市町村や保険組合）が負担する費用と，それが受益する便益である直接費用・便益と，実施主体以外の被保険者や受診者が負担する費用や受益する便益である間接費用・便益に分けられる．

直接費用・便益は経済評価に必須であるが，間接費用・便益をどこまで評価に加えるべきかはいちがいに言えない．間接費用・便益は往々にして測定が困難という技術的問題もある．その場合は一定の仮定（たとえば所得については全国平均賃金を用いるとか）を置いて推計するしかないが，仮定の置きかた如何によって結果が大きく左右され，一歩誤ると意図的な結果の操作ととられかねないので注意が必要である．重要なことは，費用と便益，直接と間接の定義を明確にし，直接費用・便益の評価は必須としつつ，間接費用・便益も含んだ総合評価も同時に示すことが望ましい．間接費用・便益については，前提となる仮定をいくつか異なる仮定値によって感度分析した結果も示すのが理想である．

直接費用は，その保健事業の実施に要した検査費用や精密検査の費用が含まれる．精密検査の多くは保険診療として実施されることが多いので理想的にはレセプトを収集して医療費を把握すべきであるが，これまでの経済評価の多くは傷病別の医療費を社会医療診療行為別調査等の数値を借用して用いることが多かった．では保健事業に従事する職員の人件費をどうするか，となると判断は難しい．非常勤職員なら保健事業に要した費用として算出は容易だが，常勤職員の人件費は固定的なので直接費用に含めるかどうかは微妙である．ちなみに後述の佐賀県のC型肝炎（HCV）スクリーニング評価で

は，医師や保健師等の人件費は含めていない（HCVスクリーニングが老人保健法の健康診査の一部として実施されたため）．

　直接便益としては，予防しえた疾病の医療費が代表項目であるが，その推計は容易ではない．支出された医療費はレセプト分析で把握できるが「保健事業を実施しなければかかったであろう」仮定の金額を算出しなければならないからである．対照群のある研究なら，対照群との医療費の差異を便益とみなしてよく，対照群のない研究であれば介入前後の医療費水準を比較する，という方法もある．また集団の医療費を評価する際には，傷病別の医療費を推計し，あくまで対象疾患に関係する医療費のみで比較すべきだが従来は技術的な困難から，全傷病の一人当たり医療費で比較せざるをえなかった場合も少なくない．この点については，レセプト電子化や客観的傷病分析手法の導入によって改善が期待できる．

　間接費用の代表的なものが受診者の経済負担である．保健事業の会場までの交通費の他，保健事業のために費やす時間コストが該当する．こうした時間コストを機会費用（opportunity cost）と呼ぶが，参加者全員から所得情報を入手することは困難だし，無所得者や休日に実施した場合どう扱うかも難しい．佐賀県のHCVスクリーニング評価では，専業主婦のような無所得者であっても，経済企画庁の無償労働の貨幣価値の推計値を借用して逸失稼働所得とし，たとえば30〜39歳の専業主婦の一日当たり評価額を1万円として間接費用や便益に計上している．

　間接便益は，損害賠償として認定される逸失利益の逆と考えてよい．死亡事故を起こすと加害者は被害者や遺族に対して失われた利益（もし事故にあわなかったらその人が得るであろう生涯所得からその人自身の生活費を控除した額）の賠償責任を負う．その額は被害者の生前所得と死亡時年齢における平均余命で算出され，経済評価における間接便益の計算法も同様である．ここで問題となるのは，保健事業を保険者が実施する場合，間接便益を被保険者全員の保険料で共同負担すべきか，という責任論である．がんが早期発見されて命拾いする利益は被保険者自身にあるのだから，それを被保険者全員で共同負担すべきではない，という理屈にもなる．同様に早期発見により労働者の欠勤が減少する，という間接便益を受益するのは企業である．だとしたら，保健事業の費用は企業が負担すべきであって，被保険者全員に負担させるのはおかしい，という理屈にもなる．

　間接費用・便益を経済評価に加えるべき否かの判断は，正確な推計が可能かという技術的問題だけでなく，保健事業の実施主体（市町村や保険組合等）がそれを負担すべきか，という観点からも考えなければならない．直接便益である医療費の節約は，医療費は被保険者全員の保険料でまかなわれるのだから，一人の病気の予防はその人だけでなく被保険者全員の利益になる．しかし病気の早期発見で死亡とそれに伴う所得喪失を免れることは，その人にとっては大変なメリットだが，被保険者全体の利益にはならない．だとしたら，その便益は被保険者全員ではなく個人が負担すべきもの，という理屈もなりたつ．間接費用・便益を評価に加える上ではこうした責任論の点からも検討する余地が大きい．

(2) 割引率

　インフルエンザの治療のように費用と便益が短期間で決定する評価は金額をそのまま用いてよい．しかし，その費用や便益が長期にわたる場合は利息を考慮して現在の金額に直して評価しなければならない．この時に用いる利率を「割引率」と呼ぶ．割引率を5％とすると，今年の1万円は来年には1

万500円になる．裏返すと1年後の1万円は現在では1万円／1.05=9,524円の価値しかない．同様に10年後は1.05の10乗すなわち1万6,289円に相当するし10年後の1万円は現在では1／1.6298=6,139円の価値しかないことになる．

では割引率を何％にするかであるが，評価する期間の平均的な率を，専門家の多くが納得するように推計するしかない．ちなみに日本の年金制度は西暦2100年までの経済見通しを，物価上昇率1％，賃金上昇率2.1％，利回り3.2％としている．100年近い見通しでこれくらいだから，5％という割引率は少なくともわが国では非現実的であり，1～3％くらいに設定するのが妥当であろう．評価期間が数十年と長期にわたる場合は，割引率の設定如何が経済評価の結果を大きく左右するだけに1％，2％そして3％と異なる仮定で感度分析を行うことも必要であろう．

(3) 佐賀県のC型肝炎スクリーニングの例

長期にわたって直接・間接の費用と便益を加味した本格的な費用便益分析が行われた例として佐賀県のC型肝炎スクリーニング事業をとりあげる．同県はC型肝炎の蔓延地域であり，全国に先駆けて1992年より30歳以上を対象にC型肝炎スクリーニングを実施してきた．1993～95年度の3年間に56,746人の30～59歳の県民が受検し，5.1％にあたる2,899人がHCV抗体陽性であった（60歳以上では男女とも10％を越えていた）．

その結果，検査費用，医療費そして10年間の稼働所得の損失を3％の割引率で換算しても，費用便益比は2.32，直接費用・便益（＝回避された医療費）に限っても1.71とされた．全国に先駆けて実施されたスクリーニング検査は，費用をはるかに上回る便益を県の医療費と経済にもたらした．むろんこれだけの高い費用便益比が得られたのは，同県が高いC型肝炎の有病率を持っていたからであり，有病率の低い他県ではこれだけの効果は期待できない．それでも感度分析の結果「HCV抗体陽性率が1％以上あれば有用性はほぼ確保される」と結論された．HCV抗体陽性率は年代が下がるにつれて低下しており，有病率が1％を切った時がスクリーニングプログラムの見直しのタイミングであることも示唆された[5]（表I・33）．

4）対照群の選択法

あるプログラムの効果や便益の評価は，そのプログラムがなかった場合との比較によって行うべきである．そのためにはどれと比較するか，すなわち対照群のとり方が問題となる．一般論としては，対照群は評価する指標以外は全て同一か類似した集団であることが望ましい．理想的な方法は無作為比較対照試験（randomized controlled trial, RCT）で，未知の要因も全てそろえることができる．しかし保健事業の経済評価においては現実的には困難な場合が多い．

(1) 傾向得点法

RCTに代わる手法として臨床疫学分野で注目されている方法が傾向得点（プロペンシティスコア）法である．無作為割付とは介入群と対照群に割り付けられる確率が等しくなるようにする方法である．しかし，無作為にある薬を与えたり与えなかったりすることはできても，たとえば乳癌患者で無作為に手術したりしなかったりする研究は倫理的にも問題がある．いきおい，過去のカルテを調査して，手術

表Ⅰ・33　佐賀県C型肝炎スクリーニング（1993～95年度30～59歳）の費用便益分析

	項目	対象者	単価（円）	人数	金額（円）
直接費用	スクリーニング事業経費	40～59歳 30～39歳	1,800 2,700	45,981 10,765	82,765,800 29,065,500
	スクリーニング体制整備費				15,223,000
	精検費用	要医療群 要観察群	107,000 15,000	322 1,164	34,454,000 17,460,000
	インターフェロン（IFN）治療費		1,975,000	373	736,675,000
	無症候性キャリアの経過観察費用	IFN治療者 IFN非対象	40,000×1.5年間 40,000×10年間	187 346	10,833,000 118,055,000
	抵抗体価群の経過観察費用		5,000×10年間	631	26,881,000
	小計				1,071,412,300
間接費用	精検に伴う稼働所得の損失	要医療群 要観察群		322 1,164	13,124,000 5,328,000
	IFN治療に伴う稼働所得の損失			373	167,264,000
	無症候性キャリアの経過観察に伴う稼働所得損失	IFN治療者 IFN非対象	1.5年間 10年間	187 346	5,177,000 52,542,000
	抵抗体価群の経過観察に伴う稼働所得損失		10年間	631	22,721,000
	小計				266,156,000
	総費用				1,337,568,300
直接便益	回避された医療費				1,830,941,000
間接便益	受療に伴う稼働所得の損失				1,018,968,000
	肝疾患による早期死亡に伴う稼働所得の損失				250,585,000
	総便益				3,100,494,000

1.71（総費用に対する直接費用の比）
2.32（総便益に対する総費用の比）
割引率3％

石塚正敏「C型肝炎スクリーニング事業の保健経済的評価」日本公衆衛生雑誌46巻6号447～465頁を元に著者作成

された乳癌患者とそうでない患者とを比較する観察研究に頼らざるをえない．しかしそうした観察研究はバイアス（偏り）が生じる．しかし，もし手術を受ける確率を予測できるなら，手術の受けやすさが同じである者同士で，手術を受けた患者とそうでない患者を比較することは疑似RCTになる．たとえば手術を受けるか受けないかの選択が，患者の所得だけで決まるとしたら同一所得層の手術を受けた患者とそうでない患者を比較することはRCTと同じ効果が期待できる．

　具体的には，手術を受ける受けないを目的変数として，たとえば所得のような説明変数を使ってロジスティック回帰分析を行い，その人の手術を受ける確率を算出する．この確率を傾向得点（プロペンシティスコア）と呼び，最も手術を受けやすい群，中位の群そして最も受けにくい群と，おおまかに5群くらいにわけて，同群間で比較する，というものである．

　プロペンシティスコア法は，RCTが困難な臨床疫学領域の観察研究でよく用いられ，経済評価にも活用可能である．しかし，手術や保健指導を受ける受けないを十分な確度（決定係数で評価される）で予測できる変数を見つけることは容易ではない．

(2) マッチング

次善の策としてマッチングがある．マッチングとは評価する指標以外は極力類似した集団を選択することである．逆にいうと評価する指標そのものはそろえてはならない．たとえば保健指導と医療費の関係を調べようと思ったら，保健指導を受けたか受けなかった以外の因子はできるだけ揃えるべきだが，医療費水準まで揃えてしまったら肝心の医療費への影響がわからなくなる．このような「揃え過ぎ」による弊害をオーバーマッチングと呼ぶ．

性・年齢を揃えるのはマッチングの最低限の要求であり，健康状態や社会経済要因も全て揃えるのが理想だが，現実には難しい．医療費に対する評価を行うには，健康診査の検査結果や問診票から医療費水準に影響を与えそうな要因（たとえば喫煙状況や病歴）も揃えるのが望ましい．マッチングは対象者一人ひとりについて最も類似した一人を選択する個別マッチングと，対照群と介入群を全体としてそろえる頻度マッチングとがある．

マッチングは同時期の集団について行うのが理想だが，それも困難であれば，歴史的対照群（historical control）という方法もある．これは，たとえば保健事業実施前の同一集団のできるだけ性・年齢等を揃えた集団と比較するもので，介入前後の集団の変化（有病率や医療費水準）を比較する．しかし時間が異なると曝露される要因が異なることもあるので，分析には注意が必要である（表Ⅰ・34）．

(3) 介護予防の経済評価

歴史的対照群を用いた分析の例として介護予防の経済評価がある．介護保険制度スタート後，軽度の要介護・要支援の認定者が急増し「掘り起こし」の傾向も示唆された[6]ことから，2006年4月より65歳以上で未だ要介護状態ではないが要介護状態になるおそれのある「特定高齢者」に対する介護

■ 表Ⅰ・34　マッチングによる対照研究の例

10人の介入群は介入後検査値の平均値が58.3低下し，その差は有意であった（対応のあるt検定）
しかし性・年齢をマッチさせた対照群10人の同時期の減少平均（40.2）と比較すると有意ではなく（対応の無いt検定），介入による削減効果は有意差なしと判定される（つまり，介入が無くても検査値は低下した）

	年齢	介入前	介入後	増減(後-前)
介入群1	43	106.7	160.3	53.6
介入群2	38	106.7	121.0	-86.2
介入群3	33	106.7	16.1	-92.8
介入群4	21	212.4	60.5	-151.8
介入群5	36	103.3	41.2	-62.1
介入群6	35	209.9	40.3	-169.6
介入群7	29	136.9	54.8	-82.1
介入群8	36	171.8	288.6	116.8
介入群9	38	182.4	84.0	-98.4
介入群10	51	152.4	142.3	-10.2
平均	36.0	159.2	100.9	-58.3

P=0.03

	年齢	介入前	介入後	増減(後-前)
対照群1	43	265.2	108.0	-157.2
対照群2	38	173.2	24.2	-149.0
対照群3	33	191.4	34.6	-156.9
対照群4	21	186.1	411.9	225.7
対照群5	36	110.0	31.0	-79.0
対照群6	35	186.8	176.9	-9.9
対照群7	29	115.9	27.9	-88.0
対照群8	36	167.5	119.1	-48.4
対照群9	38	124.8	13.8	-111.0
対照群10	51	110.6	282.2	171.6
平均	36.0	163.2	122.9	-40.2

P=0.73

予防事業が導入された．その費用対効果および費用対便益の評価が83市町村において介護予防実施前の2005年度と実施後の2007年度の比較で実施された[7]．ここで2005年度のデータが歴史的対照群になる．

まず費用は83市町村の地域支援事業費は34億9,148万円，2006年4～11月に実施された介護予防状況調査によると特定高齢者施策への参加者は35,701人であった．地域支援事業費は特定高齢者だけでなく全高齢者を対象とする一般高齢者事業費も含まれており区分できない．粗っぽく半額が特定高齢者分と見做すと一人当たり費用は4万8,899円となる（なお国が示した市町村介護保険事業計画作成実例によると，特定高齢者400人のA市における特定高齢者施策費用は1,316万円，一人当たり3万2,900円という数値が示されている）．

1年間に要介護度が悪化した者の千人当たり人数を評価指標（エンドポイント）とすると導入前後で55.8人→49.4人と減少した．一人の悪化防止にかかる費用は764万円（費用効果分析）．また要介護悪化の防止により介護費用は削減されその削減額は約2万円と推定された．4万8,899円の費用で2万円の便益では，差引一人当たり2万8,899円の赤字となった（費用便益分析）．

費用対効果では一人の要介護状態悪化防止に764万円，費用便益では参加者一人当たり3万円近い赤字，という厳しい結果となったが，報告書は介護予防の経済性はきわめてよい，と正反対の結論を出している．その違いは一人当たり費用の算出法の違いにある．報告書は34億9,148万円の事業費の内訳（特定高齢者と一般高齢者）が不明であることから，83市町村の全高齢者人口（273万7,185人）で割って，一人当たり費用を2,288円としていた．これをあてはめると一人の悪化防止に35万7,500円，一人当たり純利益は2万円−2,288円＝1万7,712円となる．

この相違は，費用の定義と把握の重要性と，分母となる費用次第で結果が大きく左右される経済評価の不確実性を示している．また費用便益比も1年間だけの直接便益だけではなく，家族介護負担の軽減といった長期的な間接便益も考慮して行うべきであろう．

◆ 5）医療費分析

費用便益分析における直接便益の主体として医療費をどう評価するか．保健事業の経済評価についてわが国は既に国際的にも例をみない全国規模の多地域介入研究を実施した．2002年から2006年度にかけて全国33市町村で実施された国保ヘルスアップモデル事業がそれで，その経験を踏まえたマニュアルが厚生労働省より「保健事業実施のための手引書（以下，マニュアル）」として公表されている[8]．その中の「事業評価」の章で具体的な医療費評価手法が示されている．

> **医療費についての評価**
> 厚生労働省保険局国民健康保険課「保健事業実施のための手引書」92頁より
> [http://www.kokuho.or.jp/statistics/lib/hoken_jigyo_tebiki_5.pdf]
> 医療費への効果がどの程度あったかを実際にみることも事業評価においては求められる．医療費についての評価ではレセプトデータを用いるが，レセプトデータには医療費のかかっている人の情報しかない．そのため，事業参加者台帳との突合により，医療費が発生していない人は誰かを特定し，その人の医療費を0円として計算していくことが必要となる．

i) 生活習慣病にかかる1人あたり医療費
現在，各都道府県国保連合会では各年5月診療の1カ月分について，主傷病の入力を行っている（注，下記参照）．そのデータが磁気媒体で入手可能な場合には，事業参加者について生活習慣病にかかる1人あたり医療費が事業実施1年前，事業実施年，事業実施1年後にどのように変化しているかについて評価を行っていくことが求められる．

ii) 年間医療費の変化
医療費は毎月発生するため，いつを事業実施前の医療費，事業実施後の医療費とするかは難しい．また，1カ月分のデータ（たとえば5月診療分のみ）では，偶然の要因の影響を受けやすい．さらに，医療費は季節変動するともいわれている．そのため，医療費の評価にあたっては，年単位で個人の医療費を集計し，それを事業実施1年前，事業実施年，事業実施1年後等で評価を行うことが考えられる．ただし，年間医療費の変化状況による評価を行う場合には以下のことに留意しなければならないため，システム上対応可能である場合には，年間医療費についての集計を行い，評価を行っていくことが求められる．

[年間医療費での評価における留意点] 年間医療費を求めるには，毎月発生するレセプトデータを個人単位で名寄せ・集計しなければならない．医療費は診療報酬改定の影響を受けるために，事業参加者だけでの事前・事後比較を行うのではなく，事業に参加していないものの，事業参加者と同じ性・年齢構成にある人を事業参加者1人につき2～3人抜き出し，その集団と比較して集計を行うことが求められる．

iii) 医療費への効果測定にあたっての留意点
医療費は診療報酬改定の影響を受けるために，保健指導による医療費への効果については，参加者のデータだけでは分析が難しい．医療費への効果を厳密に図るためには，同じようなリスクを抱えた人で保健指導を受けていない人の医療費がどのように変動したかを比較する必要がある．

(1) 医療給付実態調査

マニュアルにも記載されているように，従来は保険者がレセプトの調査分析を実施するのは特例的で，せいぜい5月診療分だけ，しかも抽出調査にとどまっていた．完全オンライン化のあかつきには毎月全件が分析可能となるが，それは2011年4月以降である．しかしそれに先行するかたちで2008年4月レセプトより保険者は毎月全件（医科のみならず歯科や調剤レセプトも）ファイル形式で国に報告することが義務づけられるようになった．これは医療給付実態調査と呼ばれ，ナショナルデータベース完成までの「つなぎ」として実施されるものである．

収集されるデータ内容は以下のように限定されたものであるが（たとえば傷病コードも主傷病一つのみ，かつおおまかな119分類），保健事業の経済評価として使用するには十分であり，活用の余地がある（表Ⅰ・35）．

(2) レセプトと健診データの突合

たとえば健診や保健指導の医療費への影響を評価するには，健診や保健指導データとレセプトデータを個人単位で突合することが必要となる．

■ 表Ⅰ・35　高齢者医療確保法に基づき全保険者から毎月収集されるレセプトデータの内容

No.	項目名	桁数	位置	入力方法・注意事項
1	医療機関のコード	10	1	1～2桁目：都道府県番号 3桁目：点数表番号（1：医科，3：歯科，4：薬局） 4～5桁目：郡市区番号 6～9桁目：医療機関（薬局）番号 10桁目：検証番号
2	診療科	2	12	旧総合病院について，別紙2「コード表」の表2「診療科コード」に基づき記録
3	保険者番号	8	15	1～2桁目：法別番号 3～4桁目：都道府県番号 5～7桁目：保険者別番号 8桁目：検証番号
4	被保険者証記号	40	24	健康保険被保険者証，等の「記号及び番号」を記録 ※変換ツールを用いて整理番号に変換
5	被保険者証番号	40	65	
6	生年月日	8	106	2008年1月1日生まれの場合は'20080101'の形式で記録
7	性別	1	115	男1，女2
8	処理年月	6	117	請求年月又は審査決定年月を記載，2008年1月の場合は'200801'の形式で記録
9	診療年月	6	124	診療年月を記載，2008年1月の場合は'200801'の形式で記録
10	本人家族入外	1	131	別紙2「コード表」の表4「本人家族入外コード」に基づき記録
11	入院年月日	8	133	入院年月日を記載，2008年1月1日の場合は'20080101'の形式で記録，入院でない場合はすべて'0'を記録
12	診療実日数	2	142	診療日数を左'0'埋めで記録
13	決定点数	7	145	決定点数を左'0'埋めで記録
14	食事・生活回数	3	153	食事・生活回数を左'0'埋めで記録
15	食事・生活決定基準額	6	157	食事・生活決定基準額を左'0'埋めで記録
16	疾病コード	4	164	主要疾病（疑い病名を除く）について別紙2「コード表」の表5「疾病コード」に基づき記録，ただし，疾病コードが複数ある場合は先頭の疾病とし，疾病が記載されていない場合は'0'を記録 　原則，毎月記録することとするが，特定月の診療分のみでも可とする．

http://www-bm.mhlw.go.jp/bunya/iryouhoken/iryouhoken10/dl/sankou03.pdf より

健診結果データと医療費データ突合分析の手順と留意点
厚生労働省保険局国民健康保険課「保健事業実施のための手引書」別冊資料集2頁より
[http://www.kokuho.or.jp/statistics/lib/hoken_jigyo_tebiki_0.pdf]
①ある月の全レセプトデータと被保険者台帳の被保険者番号を突合させ，名寄せをすることで，その月の各個人単位の医療費額（入院，入院外，調剤の合計額）を確定させる．
②被保険者台帳と健診結果データの個人を特定できる情報を確認する（大半の場合は住民基本台帳の番号）．
③個人を特定できる情報として両者に共通のデータがある場合には，健診結果と医療費のデータをそのキーをもとに突合させる．
④被保険者台帳と合致し，個人を特定できるデータが健診データにない場合には，被保険者台帳

の氏名・性・生年月日をもとに個人を特定する情報との突合を行う．

　特定健診・保健指導データは，実施機関から医療保険者に対してXML形式で提供することが義務づけられており，氏名，性別，生年月日（西暦），郵便番号に加えて被保険者証の記号と番号が含まれる．郵便番号を除く情報はレセプトにも含まれるので，これらをキーにして健診とレセプトを個人単位で突合できる（ただしレセプトの生年月日は元号なので手直しが必要になる）．

◆ 6）レセプト情報の利活用

　医療費分析にはレセプト（診療報酬明細書）の活用が不可欠であり，そのためにはレセプトそのものの性質と中身について説明する．

(1) レセプトの法的性質と個人情報保護

　レセプトは研究のために設計された調査票ではなく，診療報酬の請求のため健康保険法等のルール（請求省令）にしたがって作成処理される情報なので，研究目的等への活用にあたってはその法的性質を理解する必要がある．

　レセプトは誰の所有物か，というとそれは保険者の所有物であり，保険者が医療保険事業の運営に活用するためにデータを活用することには制限はない．国民健康保険法には「保険者は，保険医療機関等から療養の給付に関する費用の請求があったときは，第四十条に規定する準則並びに第二項に規定する額の算定方法及び前項の定めに照らして審査した上，支払うものとする（第45条4項）」とあり，レセプトの内容を審査する権限が規定されている．それ以外の保健指導や研究目的への活用については国民健康保険法には明確な規定はないが，保険者が市町村の場合はその個人情報保護条例，健康保険組合等の場合は「健康保険組合等における個人情報の適切な取扱いのためのガイドライン（以下，ガイドライン）」に沿って活用することは許容される．以下，ガイドラインに沿ってレセプトデータの活用時の留意事項を説明する．

　レセプトのうち個人情報に該当する項目は，氏名，生年月日，被保険者の記・番号，老人医療や公費負担医療の受給者番号，OCR部分を指す（厚生労働省の「ガイドラインを補完する事例集」〔以下同じ〕問003）．匿名化し個人を識別することができないレセプトは，原則として個人情報保護法の規制の対象外となる（問002）．レセプトは被保険者のみならず医師の個人情報にも該当する．レセプトに担当医の氏名が明記されている場合等については，担当医が行った評価や医療行為の内容として，担当医の個人情報に該当する（問004）．しかし通常の医科レセプトに担当医の氏名が記載されることはなく，医師の氏名が記載されるのは調剤レセプトだけである．

　個人情報保護法では，業務の委託と第三者提供とは区別されている．前者は，委託契約を締結し，委託する業務内容を明確に特定し，かつ委託者である保険者が受託者に対して監督・指導を行うことを指すのに対して，後者は利用目的を定めず第三者の自由な使用を許可することを指す．

　第三者とは，保険組合と被保険者と無関係な個人や法人を指す．健康保険組合と母体企業とは別法人なので保険組合から母体企業へも同意なしに提供してはならない．母体企業の産業医が同時に保険組合の勤務医である場合も同様で，同意なしの提供はいけないが「共同利用をしている場合などは同

意は不要である（問328）」

　第三者提供は，原則として本人の同意なしに提供してはならない（個人情報保護法第23条）．しかし「公衆衛生の向上又は児童の健全な育成の推進のために特に必要がある場合であって，本人の同意を得ることが困難であるとき」は例外とされ，たとえば地域がん登録のための届出がこれに該当する（2004年1月健康局長通知）．事例集によると「たとえば，健康診査やがん検診等から得られた情報を，疫学上の調査・研究のために，健保組合が研究者に提供する場合など」と例示されている（問303）．ただ「特定の個人を識別する必要がない調査・研究である場合には，匿名化して提供することが望ましい．なお『特に必要がある場合』を判断するのは研究者ではなく，個人情報取扱事業者である健康保険組合である」とも示している（問305）．

　業務委託とは，保険組合が主体となって一定の業務（たとえば医療費分析）の処理を委託することを指し「個人情報取扱事業者が利用目的の達成に必要な範囲内において個人データの取扱いの全部又は一部を委託する（個人情報保護法第23条4項1号）」ことは認められている．したがって，あくまで保険組合が主体となり，たとえば保険組合と研究者が「レセプト分析契約」を締結し，保険組合の指導・監督の下に研究者に分析を委託するのであれば第三者提供には該当せず，個人情報のままであっても本人の同意なしに委託することは差し支えない．

個人情報保護法第23条

　個人情報取扱事業者は，次に掲げる場合を除くほか，あらかじめ本人の同意を得ないで，個人データを第三者に提供してはならない．
一　法令に基づく場合
二　人の生命，身体又は財産の保護のために必要がある場合であって，本人の同意を得ることが困難であるとき．
三　公衆衛生の向上又は児童の健全な育成の推進のために特に必要がある場合であって，本人の同意を得ることが困難であるとき．
例）疫学上の調査・研究のために，健康診査やがん検診等から得られた情報を個人名を伏せて研究者に提供する場合（ガイドライン）

　　　　　　　　　　＜中　略＞

4　次に掲げる場合において，当該個人データの提供を受ける者は，前三項の規定の適用については，第三者に該当しないものとする．
一　個人情報取扱事業者が利用目的の達成に必要な範囲内において個人データの取扱いの全部又は一部を委託する場合
例）レセプト点検，医療費分析，保健指導等の業務を委託する場合（ガイドライン）

　事実としてレセプト点検やデータ分析の外部委託はさかんに行われている．事例集は「委託する場合には，委託元の個人情報取扱事業者自らが実施する場合に求められるものと同程度の措置が委託先である業者において確保されるよう，必要な事項（例えば，目的外利用禁止や第三者提供の禁止，必要なセキュリティレベルの確保，再委託を認めると適切な保護が確保できない場合の再委託の禁止等が考えられる）を契約に盛り込むとともに，それが確実に遵守されるよう，適宜，委託先を監督・指

導する必要がある」としている（問304）．

　個人情報取扱で特に注意が必要になるのがレセプトを被保険者の保健指導に活用する場合である．レセプトを被保険者への指導に活用することは問題ないが，これは被保険者に対する開示を認めたものではないからだ．被保険者がレセプト開示を望んだ場合は別の手続きが必要であり，その際は医師の同意が求められる．この点について事例集は「レセプト等を用いて，医療費分析や保健指導等をするにあたって，医師の同意を要するか．また，それらの業務を委託する場合はどうか」という問に対して以下のように回答している（問346）．

　「レセプトを使って医療費分析を行うに当たって，本人の同意を得ることまでは求められていないため，医師の同意を要しない．ただし，例えば保健指導の際に，通常考えにくいが，担当医の個人情報を含めて保健指導を行う場合は，担当医の個人情報の被保険者への第三者提供となるため，当該担当医の同意が必要となる．なお，保健指導等を行うに当たっては，引き続き，被保険者へレセプトを開示することにより本人の診療上問題ないかの医師の確認を取ることを求めている平成9年保険局長通知『診療報酬明細書等の被保険者への開示について』の趣旨を踏まえ，本人の診療情報の取扱いについて，特段の配慮を行うこと．また，医療費分析や受診指導等を委託するに当たっては，個人情報保護法上，委託元の健保組合は，委託を受けた者において当該個人情報の安全管理が図られるよう，必要かつ適切な監督を行う義務を負うこととなるが，業務の委託のために必要な範囲内の委託先への個人情報の提供であれば，法律上，医師の同意を要しない．なお，この場合においても，委託元である健保組合は，レセプト等の利用目的として，例えば『医療費分析の委託』のように利用目的を特定の上，本人（被保険者（及び医師の個人情報に当たる場合は医師））に通知し，又は公表する必要がある」．

　重要な点は，レセプトを保健指導に活用することはかまわないが，被保険者に見せてはならないということである．

　なお疫学研究倫理指針において，レセプトは「既存資料等のみを用いる観察研究（第3インフォームドコンセント等1（2）②イ）」に該当するので，仮に匿名化せずに利用する場合であっても個々の被保険者からのインフォームドコンセントは不要である．

健康保険組合等における個人情報の適切な取扱いのためのガイドライン
http://www.mhlw.go.jp/topics/bukyoku/seisaku/kojin/dl/161227kenpo.pdf
ガイドラインを補完する事例集
http://www.mhlw.go.jp/topics/bukyoku/seisaku/kojin/dl/170331kenpoqa.pdf

(2) レセプトのしくみ

　レセプトには，入院，外来（入院外とも呼ばれる），歯科そして調剤の4種類ある．図I・28は医科外来のレセプト様式であり，電子化されたレセプトも基本的にはこの紙レセプトの内容をそのまま数字に翻訳（コード化）しただけにすぎない．

　レセプト上部には基本的な3情報（医療機関，保険者そして患者情報）が記載される．レセプトは医療費の請求書の一部（明細書）であるから，どの医療機関が，どの患者について，どの保険者に請

診療報酬明細書（医科入院外）				平成18年4月分診療月（請求月ではない）		
市町村		老人受		保険者番号		給 7
公負①		公受①		記号・番号		
公負②		公受②				

氏名	男　昭　年　月	特記事項	医療機関 ○診療所
職務上の事由			

| 傷病名 | (1) 糖尿病
(2)
(3) | 傷病名欄 | 診療開始日 | 2004年1月10日 | 転帰 | 診療実日数 | 保険 | 日数 1日
① 　日
② 　日 |

11	初診		回	公費①	12	1 再診（診療所）	73 × 1
12 再診	再診	×	1回	78		2 継続管理加算	5 × 1
	外来管理加算	×	1回	52		3 外来管理加算1	52 × 1
	時間外	×	回		21	1 調剤料	9 × 1
	休日	×	回			2 オイグルコン錠2.5mg	
	深夜	×	回			1.5錠	3 × 30
13	指導					3 ベイスン錠0.2mg	
14 在宅	往診		回			3錠	17 × 30
	夜間		回		25	1 処方料（その他）	42 × 1
	深夜・緊急		回			2 長期投薬加算（処方料）	45 × 1
	在宅患者訪問診療		回				
	その他						
	薬剤						
20 投薬	21 内服薬剤	60単		600			
	内服調剤 9 ×	1回		9		点数欄	摘要欄
	22 頓服薬剤	単					点数欄の明細（診療行為、薬剤等）が記載される
	23 外用薬剤	単					
	外用調剤 ×	回					（続紙）→
	25 処方 ×	2回		87			
	26 麻毒	回					
	27 調基						
30 注射	31 皮下筋肉内		回				
	32 静脈内		回				
	33 その他		回				
40 処	処置		回				
	薬剤						
50 手	手術・麻酔		回				
	薬剤						
60 検	検査		回				
	薬剤						
70 画	画像診断		回				
	薬剤						
80 他	処方箋		回				
	薬剤						
保険① ②	請求点 826 点数	決定点数	一部負担額		※高額　　　　円

● 図Ⅰ・28　医科外来のレセプト様式

求するかの3つは必須情報である．保険者情報には，保険者番号と各患者の被保険者証に記載された記号・番号も記載される．保険と公費併用の場合は，この他に公費負担者情報も追加される．

一番上の○年○月分とあるのは診療月を指す．通常は診療月の翌月に請求され，それが請求月となり，レセプト調査はたとえば6月審査分，というふうに請求月で分析されることが多い．6月審査分の大半は5月診療分であるが，診療報酬請求権は翌月から2年間なので，2月以上前の古いレセプトも少数ながら混じっている．そうしたいわゆる「月遅れ」レセプトの大半は，翌月に提出したものの，不備があったりして医療機関に突き返された（返戻，へんれい）ものであり，そうしたレセプトは翌々月以降に再提出される．疾病の流行等は診療月で分析すべきだが「真」のその診療月の患者数は時効にかかる2年間待たなければ確定しないので通常は審査月で分析されることが多い．

右上にある診療実日数とは暦日数であり，それゆえ31日を超えることはあり得ない．外来の場合，概ね受診回数とみなしてよいが，同一日に2回以上受診した場合（電話再診も含む），再診料は2回請求されても日数は1日となる．また旧総合病院外来は，診療科ごとにレセプトを作成するが，初・再診料は1診療科でしか請求できない．その場合，初・再診料の請求のないレセプトでも日数は記載される．左下の「点数」は請求される点数の合計が請求点数，審査の結果査定された点数が決定点数となる．査定は減点査定が大半なので決定点数＜請求点数となり，この点数より患者負担を控除した額が医療機関への支払額となる．

(3) 傷病名欄

レセプトで重要な医学情報を含むのが傷病名欄である．レセプトは診断書ではなく，医師の記名押印も必要ない．したがって傷病名欄の病名記載も医師である必要はない．レセプト病名は審査のための参考資料にすぎず，実際にある病名でも，その月のレセプト請求に無関係な病名は記載されないことも多い（低薬価薬剤の適応症等）．レセプト病名を医学研究に用いる上でその信頼性が常に問題とされるゆえんである．

傷病名欄の記載は2002年より大きく変わり，記載できる病名は原則として電子請求のための傷病名コード（マスター）に記載された傷病名のみ，また複数傷病の場合は原則として一つの主傷病を明記するとされた．しかし，未だ主傷病を明記していなかったり，複数の主傷病を記載してあるレセプトも多い．また電子請求では傷病名コード（7ケタ）に変換することとされるが，現在の請求ルールでは，0000999（未コード化傷病名）として文字で入力してもよいとされ，コード化の面倒さからそのまま文字入力してあるものもかなりある．

診療開始日は，発病日ではなくその医療機関の診療開始日であり，同じ医療機関であっても保険が変わると診療開始日もその保険での開始日に変わる．それゆえ，インフルエンザのような急性疾患は診療開始日が発病日に近いとみて差し支えないが，糖尿病や高血圧といった慢性疾患では診療開始日で発病日を推定することは困難である．慢性疾患の真の発病日を知るには同一人のレセプトを長期に渡って調査する以外ない．転帰欄は，治癒，中止，死亡の3つがある．死亡とあれば，その医療機関で治療中に死亡したことがわかる．

なお，傷病名は通常のレセプトとDPC（Diagnosis Procedure Combination）レセプトとでは扱いが異なる．通常レセプトで主傷病といってもその定義は明確にされていないが，DPCは「医療資源を最も投入した傷病」で分類され，その決定は主治医が行う，とされる．DPCでは，より高い点数に

するためのアップコーディングのおそれがあり，レセプト審査においても，通常レセプトでは記載された傷病名の妥当性は問われないが，DPCレセプト審査では選択された傷病名の妥当性そのものが審査対象となる．

(4) 点数欄と摘要欄

　レセプト中央の左が点数欄，右が摘要欄と呼ばれ，診療内容が記載される．

　点数欄は診療内容の回数と点数をまとめた部分で，左端に12 再診，21内服というように2ケタの**診療識別**が振られている．それぞれのワク内に，請求された回数（薬剤では単位数）と合計点数が記載される（薬剤点数は，薬価ではなく**所定単位**当たりの点数であり，所定単位とは内服薬は**1剤1日分**，頓服薬は1回分，外用薬は1調剤を指す．また内服薬の1剤とは「1回の処方において2種類以上の内服薬を調剤する場合にも，**服用時点及び服用回数が同じであるものは1剤**」と扱われる）．

　摘要欄は診療内容の全てが記載され，いわば点数欄の明細である．診療行為，薬剤そして特定機材等が記載される．コード化せず文字入力が許容される傷病名とは異なり，これらの内容は電子請求では必ずコード化しなければならない．摘要欄は，点数欄の明細であるから，点数欄の診療識別の順番に記載される．

(5) 医療費の三要素

　レセプトの基本情報は，件数，日数そして点数（医療費）である．件数とはレセプトの枚数のことで，これを被保険者数で割った指標を**受診率**と呼ぶ．これと**一件当たり日数**そして**一日当たり点数**の3指標を「医療費の3要素」と呼ぶ．これら3指標の積が一人当たり医療費となる．

　なお受診率については，患者調査で用いられる**受療率**と区別しなければならない．受療率とは厚生労働省が3年毎に実施する患者調査で用いられる指標で，調査日（3年毎の10月中旬のある日）における人口当たりの推計患者数である．これに対して，受診率はレセプトの件数であって患者数ではない．レセプトから患者数を推計する時にとりわけ注意しなければならないのは旧総合病院外来の扱いである．レセプトは医療機関ごとに各月一件作成請求されるが，旧総合病院については外来レセプトは診療科ごとに作成される．それゆえ総合病院を多数抱える地域では，受療中の患者数は同じでもレセプト件数は多くなることがある（この扱いは2010年3月診療分まで．以降は廃止される）．

　逆に患者調査の受療率は調査日一日の推計患者数なので，調査日に受診していない患者数は把握されない（そのため患者調査では，平均診療間隔から調査日に受診していない患者数や入院患者数も推計し「**総患者数**」として公表している）．対してレセプトは，暦月に一回でも受診した人は把握されるので，慢性疾患の患者数の推計にはレセプトの方が適切な場合がある．また，同一人が複数の医療機関を受診した場合もレセプトは2件提出される．個人を識別できるデータを扱える場合は，個人単位で名寄せすることにより重複受診者を把握できるが匿名化されたレセプトの件数では真の患者数を過大推計する危険があることに留意しなければならない．

　レセプトは医科（入院，外来），歯科，調剤の4種類に区分されるが，医薬分業が普及すると，医科外来や歯科レセプトの投薬費は調剤レセプトに移行する．分業率の高低は医科外来レセプトの件数と日数には影響しないが，点数（医療費）については投薬費分だけ減少することになる．地域の受療状況を把握するためには医科外来レセプトが貴重な情報源となるが，受診率や一件当たり日数について

はともかく，一日当たり点数や一人当たり医療費を比較する上では，地域における医薬分業率の高低の影響に注意する必要がある．

(6) 傷病分析

　保健事業の経済評価を適切に行うためには，傷病別分析が不可欠である．いうまでもなく，糖尿病に対する介入効果は総医療費ではなく糖尿病の医療費や受療日数で評価すべきである．もし総医療費で評価すると，たとえば保健指導を受けた糖尿病患者の一人が骨折で入院するとそれだけで介入群の一人当たり医療費が対照群より高くなり「糖尿病の保健指導は医療費を膨張させる」という誤った結論を引き出しかねない．標本数が少ない場合はなおさらである．

　しかしここで問題になるのは，レセプトは診断書ではないため，1レセプトに雑多な傷病名が複数記載されることが普通にあることである．これまでは，複数傷病名のうち「主傷病」で分類することが一般的であった．しかし主傷病選択の基準が明確ではない上に，理論的にも妥当でない．もし糖尿病患者が骨折するとレセプトには「糖尿病，骨折」と二つの傷病名が記載される．もし糖尿病が主傷病として選択されると骨折の治療費も糖尿病医療費に含められてしまうからである．

　多数の傷病名を全てコード化しデータ入力することはこれまで困難だったが，電子化されたレセプトには全傷病名がコード化されて入力済みであり，データ処理上の困難は解消される．しかし今度は多数の傷病コードからレセプトの日数と点数を傷病別に正確かつ客観的に推計する手法が必要になる．幸い2003年より比例配分法（proportional distribution method, PDM）と呼ばれる手法とプログラムが厚生労働科学研究の成果としてフリーウェアとして提供されるようになった．その原理と使用法については文献[10]とサイト（http://resept.com）を参照されたい．

（岡本悦司）

引用文献

1) 多田羅浩三他編：市町村の保健事業—原点からのレポート．pp407-430, 日本公衆衛生協会，1984.
2) 多田羅浩三：基本健康診査の受診率向上が老人診療費に及ぼす影響に関する研究．日本医師会総合研究機構 Annual Report2005, pp1-9, 2006.
3) 武藤孝司：保健医療プログラムの経済的評価法．147-148, 篠原出版社，1998.
4) 日本語版 EuroQol 開発委員会：日本語版 Euro Qol の開発．医療と社会，8(1):119. 1999.
5) 石塚正敏：C型肝炎スクリーニング事業の保健経済的評価．日本公衆衛生雑誌，46(6):447-465, 1999.
6) Okamoto E, Sekita Y : Woodwork effects of the long-term care insurance: an ecological study. Health Sciences, 21(3):326-335, 2005.
7) 大久保一郎：介護予防サービスの費用対効果分析について．介護予防継続的評価分析等検討会参考資料．
8) 厚生労働省保険局国民健康保険課：特定保健指導を核とした市町村国保における保健事業実施のための手引書．国民健康保険中央会，2007.
9) Okamoto E : Do individualized health promotional programs reduce health care expenditure?-A systematic review of controlled trials in the "Health-Up" model projects of the National Health Insurance. Japanese J of Public Health, 55(12):822-829, 2008.
10) 岡本悦司：レセプト傷病分析ソフトPDMを用いた医療費分析の実践例．保健師ジャーナル，62(8):634-639, 2006.

5 研究論文の基礎知識

◆ 1) 論文の種類

　論文の種類には，原著論文，短報，研究報告，資料，総説，活動報告等がある．なかでも原著論文は，研究成果をまとめた論文のなかでオリジナリティ（独創性）があるものとして，論文の価値が高いものとされている．原著論文の構成は，研究をまとめるうえで基本となるものであり，原著論文の構成を下記に解説する．

◆ 2) 原著論文の構成と論文を執筆するときの必須条件

　原著論文の原稿は，大きく分けて表紙，要旨（和文・英文），本文，図表に分類される．さらに，その本文は，緒言（はじめに），研究方法，結果，考察，結語（雑誌によってはない場合もある），および引用文献で構成されている．ここでは，原著論文を執筆する際に，どの項目で何を記載するかを概説する．

(1) 論文を執筆するときの必須条件：投稿規定に合わせること

　各雑誌には，論文を投稿するに当たっての細かな取り決めが記されている投稿規定や執筆要領がある．論文の形式は，雑誌により細かな点，例えば要旨や引用文献の書き方などに少しずつ違いがある．論文を執筆する際には，論文の形式を投稿しようとする雑誌の投稿規定や執筆要領に合わせることが論文を書くときの必須条件となり，必ず投稿規定や執筆要領を確認しておく必要がある．

(2) 原著論文における本文の構成（表Ⅰ・36）
①緒言（はじめに）
　原著論文の本文は，緒言（はじめに），方法，結果，考察，結語，ならびに引用文献の順で構成されている．このように原著論文の本文の最初に構成されているのが緒言である．緒言では，まず自分の研究がなぜ必要かを明確にするため，自分の研究背景，すなわち自分の研究に関連する過去の研究結果を述べることにより，実施した研究の位置付けをする．そのうえで，研究目的を明確に記載するのである．

■a. 研究背景（過去の研究結果）を簡潔に，順序立てて述べる
　自分の研究と関連する文献を検索し，文献検討から得た過去の研究結果に関する情報や知識は，まず緒言で生かすことが大切である．自分の研究領域において過去にどのような研究がなされ，どのような研究結果が示されてきたか，過去に報告されてきたいくつかの研究結果にくい違いがないか，あるいは報告された研究に不備な点はないかなどを順序立てて記載する．さらに，どのようなことが未解明であるかを明確に述べ，そのうえで自分の研究がなぜ必要かということを示すのである．
　また，過去に報告された研究結果を本文中に記載するときには，必ず報告された論文を引用する必

表 I・36　原著論文の構成と記載内容・留意事項

項目	400字づめ原稿用紙でのおよその目安	記載する内容	留意する事項
表紙	1（2）枚	表題，希望する論文の種類，別冊必要部数，原稿枚数，図表（写真）枚数，著者名，所属機関名，連絡者の氏名，連絡先等を記載（キーワード）	・各雑誌の投稿規定により記載内容は多少異なるため，雑誌の投稿規定にそって記載する．
要旨[*1]		目的，方法，結果（成績），結論を記載	・それぞれの項目に分けて記載する場合とそれぞれの項目に分けることなく記載する場合がある．
Abstract[*1]		日本語の要旨と同じく，目的，方法，結果，結論を英文で記載	・雑誌により，日本語の要旨と英文の要旨（abstract）の両方を書く場合と，英文の要旨のみを書く場合がある．
本文 緒言（はじめに）	2枚前後[*2]	研究の背景，研究目的を記載	・研究の背景を記載するために，これまで報告されてきた論文（文献検索で調べた論文）を引用する． ・研究目的は，焦点を絞り明記する．
研究方法	3〜5枚	対象者，実験材料等に関する記述（集め方，数），調査，実験，質的研究に関する手法の記述 用語の定義（必要な場合） 倫理的配慮の記載 解析方法の記載	
結果	5〜10枚	記載した研究方法から得られた結果，成績を記載	・客観的に得られたデータのみを記載する．
考察	5〜10枚	得られた結果からの考察を記載	・得られた結果から何がいえるかを考察する． ・過去の研究と比較して，どのようなことがいえるかも記載する．したがって，考察においても論文を必ず引用する．
結語	1〜2枚	結論を記載（雑誌によっては省略も可）	・この研究で得られた大切な結果を記載し，そこから導き出された結論を明記する．
引用文献		本文中に引用した文献をすべて記載	・文献の記載方法は，各雑誌の投稿規定により多少異なり，必ず投稿規定にそって記載する．
図表		図表は1つずつ別の用紙に記載	

[*1] 要旨およびAbstractは，多くの場合投稿規定により文字数の指定がある．
[*2] 緒言（はじめに）の枚数は，研究者により様々．緒言にかなりの枚数をかけて記載している論文もある．

要がある．なぜなら，論文を引用することにより，その根拠が明らかとなるからである．科学論文を執筆する際には，論理的に順序立てて記述していくことが求められる．論理的に記述していくためには，その科学的な根拠となる論文を提示しておく必要があり，そのために論文を引用するのである．

■b. 研究目的の焦点を絞り，何を明らかにしたいかを明記する

　自分の研究背景を簡潔に，順序立てて記述し，なぜその研究が必要であるかを明記したうえで，緒言（はじめに）の最後の部分で記載するのが，研究目的である．研究目的は，研究の重要な根幹となるものであり，論文における論旨の展開はすべてこの研究目的にそって行われる．すなわち，研究は，研究目的を達成するために遂行されるのであり，そのために方法論が組み立てられる．さらに，その方法論に基づいて結果が得られ，得られた結果から何が言えるかを考察する．科学論文では，それらのことを簡潔に，しかも論理的に記述する必要がある．

　したがって，研究の根幹である研究目的は，その研究で何を明らかにするのかを焦点を絞って明記することが重要である．研究目的の焦点が絞れていなければ，その研究の方法，結果，および考察も曖昧なものとなり，研究として成立させることが困難になる場合も多い．研究目的を記載するときには焦点を絞り，かつ自分の研究で何を明らかにするかを明確に記載するよう心がけなければならない．

②研究方法

　緒言（はじめに）の次に記載するのが，研究方法である．この研究方法では，緒言のなかで述べた研究目的を遂行（達成）できる方法論を記述する必要がある．表Ⅰ・36（p105）に示すように，研究方法で記載する内容としては，研究の対象（者）と実験材料等に関する記載（集め方，数），調査，実験，質的研究に関する手法の記述，ならびに倫理的配慮の記載等である．特に，倫理的配慮が記されているか否かは査読でチェックされるので，必ず記載する必要がある．その他，研究方法を記載するときの留意点を以下に述べる．

■a. 再現性がある

　科学論文では，その研究で得られた結果が客観的事実であることが当然求められるため，他の人がその研究方法と同じ方法で同じ研究を行った場合にも同様の結果が得られなければならない．これを再現性という．研究方法において再現性を確保するためには，その研究の実施者以外の人にもその研究方法が理解できるように，実際の研究の内容と進め方を順序立てて記載しておく必要がある．すなわち，対象者の各種属性（年齢，性別等），臨床的特性，時間的特性，測定項目，調査項目，分析方法等を簡潔にかつ具体的に記載するのである．

■b. 曖昧な用語については定義をする

　研究で用いる用語が，一般的でない，あるいは人によってとらえ方が異なる用語，すなわち曖昧な用語は，必ず研究方法で定義しておく．前述した再現性にも関係してくることであるが，人によって用語のとらえ方が違えば，当然研究方法も異なってくるためである．曖昧な用語は研究計画を立てる段階から定義しておかなければならない．

■c. 分析方法は研究方法ですべて記載しておく

　研究で用いた分析方法（統計学的解析方法等）は，すべて研究方法で記載する必要がある．通常，これらの分析方法は，研究方法の最後の部分で記述される．分析方法（統計学的解析方法等）は，方法論の重要な部分を占めるものであり，必ず研究方法で記載しておく．

■d．既存の測定用具を用いたときは文献を引用しておく

質問紙調査において測定用具を使用する場合には，その測定用具に信頼性と妥当性があるかということは，必ず問われるところである．

信頼性（reliability）〔定度（precision）および一致度（consistency）と同義〕とは，測定の信頼性の目安で，信頼性が高いということは，その測定用具を用いて同じ対象者に同じ条件下で測定を繰り返したときに安定した結果が得られることを意味している．妥当性（validity）〔真度（accuracy）と同義〕とは，その測定によって得られた測定値が，目的とする真の値（現象）にどれほど近いか，その程度を示すものである．

測定用具の信頼性と妥当性については，使用する前に十分評価する必要がある．研究で使用した測定用具は，その測定用具の信頼性と妥当性について検討された文献を引用しておくとよい．

③結　果

結果では，方法論の実施により具体的に得られた結果や成績を記載する．結果は，客観的事実の記載であり，著者の主観的な判断からくる表現は避けなければならない．例えば，結果において「70歳以上の男性は，約50％であった」と記載されていたとしよう．「約50％」という表現は，例えば49.9％，50.1％を四捨五入した値であり，著者の判断が加えられた表現である．このような表現は，考察で用いられるべき表現なのである．結果では49.9％，50.1％……というような正確な数値が記載される必要がある．結果では，客観的で正確な数値を記載するよう留意しなければならない．

■a．筋書き（流れ）を考えて結果をまとめる

研究結果の記述は，簡潔で，正確かつ論理的な記述となるよう筋書きを考えて記載する必要がある．多くの場合，研究の進行した順にそって書くのが最も自然な筋書きとなるが，研究が進んだ順に記述しても自然な筋書きとならない場合，何らかのまとまり別（例：要介護老人，介護者）に記述する等を検討してみるとよい．

■b．結果の記載では，図や表を上手に利用する

本文中に多くの数値が列挙されるのを避けるため，データを分析したら，その意味を検討し，結果を記載する前に，表にできるものは表にまとめ，図にするものはわかりやすい図を作成しておく．結果の記載は，得られた結果を順序立てて記述し，図表を用いた場合には図表を簡潔に説明する．ただし，本文中で表を説明する際には，表中に示した細かな数値を本文中で繰り返し述べる必要はなく，表で示された内容が分かるように結果を記述する．

④考　察

考察では，結果で記載した客観的事実から何がいえるか，あるいはそれをどう解釈するかを論じていく．また，その研究で得られた結果と過去に報告された研究を比較して類似していたか，あるいはどう違うかということも記載する．結果は，客観的事実の記載であったが，考察は客観的事実から導き出される研究者のいわば主観，解釈を記載していくのである．

■a．考察で記載する論旨の焦点を絞る

表Ⅰ・36（p105）に示すように，考察では，この研究で何が明らかとなったかというポイントを絞って論旨を展開していくことが重要である．考察での前置きがだらだらと長すぎると，研究者が何をいいたいかがぼやけてしまい，焦点の絞られていない考察になるおそれがある．考察を記載するときには，まずこの研究で何が明らかとなったかというポイントを整理し，そのうえで考察を記述していく

と，よりスムーズに考察を記載することが可能となろう．

■b. 他の研究と比較し，議論を展開する（文献を引用する）

　緒言を記載するときに，文献検索や文献検討から得られた情報や知識を生かすことが大切であることを強調してきたが，考察においてもこれらの情報や知識を用いて論じていくことが重要である．考察では，実施した研究で得られた結果が過去の研究結果と比べてどうかということを論じていく．すなわち，過去に報告された研究結果と類似した結果であったのか，あるいは異なった結果であったかなどを議論する．もし異なっていたならば，なぜ異なった結果となったのか，その背景について検討する．

　緒言でも指摘したが，このように過去の研究結果について記載するときには必ず文献を引用する必要がある．

■c. 結果で記載していないことを考察で述べることはできない

　考察では，単に結果で記載したことを繰り返し述べるのではなく，結果で記載した客観的事実に対して研究者がどのように解釈するか，その意味について論じていく．気を付けなければならないことは，考察では，結果で記載したデータの範囲で議論を展開するということである．すなわち，結果で記載していないことを考察で論じることはできないのである．考察は，あくまで記載した結果に基づいて論じていかなければならない．

■d. 論理の飛躍をしない

　科学論文では，根拠（evidence，エビデンス）が常に求められる．したがって，考察においても客観的事実に基づいて議論を展開していく必要があり，根拠が明確でない推論は極力避けるようにしなければならない．論理の飛躍がないか，あるいは論理の矛盾がないかという点は，査読のチェックポイントであり，考察を記載するときには論理的であるか，論理に矛盾がないかを常に点検しながら考察を記載するようにしたい．

■e. 研究の限界について記載する

　研究を実施するうえで，完璧な研究を実施することは，困難である場合が多い．実施した研究に限界があると考えられる場合には，考察の最後に「本研究の限界として，……」と，その研究の限界について論じることも必要である．

⑤結語（まとめ）

　結語（まとめ）については，雑誌によって必要とする場合と必要としない場合がある．結語（まとめ）では，この研究で得られた大切なデータ，最も重要な知見を記述する．そして，そのデータから導き出された結論を明記する．

⑥引用文献

　原著論文の本文の最後に列挙する文献の項では，緒言，研究方法，結果ならびに考察で引用した文献をすべて記載する．通常，原著論文では，参考文献を記載する必要はなく，原著論文の最後に記載する文献はすべて引用文献である．

(3) わかりやすい図表の作成

　原著論文を執筆するとき，あるいは地域診断，保健事業の企画書の作成や評価をするときにも，わかりやすい図表を作成することは，他の人を納得させるうえで重要である．本項では，図表を作成するときの留意事項について解説する．わかりやすい図表を，論文の執筆時のみならず，地域診断なら

びに地域保健活動における企画書の立案時や評価においても，有効に活用していただきたい．

①表の作成

表の作成にあたっては，他の人が表をみただけでその意味がわかるように，できる限り簡潔でわかりやすい表を作成する必要がある．そのためには，表の書式を整えることが重要である．

■a. 表のタイトルを付ける

その表がどのようなデータを示したものかを明示するため，表には必ずタイトルを付ける．表のタイトルは，資料Ⅰ・1に示すように表の上に記載し，その表にはどのようなデータが記載されたものなのか内容がイメージでき，かつ簡潔なタイトルにする．

■b. 行や列の頭に項目を記入する

表を記載する際には，必ず行や列の頭に項目を記入し，数値が何を意味するものであるかを明示しておく必要がある．他の人がその行や列に記載された項目をみただけで，表中に示された数値の意味を理解できるようにすることが大切である．

■c. 数値を記載するときは，列の位を揃える

できるだけみやすい表にするために，表で示す数値の列の位はできるだけ揃えて記載する．例えば，資料Ⅰ・1で示した表の数値は，人数ならびに％をカッコ内に示したものであるが，列の位を揃えておくと読者にもその数値が読みとりやすくなり，理解しやすい表となる．

■d. 個々の変数について単位を明記する

表で示した数値の単位は，表をみただけで読者にもわかるように明示しておく．表のスタイルによっては行の頭に，あるいは列の頭に，場合によっては数値のところに単位を付けるとよいであろう．表によっては，脚注に単位を示している場合もある．

■ 資料Ⅰ・1　表の記載例

第51巻　日本公衆衛生雑誌　第2号　　平成16年2月15日

表5．単胎児の母親・多胎児の母親別，育児上問題と感じる内容

	単胎児の母親 n（％）	多胎児の母親 n（％）	χ^2	df	P
経済的な負担[1]					
問題あり	420（46.2）	146（71.6）	42.1	1	p＜0.001
問題なし	490（53.8）	58（28.4）			
子どもが病気をしたときの通院[1]					
問題あり	377（41.4）	165（80.9）	102.3	1	p＜0.001
問題なし	533（58.6）	39（19.1）			
健診や予防接種時の人手不足[1]					
問題あり	104（11.4）	124（60.8）	246.4	1	p＜0.001
問題なし	806（88.6）	80（39.2）			

df＝degree of freedom，1）不明の者は除外した
（文献1を改変）

■ e. 脚注を上手に利用する

　記載した表について何らかの説明が必要である場合，表下の欄外の脚注で説明を加える．例えば，**資料Ⅰ・1**の表では，変数によって対象者数の合計が異なっているが，なぜ対象者数の合計が異なっているかについては説明する必要があるため，この理由については脚注で明記している．表中に用いた略語についても同様に説明を要し，脚注で説明を加えている．

　以上，表を作成する際の留意事項について説明したが，表を作成する際のチェックポイントを**表Ⅰ・37**に示したので参照されたい．

■ f. 1頁に1つの表を記載する

　原著論文の原稿を執筆する際には，表は原則として1頁に1つずつ作成する．例えば，**資料Ⅰ・1**に示す表は，実際に原著論文として掲載された論文から抜粋した表であるが，このような表を1頁に1つ

■ 表Ⅰ・37　表を作成するときのチェックポイント

1. 表のタイトルを付けたか（表の上）
2. 行や列の頭に項目を記入したか
3. 数値を記載するときには，列の位を揃えたか
4. 個々の変数について単位を明記したか
5. 必要事項を脚注に記載したか
6. 1つの頁に1つの表を記載したか（論文原稿を執筆する場合）

■ 資料Ⅰ・2　図の記載例[2]

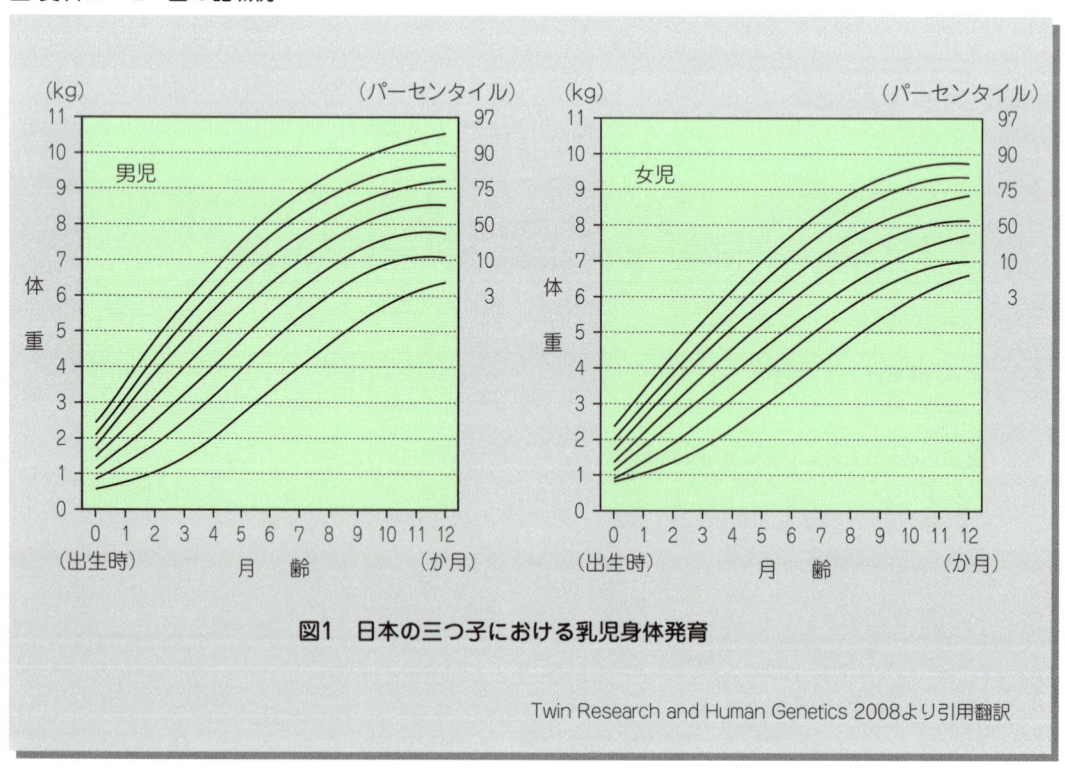

図1　日本の三つ子における乳児身体発育

Twin Research and Human Genetics 2008より引用翻訳

ずつ記載していくのである．1頁中にいくつも表を記載したり，1つの表を何頁にもわたって記載することは避けなければならない．

もし1つの表が何頁にもわたる表となっていたならば，本当にすべてのデータが必要なのかをまずは吟味し，必要なデータだけを盛り込んで，表をコンパクトにする努力をしなければならない．また，場合によっては，表をいくつかに分けることも検討しなければならない．

②図の作成

長々とした数字の羅列や文章よりもグラフ化したものの方が論文の読者に理解されやすい場合は，必要に応じて，適切な図（折れ線グラフ，フローチャート，コンピューター画像，写真，X線写真，顕微鏡写真，解剖図，家系図等）を作成する．ただし，原著論文で用いるデータをグラフ化する場合は，主な知見，しかも本文や表では簡単に表現しにくいものに留めておく方がよい．原著論文に使用する図は，十分吟味したうえで使用する必要がある．以下に図を作成するうえでの留意事項を簡単に述べる．

■a．図のタイトルを付ける

その図がどのようなデータを示したものかを明示するため，図には必ずタイトルを付ける必要がある．図のタイトルは，国際誌やその他多くの雑誌では，資料Ⅰ・2に示すように図の下に付けることが多い．しかし，雑誌によっては図の上にタイトルを付ける場合もあり，必ず投稿しようとする雑誌のスタイルに合わせて作成する必要がある．

■b．X軸・Y軸が何を表すかを明示する

資料Ⅰ・2の図のように，X軸・Y軸がそれぞれ何を表しているかそれぞれの軸のラベルを必ず付ける．また，軸のラベルは，軸と平行になるように記載する必要がある．

■c．単位を記載する

図をみただけで数値の単位が論文の読者にもわかるように，X軸・Y軸それぞれの単位をX軸・Y軸のわかりやすい箇所に示しておく．

■d．1頁に1つの図を作成する

表の場合と同様，原著論文の原稿を記載する場合，図は原則として1頁に1つの図を記載する．例えば，資料Ⅰ・2は実際に原著論文として掲載された論文から抜粋した図[2]であるが，このような図を1頁に1つずつ記載していく．

（横山美江）

引用文献

1) 横山美江他：多胎児をもつ母親のニーズに関する調査研究．日本公衆衛生雑誌，51(2)：94-102，2004．
2) Yokoyama Y, et al.: Weight Growth Charts from Birth to 6 Years of Age in Japanese Triplets. Twin Research and Human Genetics, 11 (6)：641-647, 2008.

II 地域看護活動と科学的根拠

1 科学的根拠（エビデンス）に基づく看護実践：EBN

　「科学的根拠（エビデンス）に基づく看護実践（Evidence Based Nursing；EBN）」や「科学的根拠にもとづく公衆衛生実践（Evidence Based Public Health；EBPH）」は，「科学的根拠にもとづく医療（Evidence Based Medicine；EBM）」などとともに，1990年代に普及してきたヘルスケア提供に関する考え方である．

　EBNとは，対象者に看護ケアを提供する際に起こる「実践上の疑問」（以下，クリニカル・クエスチョンという）に対して，最も新しく，また最も望ましいエビデンスを丁寧に吟味し，看護実践の判断を決定する問題解決型アプローチを意味する．このアプローチでは，クリニカル・クエスチョンに答えるために，看護実践者や対象となる住民，療養者や家族の価値観や指向性に沿って，最も適切なエビデンスを系統的に吟味する．

　一般的に，EBNとは「研究によるエビデンス」のみに基づいて行われるというイメージがあるが，厳密にいえば，それ以外に，「看護職の専門的知識やスキル」，「対象者の今までの経過や検査結果および社会資源の活用可能性」，「対象者の価値観や指向性に関する情報」などの要素すべてをエビデンスとしてとらえて，これらのエビデンスを統合し，総合的に看護実践の判断を下すことである[1]（図II・1）．

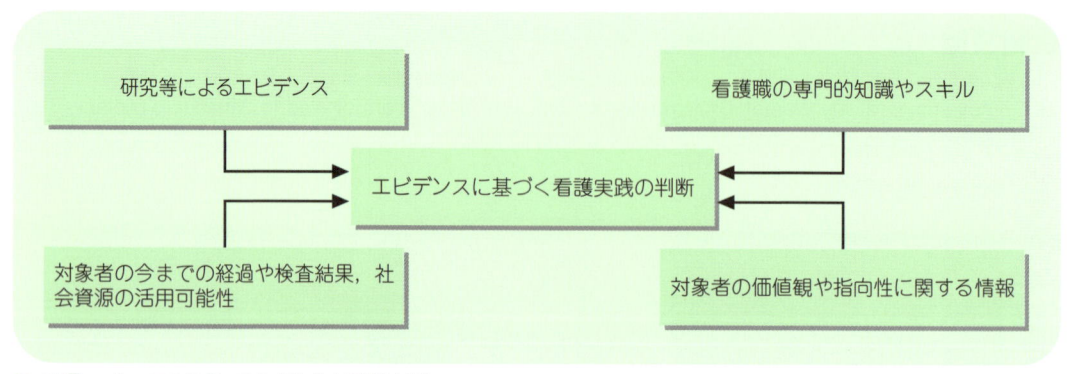

● 図II・1　エビデンスに基づく看護実践
　　（Melynk BM & Fineout-Overholt E：Evidence-Based Practice in Nursing & Healthcare．p7，figure1.2 を著者訳）

2 エビデンスに基づく地域看護実践が普及するための課題

1) エビデンスに基づく地域看護実践を阻害するもの

　保健師や地域で働く看護師が，その自治体や地域ケア提供機関で経験的に，または習慣的に実施されてきているからという理由だけで地域看護活動を展開することは，限定されたエビデンスに基づいた実践であることをよく認識しておいた方がよい．地域看護活動の場では，「法律によって定められているから」「行政の施策の一環であるから」として十分な検証をうけないまま，あるいは，根拠が十分ではなく，それぞれの看護職の信念のみによって行われている看護実践も少なくない．また，その地域看護活動のエビデンスがその時点では最新かつ最良であっても，疾患の要因や治療，看護ケアの方法が日々進歩していくのと同様に，地域看護活動におけるエビデンスもその時勢に応じて，修正や改善が必要なものがある．EBNの必要性が指摘されて，随分時間がたつが，エビデンスに基づく地域看護実践の普及を阻害している要素については，表Ⅱ・1に示すことが挙げられ，下記の通り説明できる．

■ 表Ⅱ・1　エビデンスに基づく地域看護実践の普及を阻む要素

1. EBNを実践する方法について，知識やスキルが十分ない
2. 地域看護学に関する学術的な情報が多過ぎる
3. 地域看護実践機関に組織的な制限が働くことがある
4. 研究やEBNに対する誤った認識や否定的な見解がある

(1) EBNを実践する方法について，知識やスキルが十分ない

　第一に，看護実践者にEBNを実践するための知識やスキルが十分ないことが挙げられる．これは看護師養成教育課程で系統立ってEBNを実践するための知識やスキルを教えられていないことが1つの原因として考えられる．最新のエビデンスを知っているかどうかは，原則として看護職の主体性や意欲に任されており，常に優れたエビデンスの情報が得られているとは限らない．また，質の高いエビデンスの大部分は英語で記述されていることが多いため，英語を母国語としない日本人にとっては，不利であり，活用しにくいことが指摘されている．

(2) 地域看護学に関する学術的な情報量が多過ぎる

　そもそも看護学には，医学や社会科学，心理学，薬学，栄養学など幅広い基礎知識が必要であるという特徴がある．なかでも，地域看護学は，医学や公衆衛生学に加え，社会福祉や行政施策などの知識も必要であり，学際的なものの見かたを要求されることが多い．つまり，言い換えれば，地域看護学を取り巻く学術的な情報量も多すぎ，どのエビデンスを活用するべきなのか不明瞭になる特徴があると考えられる．

　また，看護実践者にはエビデンスを丁寧に探したり，吟味する時間がないことが多い．実践者がで

きるだけ簡便にエビデンスが活用できるように，最良のエビデンスを系統的に収集した雑誌やシステマティック・レビュー（systematic review）のデータベースであるコクラン・ライブラリー（The Cochrane Library）などもある．しかし，これらは必ずしも地域看護実践に特化しているものではないため，手軽に活用できるとは限らない．

(3) 地域看護実践機関に組織的な制限が働くことがある

　地域看護活動には，健康障害に陥らないための予防活動やより健康になるためのヘルスプロモーション活動が含まれている．予防やヘルスプロモーション活動は，診療報酬や介護報酬に反映されにくく，看護実践の効果（アウトカム）がわかりにくいという特徴がある．したがって，地域看護活動は一般国民や事務部門等に理解されにくく，エビデンスを活用する際に組織的な制限が働くことがある．また，新しいことを行うことに強い抵抗感をもつ前例主義が組織にみられる場合，最新のエビデンスを活用した実践活動は展開しにくい．

(4) 研究やEBNに対する誤った認識や否定的な見解がある

　一般国民や看護職には，研究を行うことが，対象者を実験対象のように扱うというイメージから，エビデンスを発信できる研究に対して，誤った認識や否定的な見解をもっている場合がある．そのため，研究が実施しにくく，十分なエビデンスが生産されにくいこともある．

◆ 2) エビデンスに基づく地域看護実践が普及するための課題

　エビデンスを知っていることがエビデンスに基づく地域看護実践を行うことと同じではない．すなわち，エビデンスを実践に翻訳（トランスレイト）する取り組みが必要であり，近年では，このような取り組みを米国の国立衛生研究所（National Institutes of Health；NIH）ではトランスレーショナル・リサーチとしている．

　トランスレーショナル・リサーチは，タイプⅠとタイプⅡに分類される．タイプⅠのトランスレーショナル・リサーチとは，実験室レベルの基礎研究をコントロールされた条件や環境の下で，ヒトのヘルスケアに活用することである．一方，タイプⅡのトランスレーショナル・リサーチとはコントロールしていない条件や環境の下で，人々を対象とした実践研究を行い，その普及を図ることである[2]．

　特に，地域看護実践を行う環境には，簡単にコントロールできない要因が多様にあるため，実験室レベルやベッドサイドレベルで立証されたエビデンスであっても実践現場で活用できないことがあり，トランスレーショナル・リサーチの考え方は，エビデンスに基づく地域看護実践が普及するためには，重要な考え方である．

3 エビデンスの水準

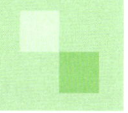

1）エビデンスの水準の分類

　一般的に，多くのEBNに関するガイドラインで用いられているエビデンスの水準について，**表Ⅱ・2**[1)]に示す．あるクリニカル・クエスチョンに対して，複数のエビデンスがみられた場合，これらの水準にしたがって，そのエビデンスを評価する．

表Ⅱ・2　研究等のエビデンスの水準

水準	内　容
Ⅰa	複数の無作為化比較研究を検討したメタアナリシスまたはシステマティックレビュー
Ⅰb	緻密にデザインされた無作為化比較研究
Ⅱa	緻密にデザインされた比較研究（割り付け時に無作為を行わない）
Ⅱb	緻密にデザインされたケース・コントロール研究やコホート研究
Ⅲa	記述研究や質的研究のシステマティックレビュー，対照がない実験研究
Ⅲb	記述研究や質的研究
Ⅳ	専門家委員会などの報告や見解

(Melynk BM & Fineout-Overholt E：Evidence-Based Practice in Nursing & Healthcare．p10，box1．2を改変)

(1) 水準Ⅰa

　エビデンスの水準が高いとされているもの（「水準Ⅰa」）には，メタアナリシスやシステマティック・レビューがある．

　例えば「育児をしている10代の母親に保健師が家庭訪問を行うことは母親の育児不安や虐待防止に効果があるか？」というクリニカル・クエスチョンをある保健師がもったとする．メタアナリシスとはこのような疑問について，無作為化割り付けを行った比較研究（RCT：Randomized controlled clinical trial）を複数集め，それらの研究結果の差異を統計的な手法を用いて，明らかにするものである．一方，システマティック・レビューとは，例えば「育児中の10代の母親を対象とした保健師の家庭訪問」というテーマで系統的に研究論文を収集し，評価を行うものなどがこれに相当し，統計的分析は伴わないものを意味する．

(2) 水準Ⅰb

　「水準Ⅰb」に相当する研究とは，無作為化比較研究である．前述のテーマ例でいえば，ある地域に住む育児中の10代の母親200人に対して，保健師による家庭訪問を行う群（介入群）と通常の地域支援を行う群（対照群）に無作為に割り付け，介入の効果について評価を行う研究などがこれに相当する．

(3) 水準Ⅱa

「水準Ⅱa」に相当する研究は対照群を割り付ける際に無作為化を行わない比較研究である．例えば，ある地域に住む育児中の10代の母親200人のうち，保健師による家庭訪問を希望した者には訪問を行い，希望しなかった者には訪問を行わないというような研究報告はこれに相当する．

(4) 水準Ⅱb

「水準Ⅱb」にはケース・コントロール研究やコホート研究が含まれる．ケース・コントロール研究とは，特定の疾患の原因を検討するために行われるものであり，例えば，子どもに対する虐待の経験がある母親（ケース群）と経験のない母親（コントロール群）とで，母親の家庭環境や妊娠の経過などを調べ，虐待に関連する要因を調べるというような研究はこれにあてはまる．また，コホート研究とは，ある集団について経時的に観察する研究を意味する．例えば，0歳児を育てている10代の母親200人について，その後10年間，育児不安や虐待の発生状況などを追跡し，発生率などを検討するという研究はコホート研究である．

(5) 水準Ⅲa

「水準Ⅲa」には，記述研究や質的研究のシステマティック・レビューや対照群がない実験研究が含まれる．対照群がない実験研究とは，例えば育児中の10代の母親200人全員に保健師による家庭訪問を行い，訪問前と訪問後の育児不安の変化を検討するというような研究などが挙げられる．しかし，このデザインで育児不安が軽減した場合，訪問による効果なのか，育児の慣れによる変化なのかは不明である．

(6) 水準Ⅲb

「水準Ⅲb」には，記述研究や質的研究が相当する．例えば，ある一時点において，構成的な質問紙調査や半構成的な面接調査などにより10代の母親の育児不安の内容を明らかにする場合などは，統計的な分析であれ，質的分析であれ，この「水準Ⅲb」と考えられる．

(7) 水準Ⅳ

最もエビデンスの水準が低いと考えられているのが，その領域のエキスパートの見解や報告である（「水準Ⅳ」）．例えば，地域看護に関連する学会や職能団体などが「ある地域に住む育児中の10代の母親には保健師が家庭訪問をするべきである」という見解などを示した場合はこれに相当する．

◆ 2) エビデンスの水準についての評価

看護実践を推奨する際のグレードを表Ⅱ・3[3)]に示す．少なくとも1つの「水準Ⅰ」の研究にて，ある看護ケアの効果が示されている場合，その看護ケアを行うように強く勧められる（グレードA）．また，少なくとも1つの「水準Ⅱ」の研究にて，効果が示されている場合は，その看護ケアを行うように勧められている（グレードB）．

研究のエビデンスを評価する際には，原則として，これらの水準に従うが，研究デザインの緻密さ

■ 表Ⅱ・3 看護実践を推奨する際のグレード

推奨のグレード	内　容
A	行うよう強く勧められる （少なくとも1つの「エビデンスの水準Ⅰ」の結果がある）
B	行うよう勧められる （少なくとも1つの「エビデンスの水準Ⅱ」の結果がある）
C1	行うことを考慮してもよいが十分な科学的根拠がない
C2	科学的根拠がないので勧められない
D	行わないよう勧められる

〔脳卒中治療ガイドライン2009．http://www.jsts.gr.jp/jss08.html（2010/05現在）より〕

や規模なども総合的に考慮して，実践に活用するか検討するべきである．例えば，丹念に企画された研究デザインによる1,000人規模のコホート研究の結果と30人程度の無作為化割り付け比較研究の結果のどちらを重要視するべきだろうか．エビデンスの水準が低くても，研究としての完成度が高い研究であれば，その結果を重視するのが望ましい．

3）地域看護活動にエビデンスを活用する際の留意点

　観察研究と介入研究を評価する際に，留意しなければいけない点を表Ⅱ・4[4)]に示す．どちらの研究デザインもメリットとデメリットをもっており，これらを吟味して活用する必要性がある[4)]．
　無作為化比較試験のようにエビデンスの水準が高いとされている研究は，ある健康障害（健康事象）とこれに関わる危険因子や予防因子との因果関係を明らかにすることができる特徴があるとされている．しかし，無作為化比較試験においては，発生頻度が低い健康障害を対象としている場や健康障害の発現までに時間がかかる場合など無作為化比較試験に不向きなテーマがあることや倫理的問題や実践者からの抵抗や政治的な動き，社会的障害などにより無作為化比較試験が実施できないことなど，問題点が指摘されている[5)]．

■ 表Ⅱ・4　観察研究と介入研究の特徴の比較

	観察研究	介入研究
環境	現実世界での評価	理想的な環境での評価
研究内バイアス	混入しやすい	排除しやすい
結果の一般化	一般化しやすい	限定されることもある
対象	多様で比較的多数	均一で比較的少数
治療法・監護法	自然のまま	厳密に規定
観察期間	比較的短い	比較的長い
対象あたりのコスト	少ない	多い
実施可能性	比較的実施しやすい	実施上の制約が多い （倫理的制限，実施タイミングの制限など）

（高木廣文，林　邦彦：エビデンスのための看護研究の読み方・進め方．p21より）

一方，観察研究はエビデンスの水準が低いと位置づけられているが，全数調査が実施されている人口動態統計などは，正しく地域看護診断を行い，効果的な地域看護活動計画を検討するうえでなくてはならない情報である．また，発生頻度が著しく低い難病患者への地域ケアを考える場合はわずか数例の事例研究であっても，その結果を参考にすることができる場合もある．

　このように，地域看護実践へのエビデンスの適用を考えるときに，エビデンスの水準のみを必ずしも優先的に取り上げるべきではないことを十分認識し，その看護実践の発展状況や関心となる健康事象の特性に応じて，エビデンスを包括的に評価し，活用する必要がある．

4 文献検索の実施からのエビデンスの見つけ方

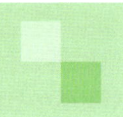

1) 地域看護活動とエビデンスの見つけ方と活用

(1) 個人・家族への地域看護活動におけるエビデンスの活用

　地域で暮らす個人や家族に対する地域看護活動のプロセスについて，その概要は図Ⅱ・2に示すとおりである．

　個人・家族への地域看護活動展開のプロセスにおいては，まず，看護実践を行ううえで起こる疑問（「クリニカル・クエスチョンをもつ」）から，研究等のエビデンスによって答えを出すことができる明

```
クリニカル・クエスチョンをもつ
        ↓
リサーチ・クエスチョンを組み立てる
        ↓
関連するエビデンスを収集する
        ↓
エビデンスを吟味する
        ↓
エビデンスを個人・家族への看護活動に活用する
        ↓
看護活動を評価する
```

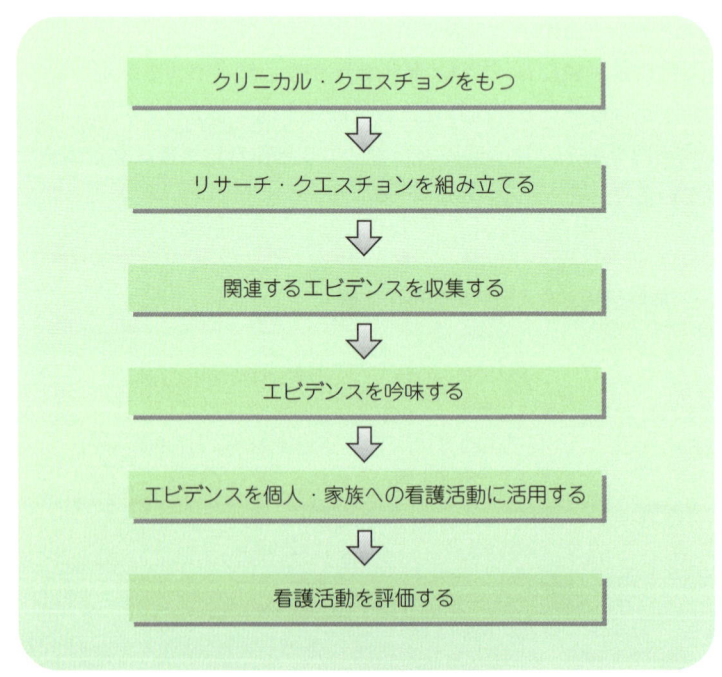

● 図Ⅱ・2　個人・家族への地域看護活動展開のプロセス

確な課題（「リサーチ・クエスチョンを組み立てる」）に構造化することが必要である．

　続いて，そのリサーチ・クエスチョンに関連する研究等のエビデンスを収集し（「関連するエビデンスを収集する」），地域看護活動に活用できるかを吟味・検討する（「エビデンスを吟味する」）．それらのエビデンスが看護実践の対象となる個人や家族に適応できると判断した場合には，エビデンスに基づいた地域看護活動を展開する（「エビデンスを看護活動に活用する」）．

　地域看護活動を展開した後には，その活動のストラクチャー（構造），プロセス（過程），アウトカム（効果）などについて，評価することが必要である（「看護活動を評価する」）．

(2) 個人・家族への地域看護活動のエビデンスの見つけ方と吟味
①クリニカル・クエスチョンをもつ

　地域で看護実践を行うときに，漠然とした疑問をもつことがある．例えば，ある保健師が，定期健康診断で血圧や血中の中性脂肪の値が高いことがわかった50代の女性が「一人ではなかなか運動を続ける気にならない」とこぼしている場面に遭遇したとする．その場合，保健師はその女性に日々の生活のなかで運動をするように勧めたいが，どのようにアドバイスをすればよいか，迷うかもしれない．このように，看護職が専門職である自身に対して，看護実践を行う際に持つ「問いかけ」を通常，クリニカル・クエスチョンという．クリニカル・クエスチョンは，曖昧で漠然としているという特徴がある．

　看護職が，自分が行っている日々の看護実践を常に振り返り，本当にこの支援方法で対象者にとって効果をもたらすものであるのか，看護職としてのスキルについて自分自身に問いかけることは，専門職として研鑽を積むという側面で重要であるだけではなく，専門職としての責務として求められているものである．

②リサーチ・クエスチョンを組み立てる
■a. リサーチ・クエスチョンに P-I/E-C-O を活用する

　クリニカル・クエスチョンのままでは，エビデンスを検索するにしてもキーワードが明確ではなく，関連するエビデンスを効率よく，効果的に，また系統的に検索および収集するのは非常に難しい．したがって，クリニカル・クエスチョンから明確で構造化された課題，すなわちリサーチ・クエスチョンを組み立てることが必要になってくる（図Ⅱ・3）．リサーチ・クエスチョンとは，研究等のエビデンスによって答えを導くことができる課題のことである．

　リサーチ・クエスチョンを組み立てるときのこつとして，P-I/E-C-O の考え方を活用することを勧める[6, 7]．P-I/E-C-O とは，表Ⅱ・5 に示すように，リサーチ・クエスチョンのなかに，「誰に」（P:Participants or Patients）「何をすると」（I/E: Intervention/Exposure）「何と比べて」（C: Comparison）「どのような効果があるのか」（O:Oucome）という4つの要素を組み込むという考え方である．

■b. リサーチ・クエスチョンの具体例

　先に述べた「血圧や血中の中性脂肪の値が高い50代の女性に対して日々の生活に運動を取り入れてほしいが，どのようにアドバイスをしたらよいだろうか？」というクリニカル・クエスチョンについて，望ましいリサーチ・クエスチョンと望ましくないリサーチ・クエスチョンの具体例を図Ⅱ・4に示す．

　望ましくない例として挙げた「中高年女性に運動を勧めると健康によいだろうか？」というリサーチ・クエスチョンは，何を焦点とするクエスチョンか，非常に漠然としているものである．

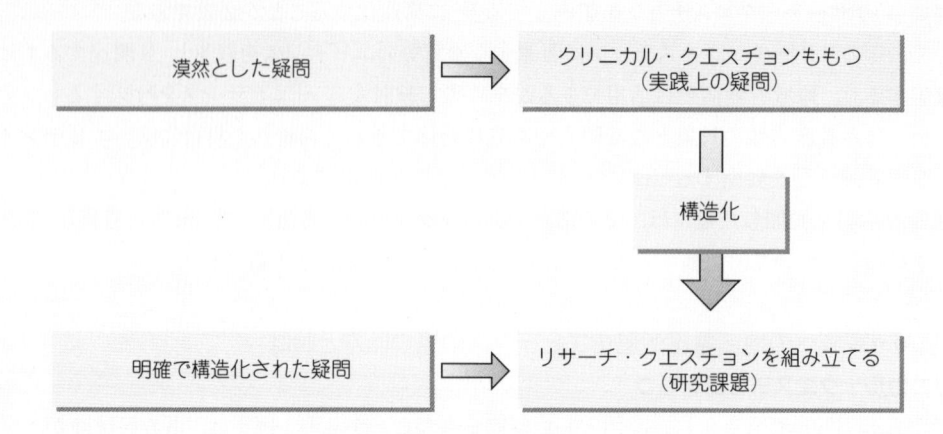

● 図Ⅱ・3　クリニカル・クエスチョンとリサーチ・クエスチョン

```
漠然とした疑問  →  クリニカル・クエスチョンをもつ
                  （実践上の疑問）
                          ↓
                        構造化
                          ↓
明確で構造化された疑問  →  リサーチ・クエスチョンを組み立てる
                        （研究課題）
```

■ 表Ⅱ・5　リサーチ・クエスチョンを組み立てるときの要素：PI/ECO

要素		説明と例
P:Participants or Patients	対象や患者	誰に（例：性別，年齢，健康障害など）
I/E:Intervention/Exposure	介入/曝露	何をすると（例：支援内容，リスク因子への曝露，罹患）
C:Comparision	比較集団	何と比べて（例：プラシーボ，リスクに曝露していない場合）
O:Outcome	効果	どのような効果があるのか（例：罹患のリスク，QOL）

クリニカル・クエスチョンの例

血圧や血中の中性脂肪が高い50代の女性に対して，日々の生活に運動を取り入れてほしいが，どのようにアドバイスをしたらよいだろうか．

望ましくないリサーチ・クエスチョンの例

中高年女性に，運動を勧めると健康によいだろうか？

望ましいリサーチ・クエスチョンの例

血圧や血中の中性脂肪が高い中高年女性に，地域で行っている散歩の会への参加を勧めることは，パンフレットを使用した運動指導より，血圧や血中の中性脂肪の低下や運動に対する意欲の向上に効果があるだろうか？

● 図Ⅱ・4　クリニカル・クエスチョンとリサーチ・クエスチョンの例

一方，望ましいリサーチ・クエスチョンは，P-I/E-C-Oの考え方を当てはめてみると，下記のように説明できる．このリサーチ・クエスチョンの場合，暴露（Exposure）ではなく，「地域で行っている散歩の会への参加を勧めること」が介入（Intervention）として組み込まれ，焦点となる効果（Outcome）としては「血圧や血中の中性脂肪の低下」と「運動に対する意欲の向上」の2種類の内容が示されていることがわかる．

> P：Participants 「血圧や血中の中性脂肪が高い中高年女性に対して，」
> I：Intervention 「地域で行っている散歩の会への参加を勧めることは，」
> C：Comparison 「パンフレットを使用した運動指導に比べて，」
> O：Outcome 「血圧や血中の中性脂肪の低下や運動に対する意欲の向上に効果があるだろうか？」

なお，あるクリニカル・クエスチョンから導かれるリサーチ・クエスチョンは，必ずしも1つであるとは限らない．その実践者が置かれている立場やもっている興味によって，組み立てられるリサーチ・クエスチョンは異なる．例えば，その中高年女性が働いている職場の産業保健師という立場であれば，下記に示す別のリサーチ・クエスチョンを組み立てることもできる．

> P：Participants 「血圧や血中の中性脂肪が高い中高年女性に対して，」
> I：Intervention 「職場内で休憩時間に10分間の運動時間を設定することは，」
> C：Comparison 「地域で行っている散歩の会への参加を勧めることに比べて，」
> O：Outcome 「運動の実施状況の向上や高血圧症の発生予防に効果があるだろうか？」

■c. リサーチ・クエスチョンの検討を行う

組み立てたリサーチ・クエスチョンについては，明瞭で具体的であること以外に，次のような観点から検討を行うことが必要である．

> ・実行可能な実践内容であるかどうか．
> ・地域看護実践の向上に意味があるかどうか．
> ・倫理的な問題がないかどうか．
> ・その実践機関（保健所，保健センター，企業や学校の健康管理部門，地域包括支援センター，訪問看護ステーションなど）に有益であるかどうか．

リサーチ・クエスチョンを明確に組み立てることができたとしても，地域看護実践と関係がない，また実践上の問題をはらんでいるとすれば，意味がないからである．また，取り組むべきリサーチ・クエスチョンが複数ある場合の優先順位の付け方として，対象住民にとって重要な問題から取り組むこと，実践場面でよく出会う問題から取り組むこと，解決できそうな問題から取り組むこと，実践者自身の興味のある問題から取り組むことなどが挙げられる[7]．

リサーチ・クエスチョンの組み立てや検討を行うときには，できれば数人のグループをつくって，ディスカッションを重ね，多側面から考える方がより望ましい．また，場合によっては，立場や所属の異なる看護職や他の職種からの意見をもらい，リサーチ・クエスチョンの検討を行うこともよい．

③エビデンスを収集する

■a. エビデンスの検索方法

ここでは，主に研究等のエビデンスの検索や収集等について述べる．研究論文を楽しみながらパラパラ読む場合とエビデンスを収集するために系統立って研究論文を収集して読む場合とは，論文の読み方が異なる[8]．また，地域看護実践に関するエビデンスの情報は，大量であるため，自分のリサー

チ・クエスチョンに答えをもたらす研究等によるエビデンスを効率よく選択する必要がある．

P-I/E-C-Oに含まれている概念や用語を参考にして，検索のためのキーワードとして，エビデンスを収集するとより，効果的である．例えば，先に述べたリサーチ・クエスチョンの例であれば，次の下線部に示す言葉をキーワードとして検索を進めていく．また，後に述べるような英語のデータベースを活用する場合は，クリニカル・クエスチョンを英語にするとよい．

> P：Participants 「<u>血圧</u>や血中の<u>中性脂肪</u>が高い<u>中高年女性</u>に対して，」
> I：Intervention 「<u>地域</u>で行っている<u>散歩</u>の会への参加を勧めることは，」
> C：Comparison 「<u>パンフレット</u>を使用した<u>運動指導</u>に比べて，」
> O：Outcome 「<u>血圧</u>や<u>血中の中性脂肪の低下</u>や<u>運動に対する意欲</u>の向上に効果があるだろうか？」

■b. エビデンスの検索の対象となるデータベース

エビデンスを検索するデータベースとして，英語のデータベースとしてはMEDLINE（Medical Literature Analysis and Retrieval System On-line）やCINAHL（Cumulative Index to Nursing and Allied Health Literature），日本語のデータベースとしては医学中央雑誌が一般的である．

MEDLINEはアメリカ合衆国国立医学図書館が制作している文献データベースであり，医学，看護学のほか，歯学，薬学，生物科学など多岐にわたる文献が含まれており，世界で最もよく使用されているデータベースである．CINAHLは看護学と関連する健康科学の雑誌記事が収載されているデータベースである．医学中央雑誌とは医学中央雑誌刊行会が作成する日本国内の医学論文情報データベースである．通常，これらのデータベースには大学や研究機関附属の図書館などでアクセスでき，個人でアクセス権を購入することもできる．また，MEDLINEは，PubMedとしてインターネット上で無料にて公開されているため活用しやすいという特徴がある．

そのほかに，質が高く，信頼性が高いエビデンスを系統的に集めて情報を提供しているデータベースや雑誌を活用するのも効率がよい研究論文の読み方である[9]．国際的組織である「コクラン共同計画」は質の高いシステマティック・レビューを作成し，コクラン・ライブラリーを提供している．また，「Evidence-based Nursing」や「Evidence-based Medicine」などの雑誌では，研究方法の妥当性が高く，実践上の意義も有用である研究成果を明確な基準で選択し，簡潔に紹介している．

④エビデンスを吟味し，活用する

■a. エビデンスの読み方

収集した論文等のエビデンスについて，細部に及んで最初から最後まですべて読む必要はなく，「抄録」とよばれる論文の要約をまず読むことから始める．抄録を読むことによって，研究論文の内容を迅速かつ的確に把握し，研究論文を通読する必要性について判断することができるからである[10]．通常，MEDLINEやCINAHL，医学中央雑誌などの文献データベース上で研究論文の抄録を読むことができる．

近年，研究論文の抄録は，その本文内容と同じ構成であるIMRAD（Introduction, Methods, Results, and Discussion）の方法で記載されるようになってきている．IMRADの方法で記載された抄録とは，研究の目的，方法，結果，考察が順に簡潔に述べられたものでものであり，構造化抄録（structured abstract）と呼ばれている[10]．構造化抄録についてはJournal of American Medical AssociationやNursing Researchなど多くの医学または看護学系の英文雑誌が取り入れて

いる．また，日本国内でも，日本公衆衛生雑誌や日本地域看護学会誌などでも必要とされており，今後もそのような学会誌が増えていくと予想される．構造化抄録の特徴として，看護実践に有用な論文の情報が簡潔に伝わることであり，情報が一定に供給されているため，系統立った検索をしやすいことが挙げられる．構造化抄録の詳細な項目については，表Ⅱ・6 に示す[11]．

■ b. エビデンスのクリティーク

抄録を読み，該当するクリニカル・クエスチョンを扱っていると判断した場合は，研究論文についてクリティーク（批判的吟味；critique）を行い，看護実践に活用できるか判断することが必要である．「批判」という日本語には否定的な語感があり，受け入れにくい印象があるかもしれない．しかし，看護学は実践科学であるため，看護実践者には主観的な感覚ではなく，看護学の知を客観的に判断し，目の前にいる対象者に適用できるかを判断することも必要である．

エビデンスに対するクリティークとは「過去の研究経験やその話題に対する知識を基礎においた利益，限界，意味そして意義を判断するために研究のあらゆる側面に対する系統的でバイアスのない慎重な検討」と定義づけられる[12]．どのようなエビデンスであっても，必ず強み（長所）と弱み（短所）があり，それらを慎重に判断することが大切である．例えば，ある地域看護実践が対象者の健康状態の向上に役立つと結論づけている研究論文があったとしよう．しかし，その研究における対象者の選び方に偏りがある場合，一般的な住民に活用するときには注意する必要がある．研究論文をクリティークすることと研究論文をレビューすることとは，異なるものであり（図Ⅱ・5）[13]，エビデンスを看護実践に適用するべきか，判断を行うときにはクリティークは必要不可欠なプロセスである．

■ 表Ⅱ・6　構造化抄録の構成

構成		説明（例）
目的	Objectives	研究目的
方法	Design	研究デザイン（無作為化比較試験など）
	Setting	どこで研究したのか（行政機関，地域など）
	Patients/Participants	対象者（患者または参加者）
	Interventions	介入（看護ケアや教育内容など）
	Main outcome measures	主要なアウトカムの測定（効果の評価方法など）
結果	Results	結果（p値や信頼区間などを含む数値）
結論	Conclusion	結論（今後への示唆など）

（赤居正美，丸井英二：EBMの実践：論文執筆にどう生かし，臨床に役立てるか．整形外科50 (12)：1515　1999に一部加筆）

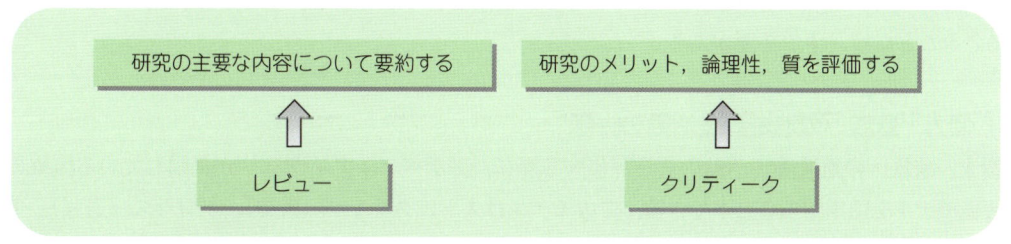

● 図Ⅱ・5　研究論文のレビューとクリティーク

レビュー → 研究の主要な内容について要約する
クリティーク → 研究のメリット，論理性，質を評価する

(Melynk BM & Fineout-Overholt E：Evidence-Based Practice in Nursing & Healthcare. p7, figure1. 2 を著者訳)

クリティークの具体的な方法の例を表Ⅱ・7に示す[14]．これは，主に統計的手法を用いた調査研究（量的研究）に活用できるガイドラインであり，目的，デザイン，サンプリングの方法，データ収集の方法，倫理的配慮，データ分析，知見，結果の解釈の妥当性など，研究論文の構成にしたがって，クリティークを行う．

他にも CASP Japan（http://caspjp.umin.ac.jp/）や CONSORT 声明（http://www.consort-statement.org/）などからクリティークに活用できるチェックリストやツールは，いずれも日本語訳で公開されている．

CASP Japan は，医療や保健の現場で判断をする職種に就いている人，その判断に関わるすべての人がエビデンスをわきまえたうえで判断し行動できるように支援することを目的としており，クリティークに関する詳細な資料や無作為化比較試験，質的研究，レビューをクリティークするためのワークシートをインターネット上で公開している．

CONSORT 声明は，無作為化比較試験の報告が適切に行われることを目指し，無作為化比較対照試験を報告するときに含まれるべき事項のチェックリスト（タイトルから考察までに記載されるべき22項目から構成されたチェックリスト）と無作為化比較対照試験の各段階の対象者の数を示すフローチャート（対象者の組み入れ，割り付け，追跡，解析などの状況を記載したフローチャート）を提供しているものである[15]．

上記のガイドラインなどにしたがって，研究論文を吟味した後，エビデンスについて最終的に，有用性（usability），完全性（completeness），一貫性（consistency）の観点から評価を行う[16]．これらの評価の観点を表Ⅱ・8に示す．

なお，クリティークを行うのは看護実践を向上させるためであり，次のような態度で行うことが望ましい[17]．

・研究の弱みだけでなく強みについてもコメントを行い，研究の価値についてバランスよく分析する．
・研究の強みと弱みについては，あいまいな説明を避け，論拠を明確にする．
・自分の興味や見解と一致しないという理由で過度に批評しない．
・コメントを受け取った研究者の立場に立ち，否定的なコメントをする際には配慮を行う．
・問題点を指摘するだけでなく，問題が解決できる代替案や異なるアプローチを提案する．

■ c. エビデンスの判断から実践への活用

エビデンスの判断から実践への活用のプロセスを図Ⅱ・6に示す．これは，一般的なEBN[18]やEBM[19]のプロセスに，著者が一部加筆したものである．リサーチ・クエスチョンを直接扱った論文がある場合とない場合があり，エビデンスを判断するといっても，実践への活用までには，図に示すように，いくつかのパターンがあると考えられる．また，その個人や家族にエビデンスが活用できると考えた場合は，例えば保健所や保健センターなどその組織全体で取り組む，あるいは行政レベルで制度化することなどを検討する必要がある．

（3）個人・家族への地域看護活動の評価

個人，家族への地域看護活動の質を評価する際に，ドナベディアン[20, 21]が提唱している医療の質の評価モデルを活用することができる．このモデルはストラクチャー（構造），プロセス（過程），アウトカム（効果）などの一定の側面から医療保健福祉活動の評価を行うことの重要性を示しているものである（図Ⅱ・7）．

表Ⅱ・7　クリティークのガイドライン（量的研究）

1. 目的
1) 研究目的は明確であるか．
2) 研究目的が有意義であるか．
3) 研究目的は，合理的な根拠のもとに導かれているか．
4) 最新の文献（過去5～10年間）を使い，適切なレビューをしているか．

2. デザイン
1) 研究の目的に合った研究デザインを適用しているか．
2) 変数間の関係を図示する概念図はどんなものか．①独立・従属変数，共変量等　②概念，尺度等

3. サンプルとサンプリングの方法
1) 研究結果をあてはめる母集団は定義されているか．
2) 対象者は適切な基準や手順で選ばれているか．
3) 統計的な有意差をだすのに十分なサンプルサイズであるか．

4. データ収集の方法と項目
1) 介入内容のプロトコールは再現可能なものか．
2) データ収集の方法（質問紙調査，面接調査）やプロセスは明確であるか．
3) 測定用具の水準（名義尺度，順序尺度，比尺度など）は明確であるか．
4) 測定用具の信頼性と妥当性は十分であるか or 生理学的測定法の正確性と精度は十分であるか．
5) データ収集や介入におけるバイアスは最小限であるか．

5. 倫理的配慮
1) 対象者に対する研究参加の説明と了承を取る方法は適切であるか．
2) 研究のプロセスは，人権擁護などに配慮しているか．

6. データ分析
1) データの形式に合った分析手続きか．
2) 分析方法は明確か．

7. 知見
1) 分析結果は，明白でわかりやすいか．
2) 研究デザインに合った結果が示されているか．

8. 結果の解釈
1) 研究目的や分析結果と一貫した考察が行われているか．
2) 研究結果について，どのように一般化されているか．
3) 研究の限界について，どのように述べられているか．
4) 研究結果は，看護実践への活用についてどのように述べられているか．
5) 今後の研究への示唆は，どのように述べられているか．

都筑千景，河野あゆみ：グループワーク「論文をクリティークしてみよう」．
日本地域看護学会誌，11（2）：99, 2009.

■ 表Ⅱ・8 クリティークの観点

観点		説明
有用性	Usability	研究から得られた情報が自身の専門的実践，すなわち看護実践，教育，看護管理などに活用できるか？
完全性	Completeness	クリニカル・クエスチョンに対するリサーチ・クエスチョン，対象，データ収集の方法，データの評価方法などを明らかにしているか？ 研究論文をレビューした後に，疑問点はあるか？
一貫性	Consistency	研究目的，対象，データ収集，分析，結論まで論理的であるか？ 対象の選択はリサーチ・クエスチョンにそっているか？ データ分析は対象にそっているか？ 研究論文の序論と結論部分が一貫しているか？

(Brink PJ, Wood MJ：Basic Steps in Planning Nursing Research. p59 の一部を著者訳)

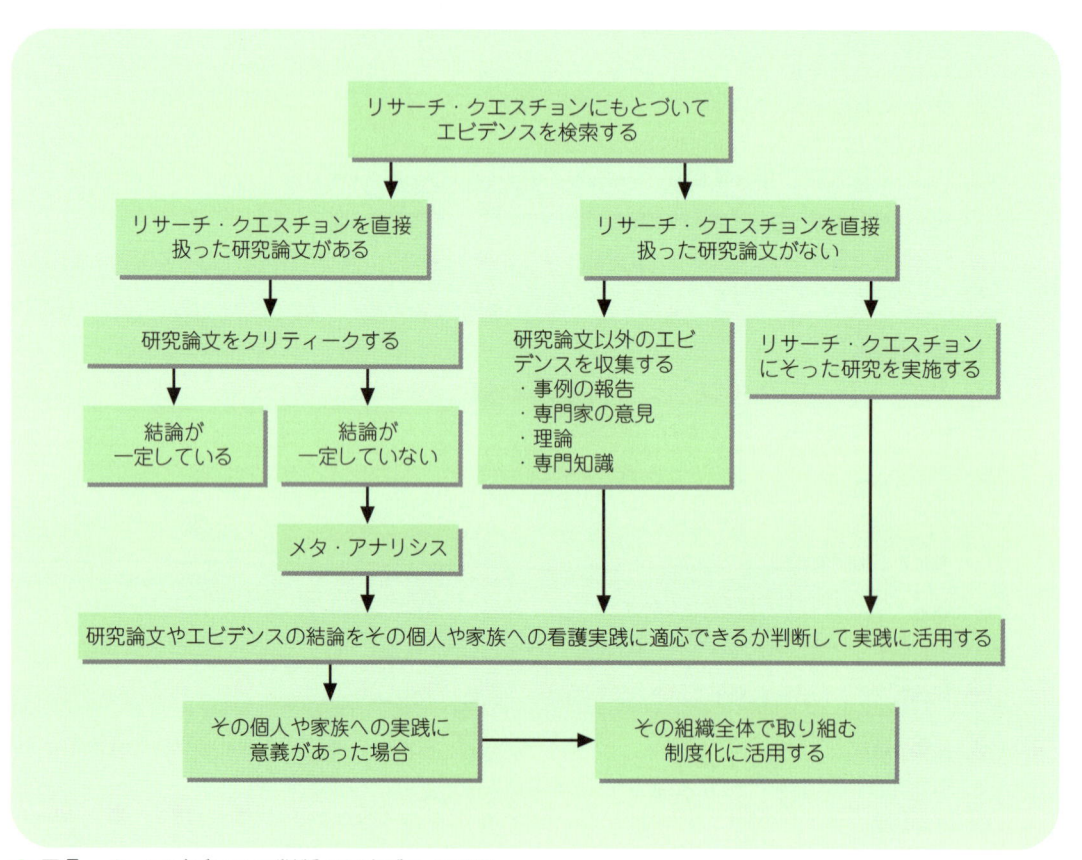

● 図Ⅱ・6 エビデンスの判断から実践への活用

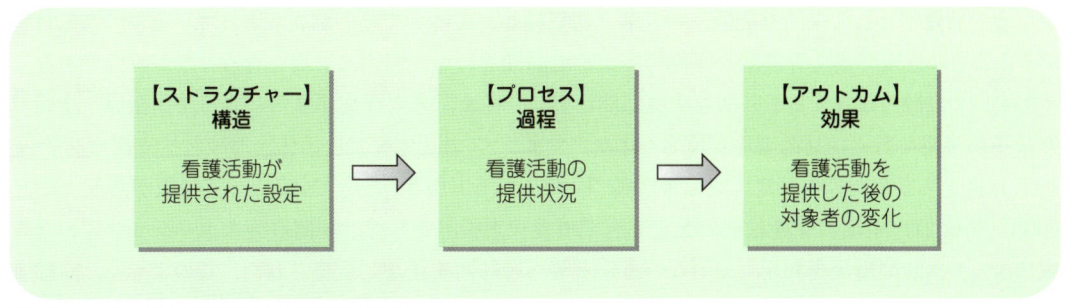

```
【ストラクチャー】        【プロセス】           【アウトカム】
   構造          →        過程          →         効果
看護活動が              看護活動の              看護活動を
提供された設定           提供状況               提供した後の
                                            対象者の変化
```

● 図Ⅱ・7　地域看護活動の評価の視点
(Donabedian A：An introduction to quality assurance in health care. pp46-47 の内容より作図)

　通常，ストラクチャーには物的資源，人的資源，組織的資源などから構成されている[20]．地域看護活動でのストラクチャーの例として，下記の内容が挙げられる．

・物的資源：保健所，保健センター，企業や学校の健康管理部門，地域包括支援センター，訪問看護ステーション等の実践機関の規模や設備等
・人的資源：地域看護活動を提供している専門職や非専門職，人数，多様性等
・組織的資源：地域看護活動を提供している組織体制や実践教育研究の機能，事業予算，介護報酬，診療報酬，看護活動のスーパービジョンや点検評価の体制等

　地域看護活動におけるプロセスの例として，看護過程や保健指導の展開状況（頻度，時間，提供者など），標準化されたプログラムの有無，対象者やその家族の意向や主体性の状況を評価する．
　また，アウトカムとしては，健康状態や保健行動の変化，対象者の知識や態度の変化，対象者の満足感等が例として挙げられる．
　以上の側面から評価を行い，さらなるクリニカル・クエスチョンをもち，看護活動の展開につなげることが重要である．

2) 個人・家族への介入におけるエビデンスの見つけ方の具体例

(1) 高齢者への家庭訪問におけるエビデンスの見つけ方
①リサーチ・クエスチョンの明確化

　家に閉じこもりがちな虚弱高齢者は，人との接触や保健・福祉サービスの利用が少ないと考えられ，身体・心理・社会的側面での健康水準が低いことが指摘されている[22-25]．このような高齢者は身体機能が低下しやすく[26-30]，死亡につながりやすい[31]等その後の経過がよくないことが明らかになっている．高齢者の身体障害等が軽度である場合は，何とか地域で生活を継続することができ，高齢者本人や家族が生活機能の低下を予防するための生活改善の必要性を認識せず，閉じこもりがちになることが多い．
　一方で，高齢者の予後については高齢者自身の生活のあり様によって身体機能が維持・改善できる可能性も示されている[32,33]．高齢者の生活機能の低下を予防するための支援として，地域で行われている介護予防教室等のグループケアへの参加や介護保険サービス等の利用を促すこと等が考えられる

が，その前段階として生活機能低下のリスクを把握し，高齢者やその家族がもっているニーズに対応できるように地域で働く看護師や保健師等が家庭訪問を行い，個別に支援を行うことが重要である．

わが国の高齢者に対する予防的な家庭訪問活動は，従来，老人保健事業等による訪問指導，訪問型介護予防事業や要支援高齢者等軽度者へのケアマネジメントとして，自治体，地域包括支援センター，居宅介護支援事業所等の保健医療福祉活動の一環として実施されてきているという特徴がある．また，2009（平成21）年度の介護報酬の改定で居宅療養管理指導として，訪問看護ステーション等の看護職によって，訪問看護を利用していない高齢者等への訪問相談が制度化された．このように，高齢者に対する予防的な家庭訪問活動は，地域看護実践として定着していると考えられるが，高齢者への身体機能の低下や死亡抑制への効果については，どのようにエビデンスとして報告されているのであろうか．

リサーチ・クエスチョンを下記のように組み立て，高齢者への家庭訪問に関するエビデンスの地域看護活動への活用方法について，述べたい．

> P：Participants 「在宅で暮らす高齢者に対して」
> I：Intervention 「看護職が家庭訪問を行うことは」
> C：Comparison 「その地域における通常のケアを行う場合に比べて」
> O：Outcome 「身体機能の低下や死亡予防に効果があるだろうか？」

②エビデンスの検索

英語のデータベースであるMEDLINEで研究論文を検索するために，前述のリサーチ・クエスチョンは，以下のように英訳し，下線部の英単語をキーワードとして研究論文の検索を行った．

> P：Participants 「In elders living at home,」
> I：Intervention 「what is the effects of home visit program conducted by nurses」
> O：Outcome 「on prevention of physical function decline or mortality」
> C：Comparison 「compared with routine usual care?」

図Ⅱ・8に示すとおり，2009年4月時点で，MEDLINEにて過去10年間（1999～2009年）に出版された英語または日本語論文で「elder」をキーワードとした研究論文について，627,873文献を検索することができた．これらの文献のうち，「home visit」をキーワードとして，検索されたものは677文献みられた．さらに，リサーチ・クエスチョンから得られたキーワードである「nurse」「mortality」「function」を検索に活用した．すなわち，677文献の中から，「nurse」をキーワードとして掛け合わせたところでは140文献，「mortality」をキーワードとしたところでは51文献，「function」をキーワードとしたところでは116文献が検索された．

これらの延べ307文献について，MEDLINE検索画面でタイトルと抄録に目を通し，リサーチ・クエスチョンに関連あると考えられた論文を合計63文献取り寄せた．63文献について内容を一読し，以下の点を基準として，論文を選択または除外し，最終的に18文献を吟味の対象論文とした．

> A．選択基準
> ①家庭訪問の担当者に看護職が含まれていること
> ②研究論文の評価指標（outcome）に健康に関する内容が含まれていること
> B．除外基準
> ①家庭訪問のプログラムや方法，または評価ツール等を紹介している論文
> ②研究デザインのみを紹介している論文

③心筋梗塞やがん等ある特定の疾患を対象としたものやリハビリテーションのみを家庭訪問で行う等専門分化した家庭訪問プログラム内容である場合

③エビデンスの吟味

選択された論文を研究論文について，エビデンスの水準に基づいて分類した結果を表Ⅱ・9に示している．水準Ⅰa（メタ・アナリシスまたはシステマティック・レビュー）の論文は5文献[34-38]，水準Ⅰb（無作為化比較研究）の論文は8文献[39-46]，水準Ⅱa（無作為化を伴わない比較研究）の論文は1文献[47]，水準Ⅱb（ケース・コントロール研究やコホート研究）の論文は2文献[48,49]である．このことから在宅高齢者の家庭訪問の身体機能に関する効果は，エビデンスの水準ⅠaまたはⅠbの論文等比較的エビデンス水準の高いものが論文発表されていることがわかる．

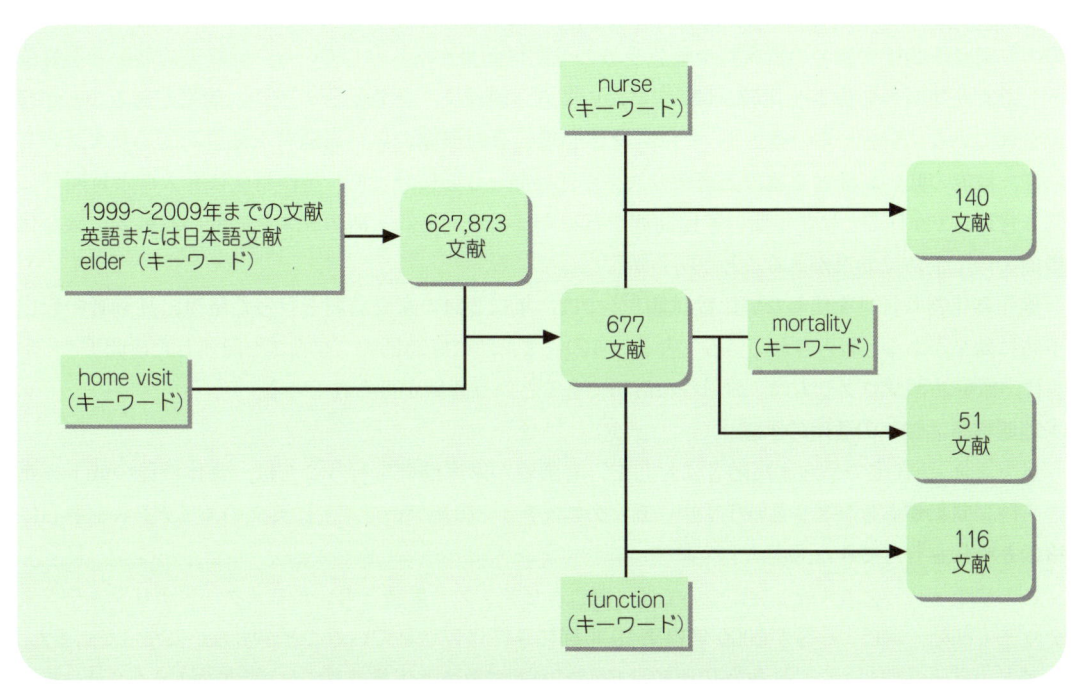

● 図Ⅱ・8　在宅高齢者への家庭訪問の効果に関するエビデンスの検索過程

■ 表Ⅱ・9　在宅高齢者への家庭訪問の効果に関する研究論文16文献のエビデンスの水準

水準	内容	件数
Ⅰa	複数の無作為化比較研究を検討したメタアナリシスまたはシステマティックレビュー	5文献[34-38]
Ⅰb	緻密にデザインされた無作為化比較研究	8文献[39-46]
Ⅱa	緻密にデザインされた比較研究（割り付け時に無作為化を行わない）	1文献[47]
Ⅱb	緻密にデザインされたケース・コントロール研究やコホート研究	2文献[48,49]

(Melynk BM, Fineout-Overholt E : Evidence-Based Practice in Nursing & Healthcare. p10, box1.2 を著者訳および改変)

水準Ⅰaの論文では，メタ・アナリシスは3文献[34,36,37]，システマティック・レビューは2文献[35,38]みられている（表Ⅱ・10）．メタ・アナリシスの3文献[34,36,37]はすべて，在宅高齢者への家庭訪問は，身体機能低下予防等について「効果はある」，または「一部の効果がある」と結論付けていた．特に，「一部の効果がある」としていた文献1[34]および3[36]では，比較的若い年代の高齢者に訪問した場合，死亡予防に効果があること，医学的検査や総合的機能評価を伴う訪問を行った場合，身体機能低下に効果があることが示されていることが共通した結果として報告されているのは，大変興味深い結果である．

水準Ⅰbの論文では，無作為化比較試験8文献[39-46]のうち，半数の4文献[39,40,44,45]は効果がないと結論付けている（表Ⅱ・11）．日本で行われた虚弱高齢者への保健師の家庭訪問についての無作為化比較試験[42]では，対象者数が100例程度と少ないが，ADL低下予防に効果があるとしている．また，Caplanらの報告[43]では，主に救急部門から退院した者が研究対象であるという特徴があるものの，家庭訪問は高齢者の再入院や救急受診の予防に効果があるとしている．低収入の高齢者を対象とした家庭訪問の無作為化比較試験[41]においても，同様に，救急受診の予防に効果があることが報告されている．Stuckらの報告[46]では，身体心理社会的機能の高い高齢者を施設入所のリスクの高い群，機能の低い高齢者を施設入所のリスクの低い群と2群に分けて，無作為化に介入群と対照群に割り付け，3カ月ごとに3年間の家庭訪問を行ったところ，施設入所のリスクの低い高齢者には身体機能の低下予防に効果があることが明らかになっている．

無作為化割り付けを伴わない比較試験[47]では，年に2回の家庭訪問を行った結果，高齢者の死亡予防に効果があると報告されている（表Ⅱ・12）．また，家庭訪問のプロセスを記述した研究[48,49]からは，家庭訪問プログラムは，おおむね活用できるという評価が得られている．

④地域看護活動への活用の示唆

以上より，「在宅で暮らす高齢者に対して，看護職が家庭訪問を行うことは，身体機能の低下や死亡予防に効果があるか？」というリサーチ・クエスチョンに基づいて，主に英文のエビデンスを中心に検索と吟味を行ってきた．

このリサーチ・クエスチョンについては，既にエビデンスの集積ともいえるメタ・アナリシスやシステマティック・レビュー等が2000年以来10年間に5件報告されていることが明らかになった．また，高齢者の家庭訪問について無作為化比較試験が国内外で数多く実施されており，このようなリサーチ・クエスチョンには，比較的エビデンスの水準の高い研究デザインが適用されていることがわかる．高齢者への家庭訪問は効果がないとしている報告もいくつかみられるが，統計分析を伴うメタ・アナリシスの研究報告から，対象者の状況や家庭訪問の方法によっては，身体機能低下や死亡予防に効果があると解釈できる．したがって，地域看護実践で行われている在宅高齢者への家庭訪問は，一定の意義があると考えてよいだろう．

4. 文献検索の実施からのエビデンスの見つけ方

表Ⅱ・10　「在宅高齢者への家庭訪問」に関するシステマティック・レビューまたはメタアナリシスの研究論文の概要

著者（年度）	雑誌名	論文のタイトル	論文数	選択論文基準または除外基準など	訪問者	統計的検討	効果指標	身体機能等の低下予防に対する効果
文献1 Huss Aら (2008)[34]	J of Gerontol A Biol Sci med Sci	地域高齢者への総合的予防訪問プログラム	21	①施設入所、身体機能低下、死亡のうち少なくとも1つの指標を扱っている。②退院後プログラムやケースマネジメント、特定の治療目的を伴う訪問は除外した。	看護師 保健師 医師 PT ボランティア	有	死亡率 身体機能 施設入所	【一部あり】・医学的検査を伴う場合、機能低下予防に効果あり。・77歳以下の高齢者に訪問した場合、死亡予防に効果あり。
文献2 Bouman Aら (2008)[35]	BMC Health Serv Res	健康状態がよくない高齢者への集中的家庭訪問の効果	8	①無作為化比較研究を対象とした。②1年に4回以上の集中的な訪問である。③12カ月以上の介入期間が続いている。④健康状態不良の65歳以上の者が対象である。	看護師 保健師	無	死亡率 健康状態 サービス利用コスト	【なし】
文献3 Stuck AEら (2002)[36]	JAMA	高齢者へのナーシングホーム入所と機能低下予防のための家庭訪問	18	①無作為化比較研究を対象とした。②対象集団の平均年齢が70歳以上である。③施設入所、身体機能低下、死亡を指標としている。	看護師 保健師 医師 PT 福祉職	有	死亡率 身体機能 施設入所	【一部あり】・総合的機能評価を伴う場合、機能低下予防に効果あり。・複数回訪問する場合、施設入所や機能低下予防に効果あり。・若い高齢者に訪問した場合、死亡予防に効果あり。
文献4 Elkan Rら (2001)[37]	BMJ	高齢者のための家庭ベース支援の効果	15	①対照群のある比較研究（無作為化は問わない）を対象とした。②専門的なケア目的の訪問は除外した。③訪問者がボランティアのみの場合、除外した。	看護師 保健師 医師	有	死亡率 身体機能 健康状態 施設入所 入院	【あり】・死亡予防と施設入所予防に効果あり。
文献5 van Haastregt JCMら (2000)[38]	BMJ	地域高齢者に対する予防訪問の効果	15	①無作為化比較研究を対象とした。②退院後のプログラムは除外した。③特定の疾患を対象としたプログラムは除外した。④死亡率、身体心理社会機能、施設入所、転倒のうち少なくとも1つの指標を扱っている。	看護師 等	無	死亡率 身体心理社会機能 施設入所 転倒	【なし】

■ 表 II・11 「在宅高齢者への家庭訪問」に関する無作為化比較試験の研究論文の概要

著者(年度)(国)	雑誌名	論文のタイトル	対象者数	介入方法	訪問者(実施国)	効果指標(評価時期)	身体機能等の低下予防に対する効果
文献6 Wong FK ら (2008)[39]	J Adv Nurs	家庭訪問は入院を減らすことができるか？：RCT	介入群→173人 対照群→181人	対象：ある病院に再入院してきた患者. 介入期間・頻度：退院後7日以内に初回訪問を行い、28日以内に最大4回までの家庭訪問. 介入内容：オパハンシステムによりか入.	看護師(中国)	ADL, 生活満足感, ケアへの満足, 健康への自己評価, 再入院率(退院時, 退院30日後)	[なし]
文献7 Bouman A ら (2008)[40]	J Am Geriat Soc	オランダにおける健康状態が良くない高齢者への集中的家庭訪問の効果：RCT	介入群→166人 対照群→170人	対象：70歳以上の地域高齢者に郵送調査を行い、健康状態が不良と自分で評価した者. 介入期間・頻度：18カ月間に8回以上の家庭訪問と電話によるフォロー. 介入内容：保健師にスーパービジョン受け看護師が系統的アセスメントとか入.	看護師(オランダ)	健康への自己評価, 身体機能, 生活の質(QOL), 自分で報告する問題(訪問前, 12カ月後, 18カ月後, 24カ月後)	[なし]
文献8 Counsell SR ら (2007)[41]	JAMA	低収入高齢者のケアマネジメント：RCT	介入群→474人 対照群→477人	対象：65歳以上で国の水準以下の年収の者. 介入期間・頻度：24カ月間に年6～7回の家庭訪問と11～12回の電話によるフォロー. 介入内容：NPとSWから構成されるチームにより、系統的アセスメントとか入.	ナースプラクティショナー ソーシャルワーカー(アメリカ)	生活の質(身体心理社会機能などを含む), IADL, ADL, 救急受診(訪問前, 6カ月後, 12カ月後, 18カ月後, 24カ月後)	[一部あり] 救急受診の頻度については効果あり.
文献9 Kono A ら (2004)[42]	Aging Clin Exp Res	歩行可能な閉じこもり高齢者への予防訪問：予備的研究	介入群→59人 対照群→60人	対象：65歳以上で外出頻度が週1回以下の者. 介入期間・頻度：18カ月間に平均4.3回の家庭訪問や電話でのフォロー. 介入内容：系統的アセスメントとか入.	保健師(日本)	ADL, IADL, 自己効力感, 抑うつ, ソーシャルサポート, 死亡, 施設入所(訪問前, 18カ月後)	[あり] ADL低下予防に効果あり.

つづく

(表Ⅱ-11 つづき)

著者 (年度)	雑誌名	論文の タイトル	対象者数	介入方法	訪問者 (実施国)	効果指標 (評価時期)	身体機能等の 低下予防に対 する効果
文献10 Caplan GA ら (2004)[43]	J Am Geriatr Soc	救急部門から退院した高齢者における総合的アセスメントと学際的介入のRCT	介入群 →370人 対照群 →369人	対象：救急部門から退院した75歳以上の者． 介入期間・頻度：退院後28日間に家族訪問（頻度の記載なし）． 介入内容：看護師がプランを提案し，学際的チームで検討しながらの介入．	看護師 医師 理学療法士 作業療法士 (オーストラリア)	再入院率，救急受診，施設入所，死亡率（退院時，3カ月後，6カ月後，12カ月後，18カ月後）	[一部あり] 再入院，救急受診の予防に効果あり．
文献11 Hebert R ら (2001)[44]	Age Ageing	機能低下のリスクが高い高齢者のための看護師主導の予防プログラム：RCT	介入群 →250人 対照群 →253人	対象：75歳以上の地域高齢者に郵送調査を行い，返信があった者． 介入期間・頻度：12カ月間1カ月に1回以上の家庭訪問と電話でのフォロー． 介入内容：医師と相談しながら，看護師が系統的なアセスメントと介入．	看護師 (カナダ)	死亡率，身体機能，施設入所，自律心，幸福感，ソーシャルサポート，サービス利用（訪問前，12カ月後）	[なし]
文献12 van Haastregt JCM ら (2000)[45]	BMJ	高齢者の転倒と機能障害における多面的家庭訪問プログラムの効果：RCT	介入群 →159人 対照群 →157人	対象：70歳以上で中度の身体障害と転倒経験のある者． 介入期間・頻度：12カ月間に5回の家庭訪問や電話でのフォロー． 介入内容：系統的なアセスメントと介入．	看護師 (オランダ)	身体機能，転倒，自覚症状，健康評価，歩行，日常活動，転倒恐怖感，精神的健康，孤独感（訪問前，12カ月後，18カ月後）	[なし]
文献13 Stuck AE ら (2000)[46]	Arch Intern Med	施設入所の高リスク群と低リスク群の地域高齢者への機能低下予防をめざした家庭訪問：RCT	高リスク 介入群 →116人 対照群 →231人 低リスク 介入群 →148人 対照群 →296人	対象：健康保険被保険者リストから75歳以上の者．身体心理社会機能の高い者を低リスク群，機能の低い群を高リスク群とした． 介入期間・頻度：36カ月間に3カ月毎の家庭訪問． 介入内容：医師と相談しながら，看護師が系統的なアセスメントと介入．	看護師 保健師 (スイス)	ADL，IADL，施設入所，気力，認知機能，歩行と バランス，健康状態，服薬，インフルエンザの免疫状態（訪問前，24カ月後，36カ月後）	[一部あり] 施設入所について低リスクの高齢者には身体機能低下予防に効果あり．

RCT：無作為化比較試験　ADL：基本的日常生活動作　IADL：手段的日常生活動作

■表Ⅱ・12　「在宅高齢者への家庭訪問」に関する無作為化割り付けを伴わない比較試験、およびコホート研究の研究論文の概要

著者 (年度) (国)	雑誌名	論文の タイトル	対象者数	介入方法	訪問者 (実施国)	効果指標 (評価時期)	結果
文献 14 Sahlen KG ら (2006)[47]	BMC Public Health	予防訪問のその後の死亡率：期間を限定した比較対照試験	介入群 →196人 対照群 →346人	対象：75歳以上の健康な年金受給者. 介入期間・頻度：2年間に年に2回の家庭訪問. 介入内容：看護師とケアマネジャーが系統的にアセスメントと介入.	看護師 ケア マネジャー (スウェーデン)	死亡率 (訪問前、24カ月後)	【あり】 家庭訪問は死亡予防に効果あり.
文献 15 Bouman AN ら (2006)[48]	J Adv Nurs	健康問題を持つ高齢者への訪問プログラム：プロセスの評価	介入群 →160人	対象：75歳以上の健康な年金受給者. 介入期間・頻度：18カ月間に8回の家庭訪問する. 介入内容：看護師が構造化されたプログラムにしたがってアセスメントと介入.	看護師 (オランダ)	訪問回数や時間 訪問中の会話 コンプライアンス プログラムへの看護師や参加者への意見	家庭訪問プログラムは看護師や対象者らおおむね好評であった.
文献 16 Milisen K ら (2006)[49]	J Nutr Health Aging	地域高齢者のための転倒問題のリスクアセスメントと看護師主導型介入プロトコールのプロセス評価：予備的研究	介入群 →129人	対象：70歳以上の高齢者 介入期間・頻度：明確な記載なし 介入内容：転倒に関するスクリーニングを行い、それにしたがってアセスメント と介入.	看護師 (ベルギー)	実施した転倒に関するアドバイスのタイプとコンプライアンスの状況	看護師主導型の訪問介入プロトコールはある程度、活用できた.

しかし，表Ⅱ・11等の内容から，報告されている対象者の選択方法，家庭訪問の提供の仕方等が多様であることが示されている．本項では，看護職が家庭訪問プログラムの提供者であることを条件として，エビデンスを検索してきたが，どのようなケアチーム体制やアセスメント方法がより望ましいのか，地域看護活動に活用する際には工夫が必要であると考える．また，本項で対象となったエビデンスのほとんどは海外，特に欧米諸国で行われた研究であることにも留意した方がよい．高齢者の地域ケアを取り巻く制度やケアシステムは国によって全く異なるため，わが国における在宅高齢者への家庭訪問の効果がどのようなものなのか，さらなる地域看護活動のエビデンスの蓄積が必要であると考える．

（河野あゆみ）

引用文献

1) Melnyk BM, Fineout-overholt E : Making the case for evidence-based practice. Evidence-based practice in nursing & healthcare : a guide to best practice, Melnyk BM, Fineout-overholt E (ed), pp3-24, Lippincott & Williams & Wilkins, Philadelphia, 2005.
2) Chesla CA : Translational research : essential contributions from interpretive nursing science. Res Nurs Health, 31(4) : 381-390, 2008.
3) 日本脳卒中学会脳卒中ガイドライン委員会：脳卒中治療ガイドライン2009，日本脳卒中学会ホームページ http://www.jsts.gr.jp/jss08.html，2010/05現在
4) 林　邦彦：研究デザインの理解．エビデンスのための看護研究の読み方・進め方．高木廣文，林　邦彦編，pp17-38, 中山書店，2006.
5) 坂下玲子：effectiveness researchの確立に向けて．看護研究，41(6): 469-473, 2008.
6) Oxman AD, Sackett DL, Guyatt GH for the Evidence-Based Medicine Working Group : users' guides to the medical literature. JAMA, 270(17) : 2093-2095, 1993.
7) 名郷直樹：臨床上の疑問とPECO：臨床上の疑問を明らかにする．EBMキーワード，pp4-7, 中山書店，2005.
8) Greenhalgh T : How to read a paper : the basis of evidence based medicine. Second edition, BMJ books, 2001／今西二郎，渡邊聡子訳：文献の検索．EBMがわかる：臨床医学論文の読み方．pp19-48, 金芳堂，2004.
9) Evidence-Based Nursing誌：EBN users' guide. BMJ publishing group, 2000-2006／八重ゆかり，海野康子訳：看護研究の読み方．EBNユーザーズ・ガイド：そのエビデンスを役立てるために，pp2-10, 中山書店，2008.
10) 青木　仕：構造化抄録の基礎知識．EBMのための情報戦略：エビデンスをつくる，つたえる，つかう．中嶋宏監修，津谷喜一郎，山崎茂明，坂巻弘之編．pp82-93, 中外医学社，2000.
11) 赤居正美，丸井英二：EBMの実践：論文執筆にどう生かし，臨床に役立てるか．整形外科，5(12)：513-1519, 1999.
12) Burns N, Grove SK : The practice of nursing research : conduct, critique and utilization. Fifth edition, Elsevier, 2005／黒田裕子，中木高夫，小田正枝，逸見功監訳：看護研究の批判的分析．バーンズ&グローブ看護研究入門：実施，評価，活用，pp668-687, 2007.
13) Brockopp DY, Hastings-Tolsma MT : Roles of the nurse investigator. Fundamentals of nursing research, Brockopp DY, Hastings-Tolsma MT(ed), pp39-57, Jones & Bartlett Publishers, Boston& London, 1994.
14) 都筑千景，河野あゆみ：グループワーク　論文をクリティークしてみよう．日本地域看護学会誌，11(2)：98-101, 2009.
15) 津谷喜一郎解説・訳，小島千枝，中山健夫訳：CONSORT声明：ランダム化並行群間比較試験報告質向上のための改訂版勧告（The CONSORT Statement: revised recommendations for improving the quality of reports of parallel-group randomized trials, by Moher D, Schulz KF, Altman D for the CONSORT Group）．JAMA（日本語版）：pp 119-124, 2002.
16) Brink PJ, Wood MJ : Critical review of the literature. Basic steps in planning nursing research : from question to proposal : fourth edition, Brink PJ, Wood MJ (ed), pp57-66, Jones & Bartlett Publishers, Boston& London, 1993.
17) 操　華子：臨床看護研究のクリティーク：総論　研究論文をクリティークすること．看護，57(9)：76-79, 2005.
18) 阿部俊子：EBMとEBNのちがい．看護実践のためのEBN：ベストエビデンスへの手引．阿部俊子編．pp8-18, 中央法規出版，2001.
19) 新保卓郎：EBMの実際：疑問点の抽出．EBM実践ガイド，福井次矢編．pp18-24, 医学書院，1999.

20) Donabedian A : Selecting approaches to assessing performance. An introduction to quality assurance in health care, Bashshur R (ed), pp45-57, Oxford University Press, New York, 2003.
21) Donabedian A:Exploration in quality assessment and monitoring, volume 1 definition of quality and approaches to its assessment／東　尚弘訳：評価のための基本的な方法：構造，過程，結果．医療の質の定義と評価方法．pp84-143, NPO健康医療評価研究機構，2007．
22) 河野あゆみ：在宅障害老人における「閉じこもり」と「閉じこめられ」の特徴．日本公衆衛生雑誌，47(3)：216-229, 2000．
23) Kono A, Kanagawa K : Characteristics of housebound elderly by mobility level in Japan. Nurs Health Sci, 3：105-111, 2001.
24) 藤田幸司，藤原佳典，熊谷　修・他：地域在宅高齢者の外出頻度別にみた身体・心理・社会的特徴．日本公衆衛生雑誌，51(3)：168-188, 2004．
25) 新開省二，藤田幸司，藤原佳典・他：地域高齢者における"タイプ別"閉じこもりの出現頻度とその特徴．日本公衆衛生雑誌，52(6)：443-455, 2005．
26) Kono A, Kai I, Sakato C, et al : Frequency of going outdoors : a predictor of functional and psychosocial change among ambulatory frail elders living at home. J Gerontol A Biol Sci Med Sci, 59(3)：275-280, 2004.
27) 渡辺美鈴，渡辺丈眞，松浦尊麿・他：自立生活の在宅高齢者の閉じこもりによる要介護の発生状況について．日本老年医学会雑誌，42(1)：99-105, 2005．
28) 新開省二，藤田幸司，藤原佳典・他：地域高齢者におけるタイプ別閉じこもりの予後；2年間の追跡研究．日本公衆衛生雑誌，52(7)：627-638, 2005．
29) Fujita K, Fujiwara Y, Chaves PH, et al : Frequency of going outdoors as a good predictors for incident disability of physical function as well as disability recovery in community-dwelling older adults in rural Japan. J Epidemiol, 16(6)：261-270, 2006.
30) Kono A, Kai I, Sakato C, et al : Frequency of going outdoors predicts long-range functional change among ambulatory frail elders living at home. Arch Gerontol Geriatr, 45(3)：233-242, 2007.
31) 河野あゆみ，金川克子：地域障害老人における「閉じこもり」と「閉じこめられ」の1年後の身体・心理社会的変化．老年看護学，5(1)：51-58, 2000．
32) 河野あゆみ・金川克子：在宅虚弱高齢者の生活パターンからみた1年半後のADL変化に関する1考察．日本公衆衛生雑誌，45(8)：749-757, 1998．
33) 河野あゆみ・金川克子：在宅虚弱高齢者の生活パターンからみた3年後の生命予後とADL変化．日本公衆衛生雑誌，46(10)：915-921, 1999．
34) Huss A, Stuck AE, Rubenstein LZ, et al : Multidimensional preventive home visit programs for community-dwelling older adults : a systematic review and meta-analysis of randomized controlled trials. J Gerontol A Biol Sci Med Sci, 63(3)：298-307, 2008.
35) Bouman A, van Rossum E, Nelemans P, et al : Effects of intensive home visiting programs for older people with poor health status : a systematic review. BMC Health Serv Res, 8：74, 2008.
36) Stuck AE, Egger M, Hammer A, et al : Home visits to prevent nursing home admission and functional decline in elderly people : systematic review and meta-regression analysis. JAMA, 287(8)：1022-1028, 2002.
37) Elkan R, Kendrick D, Dewey M, et al : Effectiveness of home based support for older people ; systematic review and meta-analysis. BMJ, 323(7315)：719-725, 2001.
38) van Haastregt JC, Diederiks JP, van Rossum E, et al : Effects of preventive home visits to elderly people living in the community : systematic review. BMJ, 320(7237)：754-758, 2000.
39) Wong FK, Chow S, Chung L, et al : Can home visits help reduce hospital readmissions? Randomized controlled trial. J Adv Nurs, 62(5)：585-595, 2008.
40) Bouman A, van Rossum E, Ambergen T, Kempen G, et al : Effects of a home visiting program for older people with poor health status : a randomized, clinical trial in the Netherlands. J Am Geriatr Soc, 56(3)：397-404, 2008.
41) Counsell SR, Callahan CM, Clark DO, et al : Geriatric Care Management for Low-Income Seniors : a randomized controlled trial. JAMA, 298(22)：2623-2633, 2007.
42) Kono A, Kai I, Sakato C, et al : Effect of preventive home visits for ambulatory housebound elders in Japan : a pilot study. Aging Clin Exp Res, 16(4)：293-299, 2004.

43) Caplan GA, Williams AJ, Daly B, et al : A randomized, controlled trial of comprehensive geriatric assessment and multidisciplinary intervention after discharge of elderly from the emergency department ; the DEED II Study. J Am Geriatr Soc, 52(9) : 1417-1423, 2004.
44) Hebert R, Robichaud L, Roy PM, et al : Efficacy of a nurse-led multidimensional preventive programme for older people at risk of functional decline : a randomized controlled trial. Age Ageing, 30(2) : 147-153, 2001.
45) van Haastregt JC, Diederiks JP, van Rossum E, et al : Effects of a programme of multifactorial home visits on falls and mobility impairments in elderly people at risk : randomized controlled trial. BMJ, 321(7267) : 994-998, 2000.
46) Stuck AE, Minder CE, Peter-Wüest I, et al : A randomized trial of in-home visits for disability prevention in community-dwelling older people at low and high risk for nursing home admission. Arch Intern Med, 160(7) : 977-986, 2000.
47) Sahlen KG, Dahlgren L, Hellner BM, et al : Preventive home visits postpone mortality ; a controlled trial with time-limited results. BMC Public Health, 6 : 220, 2006.
48) Nicolaides-Bouman A, van Rossum E, Habets H, et al : Home visiting programme for older people with health problems : process evaluation. J Adv Nurs, 58(5) : 425-35, 2007.
49) Milisen K, Dejaeger E, Braes T, Dierickx K, et al : Process evaluation of a nurse-led multifactorial intervention protocol for risk screening and assessment of fall problems among community-dwelling older persons : a pilot-study. J Nutr Health Aging, 10(5) : 446-452, 2006.

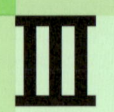

III エビデンスに基づいた保健師活動の実際

1 個人・家族への介入の実際

◆ 1）母子保健におけるエビデンスの活用

　この項では，エビデンスに基づいた母子保健活動を行っていくために，特に個人や家族への介入に関してどのようなエビデンスがあればよいのか，またそれを研究でどのように得ていくのか，さらに研究を実践にどう活用するかについて，新生児に対する家庭訪問の研究例を取り上げて解説する．

（1）新生児に対する家庭訪問の現状把握

　新生児に対する支援としては，各自治体において新生児家庭訪問事業（以下，新生児訪問）が実施されている．新生児訪問は特に初産婦においてニーズが高い[1]．またこの時期の母親は不安が強く[2]，産後うつの発症も多い[3]とされ，新生児期に家庭訪問を行うことは，母子にとって大きなメリットがあると考えられる．

　新生児訪問は母子保健法により規定されているが，この研究を計画した平成10年度時点での都道府県別の新生児訪問実施状況をみると，全出生数のわずか1割しか実施できていない自治体から5割を越えるところまで実施状況には大きな差があり，サービスが広く行きわたっているとは言い難い[4,5]状況にあった．

　一方，家庭訪問の効果については，表III・1に示すように，米国において介入研究や質的研究により効果があると報告されている[6-10]．しかし，わが国で行われている家庭訪問の効果についての研究は，この研究を始めた平成10年当時においては，研究デザインや方法に課題が多く，信頼性が高いと判断できる研究はほとんど見られなかった．新生児訪問についても同様であった．

　そこで，筆者は新生児訪問の効果を明確に示すことが，新生児訪問をより広く推進していくエビデンスになると考え，「産後1カ月頃の新生児に対する看護職による家庭訪問の効果の検討」という研究を計画した．

（2）研究方法

　実施した活動の効果を証明するには，活動の前後の状況を比較し，実施前よりも良くなったことが

■ 表Ⅲ・1　家庭訪問の効果を示すエビデンス

Olds DL, Kitzman Hらの一連の研究[6-9]
社会的弱者層の乳幼児期にRCTによる継続的な家庭訪問を行い，子どもの事故や危険性の減少，家庭環境の整備，虐待の減少などの効果を得た
Joice. V. Zerwekhの研究[10]
熟練した看護職が行っている臨床能力を質的研究を用いて明確化．3の臨床能力として，「家族を見つける」，「信頼関係を構築する」，「強さをはぐくむ」の3つを抽出

あるかを証明する必要がある．それも単なる偶然で生じる差ではなく，統計的にみて有意な差が認められなければならない．また，何をもって効果があったと判断するか，つまり評価指標を何にするのかも重要な問題となる．

　研究において，エビデンスレベルが一番高いのは，無作為化介入試験（RCT：Randomized Control Trial）である（p55参照）．行政の現場でのRCTを用いた研究は，対象をコントロールすることで行政サービスの不公平につながる可能性があることや，対象抽出の難しさ等から，研究当時ほとんど実施されていなかった．そこで筆者は，研究現場との協議を重ね，どのように研究を実施すればサービスが維持できるか，不公平にならないかを検討し，通常行われている新生児訪問はそのまま実施し，研究による訪問（以下，研究訪問）を新生児訪問と同じ内容のもので平行して行うこととした．

　これは，当時の研究現場における新生児訪問は出生はがきによる訪問希望者に対して行われており，新生児訪問実施率がさほど高くなかったため，従来なら新生児訪問を行わなかった層に対して研究訪問を実施するというものであった．現場では結果として新生児訪問の実施率が上がることになり，また要望のある人には従来通りサービスを提供することを保障したため，研究の実施を行政側に承認してもらうことができた．ただし，新生児訪問を受けた母親は受けなかった母親と比較して不安が強く，育児に自信がない[11]という報告もあり，バイアスを避けるために従来の新生児訪問を受けた人は，分析の対象者から除外することにした．

　次に効果を何で測るか，つまり効果の指標についてであるが，この時期は育児不安が高いことと産後うつの発生が多いということを念頭に置き，母親が感じている様々な不安とその程度，また母親自身が育児をどのように捉えているのかを測定することにした．不安については，2つの指標を用いた．ひとつはSpielbergerが作成したSTAIを用いて測定した[12]．STAIは日本でも信頼性，妥当性の検討[13, 14]がなされ広く使用されている尺度であり，測定時点での不安の強さを表す状態不安と，性格特性として不安になりやすさを表す特性不安の2つから構成されている尺度である．もう一つは，新生児期に多いとされている不安を4項目設定しVisual Analog Scaleで測定した．Visual Analog Scaleでは，回答欄に10 cmの線を引き，左端をゼロ，右端を100として，今の自分の程度を示す位置に線を入れてもらい，その長さを測定してデータとした．さらに，母親自身の育児の捉え方について4項目設定し，同じくVisual Analog Scaleで測定した．加えて，母親自身が研究訪問を役に立ったと感じているかどうかの質問も設定した（具体的項目については表Ⅲ・2を参照）．

　また，介入研究の場合，介入内容が一律であることも重要である．介入内容が異なればその結果も

■ 表Ⅲ・2　研究の概要[16]

＜目的＞	
	都市部に居住する産後1カ月前後の初産の母親に対する看護職による家庭訪問の効果について，母親の不安と育児に対する捉え方に焦点を当て検討．
＜方法＞	
研究対象：	A市に居住する平成10年5月～8月に出生した子とその母親324人
	データ収集と介入方法：対象を介入群，非介入群の2群に割り付け，それぞれの群に抽出直後（初回調査）及びその2ヶ月後（2回目調査）の時点に，母親に対して質問紙を郵送し回答を得た．介入群に対し2回の調査の間に看護職による家庭訪問（訪問時の子の平均日齢42.2日）を実施．
分析対象：	調査終了後，有効回答が得られた対象者から新生児訪問を受けた者を分析対象から除外したため，分析対象者は介入群64人（有効回答率48.9％），非介入群66人（66.0％）．
調査項目：	・STAI（特性不安と状況不安の2項目，20~80）不安が大きいほどスコアが高い．
	・授乳，子の世話や接し方，体・病気，発達についての不安4項目をVisual Analog Scaleで測定（0～100）．不安が大きいほどスコアが高い．
	・母親としての実感，育児の自己評価，育児の自信，育児の楽しさの程度の4項目をVisual Analog Scaleで測定（レンジ0～100）．肯定的なほどスコアが低く，否定的な場合ほどスコアが高い．
	・「研究訪問が役に立ったか」を訪問群のみに質問．
分析方法：	単変量解析，多変量解析（共分散分析）
＜結果＞	
	・特性不安，状態不安，育児の内容別不安，育児のとらえ方のすべての項目で，初回調査時点では訪問群と非訪問群に有意なスコアの差がなかった．
	・2回目調査時に，訪問群の状態不安のスコアが有意に下がった．特性不安は変化なし．
	・2回目調査時に，訪問群の「育児の楽しさ」の程度が有意に肯定的になった．
	・訪問群で「研究訪問が役に立った」と9割以上の人が回答．

異なる可能性があるからである．研究訪問では，訪問内容を原則的に厚生省母子保健課監修の『母子保健マニュアル』[15]の新生児訪問指導要領に基づくものとした．これは，通常サービスにより行われる新生児訪問と同じ内容であるが，研究訪問は研究者側の管理のもとに実施することとし，介入者によるバイアスをできるだけ少なくするため，実施マニュアル，家庭訪問実施手順を改めて作成し，訪問者による指導内容の統一を図った．また，実施後研究訪問記録の提出を依頼し，指導実施内容や所要時間の情報を把握し，確認することにした．

（3）研究結果

　研究訪問の結果を図Ⅲ・1～3に示した．特性不安を除き，いずれも初回調査時よりも2回目調査時のほうが，スコアが低くなっている．特性不安については不安になりやすさを示す指標で，時期によって差が生じにくい指標のため，あまり変化していない．一方，その他の項目では出生後すぐより2カ月後のほうが，不安が減って育児の捉え方が肯定的になっているといえ，この結果は妥当なものと考えられる．

　訪問の有無以外に結果に影響する要因を考慮した共分散分析の結果，STAIの状態不安（$p = 0.04$）と育児の捉え方の「育児の楽しさ」（$p = 0.02$）の項目で，訪問の前後で有意な差が認められる，という結果を得た．

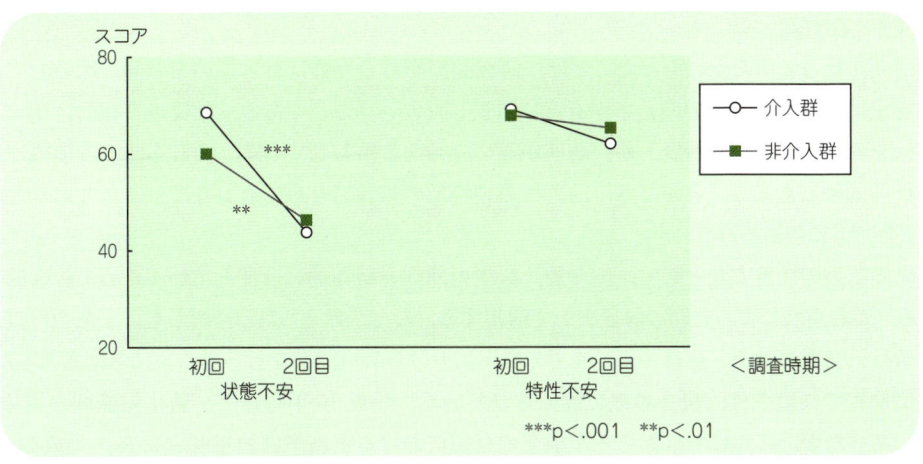

● 図Ⅲ・1　STAIスコアの推移

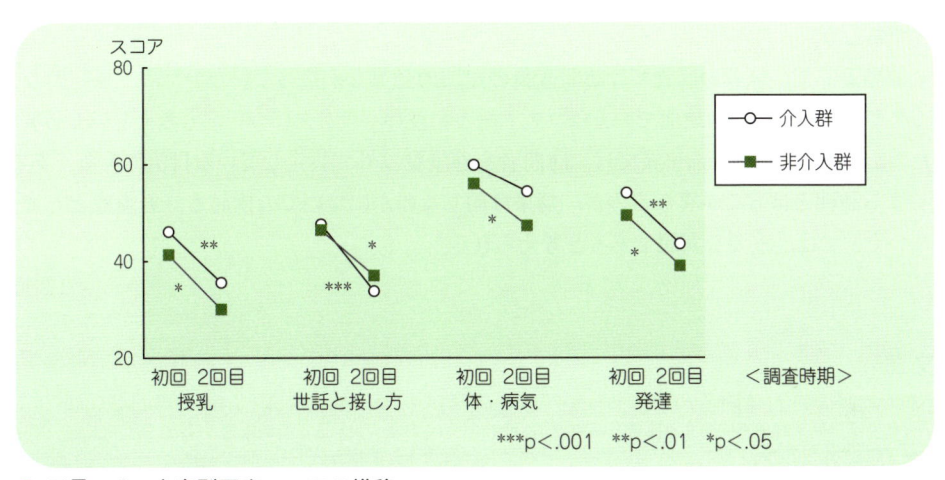

● 図Ⅲ・2　内容別不安スコアの推移

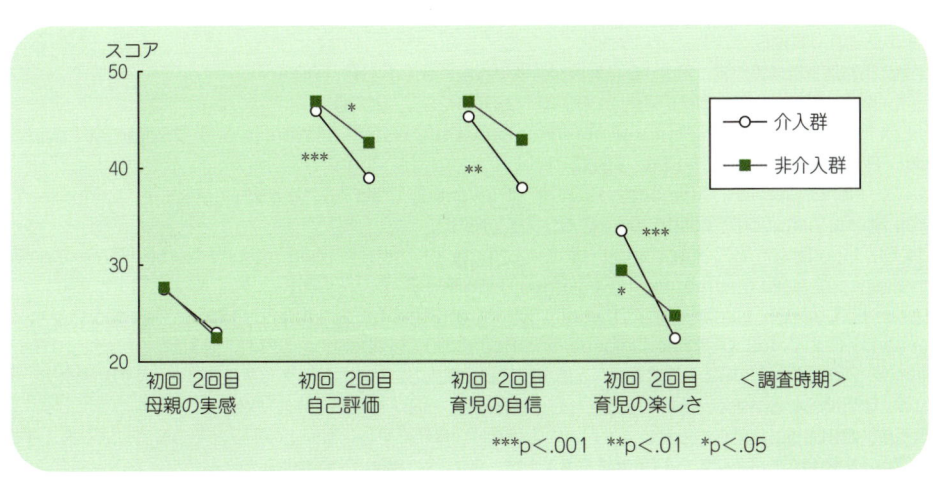

● 図Ⅲ・3　育児の捉え方スコアの推移

(4) 実践への示唆

　この研究を行って明らかになったことは，研究訪問を行った群は行っていない群と比較して，状態不安が有意に低下し，育児の楽しさが有意に増加したということである．母親の主観的評価においても，訪問を受けた母親の9割以上が，訪問が役に立ったと回答している．これらは，看護職が行った家庭訪問の効果と考えることができ，訪問はこの時期の母親にとって有益なサービスであると結論づけることができるであろう．

　この研究結果の活用方法として，①今後，新生児訪問を積極的に展開していくための財政的な裏付けになる，②看護職による訪問の評価として活用する，などが考えられる．折しも，平成19年度より，従来の新生児訪問に加え，生後4カ月までの乳児における全戸訪問を行う「こんにちは赤ちゃん事業」が厚生労働省で創設され，現在各地で展開されている．平成10年時点で，新生児訪問の実施率は2割程度であったが，こんにちは赤ちゃん事業の全国における実施率は初年度58.2%，平成20年度は72.2%であった[17]．こんにちは赤ちゃん事業では訪問者が看護職でない場合も含まれるが，このような形で新生児期における家庭訪問が広く行われるようになったことは，子どもを持つ親にとって大変心強いことであろう．

　今後の課題として，筆者の研究では訪問直後の短期的効果しか扱っていないため，長期的な効果も見ていく必要があろうし，財政面でいえばコスト面と利益のバランスについても考えていく必要があろう．また，こんにちは赤ちゃん事業では，訪問者を看護職以外で設定している自治体も多くあるため，看護職による訪問とはどこが異なるのか，効果は同じなのかについての検討も，看護職としての活動を進めていく上では，重要な課題であると考えられる．

（都筑千景）

引用文献

1) 湯沢布矢子，斉藤素子，鳩野洋子，他：訪問指導のあり方に関する研究.平成6年度厚生省心身障害研究「市町村における母子保健事業の効率的実施に関する研究」報告書 1994;258-263，平成7年度報告書 1995;330-306，平成8年度報告書 1996;324-331
2) 川井尚，庄司順一，千賀悠子，他：育児不安に関する基礎的検討.日本総合愛育研究所紀要 1994;30：27-39.
3) 北村俊則，菅原ますみ，島悟，他：妊産褥婦におけるうつ病の出現頻度とその危険要因－周産期の各時期における心理社会的うつ病発症要因－．平成8年度厚生省心身障害研究「これからの妊産褥婦の健康管理システムに関する研究」報告書，pp26-29，1996.
4) 厚生省大臣官房統計情報部編：平成10年地域保健事業報告. pp24-25，1999.
5) 財団法人厚生統計協会：国民衛生の動向2000年. pp394-395，2000.
6) Olds DL, Kitzman H：Can Home Visitation Improve the Health of Woman and Children at Environmental Risk? Pediatrics, 86:108-116, 1990.
7) Olds DL, Henderson CR, Chamberlin R, et.al：Preventing Child Abuse and Neglect: A Randomized Trial of Nurse Home Visitation. Pediatrics, 78: 65-78, 1986.
8) Olds DL, Henderson CR, Kitzman H, et.al.：Effects of Prenatal and Infancy Nurse Home Visitation on Surveillance of Child Maltreatment. Pediatrics, 95:365-372, 1995.
9) Kitzman H, Olds DL, Henderson CR, et.al.：Effect of Prenatal and Infancy Home Visitation by Nurses on Pregnancy Outcomes, Childhood Injuries, and Repeated Childbearing. JAMA, 278:644-652, 1997.
10) Joice. V. Zerwekh. 1992／萱間真美，玉置夕起子訳：家族の自助能力を支える基礎作りとしての訪問ケア 家族を見つける，信頼関係を構築する，そして強さを育む. 看護研究, 32（1）15-24, 1999.
11) 都筑千景，金川克子：出産後から産後4ヶ月までの子を持つ母親に生じた育児上の不安とその解消方法－第1子の母親と第2子以上の母親における比較－.日本地域看護学会誌, 3:193-198, 2001.
12) Spielberger CD, Grosuch RL, Lushene RE：Manual for the State-Trait Anxiety Inventory. Palo alto, California: Consulting Psychologist Press. 1970.

13) 清水秀美, 今栄国晴: State-Trait Anxiety Inventory の日本語版（大学生用）の作成. 教育心理学研究, 29:62-67, 1981.
14) 中里克治, 水口公信: 新しい不安尺度 STAI 日本語版の作成―女性を対象とした成績. 心身医学, 22:108-112, 1982.
15) 厚生省児童家庭局母子保健課監修, 母子保健マニュアル検討委員会他編: 母子保健マニュアル. 母子保健事業団, pp176-190, 1996.
16) 都筑千景, 金川克子: 産後 1 ヶ月前後の母親に対する看護職の家庭訪問の効果―母親の不安と育児に対する捉え方に焦点を当てて―. 日本公衆衛生雑誌, 49：1142-1151, 2002.
17)「乳児家庭全戸訪問事業」及び「養育支援訪問事業」都道府県別実施状況（次世代育成支援対策交付金交付決定ベース）平成 20 年度実施状況（平成 20 年 4 月 1 日現在）
http://www.mhlw.go.jp/bunya/kodomo/kosodate14/01.html

2 保健事業の企画立案・施策化から評価の実際

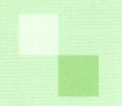

◆ 1）エビデンスを活用した多胎児育児支援事業の展開

はじめに

　少子化が進む一方で，多胎児の出産率は不妊治療の影響により逆に上昇傾向がみられ[1]，地域保健領域においても無視できない数へと増加している．多胎妊娠は単胎妊娠より母体への影響も大きく[2,3]，乳児死亡率も高いことが報告されており，多胎は母子ともに様々な危険にさらされている[4-8]．さらに，出産後も多くの問題を抱えており[9-23]，多胎児では児童虐待の発生率も単胎児に比べて 7 ～ 8 倍も高い[15,16,24]．このような社会情勢を背景に，筆者は長年にわたって多胎児家庭に生じやすい問題や課題を研究し[5-23]，西宮市の協力のもと研究活動と実践活動を協働で実施してきた[17,18,21,22]．本項では，エビデンスを活用した多胎児育児支援のための母子保健事業の企画・立案，実施，評価に向けた西宮市での取り組みを紹介する．

（1）西宮市における多胎出産の動向

　西宮市は，2000 年 4 月 1 日に保健所政令市に移行した人口 479,038 人，出生数 4,827（2008 年現在）の都市である．図Ⅲ・4 に示すように，西宮市においても，多胎児の出産率は上昇傾向にあり，2000 年以降は年間およそ 50 組（100 人）以上生まれている．西宮市保健所（健康増進課）および保健福祉センター（西宮市保健サービス課）への多胎児をもつ母親からの相談件数も，年々増加している状況であった．

（2）多胎児育児支援事業の企画・立案，施策化への取り組みのきっかけ

　西宮市保健所の保健師らは，未熟児訪問や養育医療申請ケースから低出生体重児の家庭訪問を実施するなかで，多胎児をもつ母親の抱える育児問題の困難さを感じていた．同時に，多胎妊娠と多胎児育児に関する知識不足から，適切な保健指導や育児支援が十分できないことを保健師自身が痛感していた．
　2001 年度に「双子・三つ子をもつお母さんの子育て講演会」を実施し，その講演会に多胎児をもつ

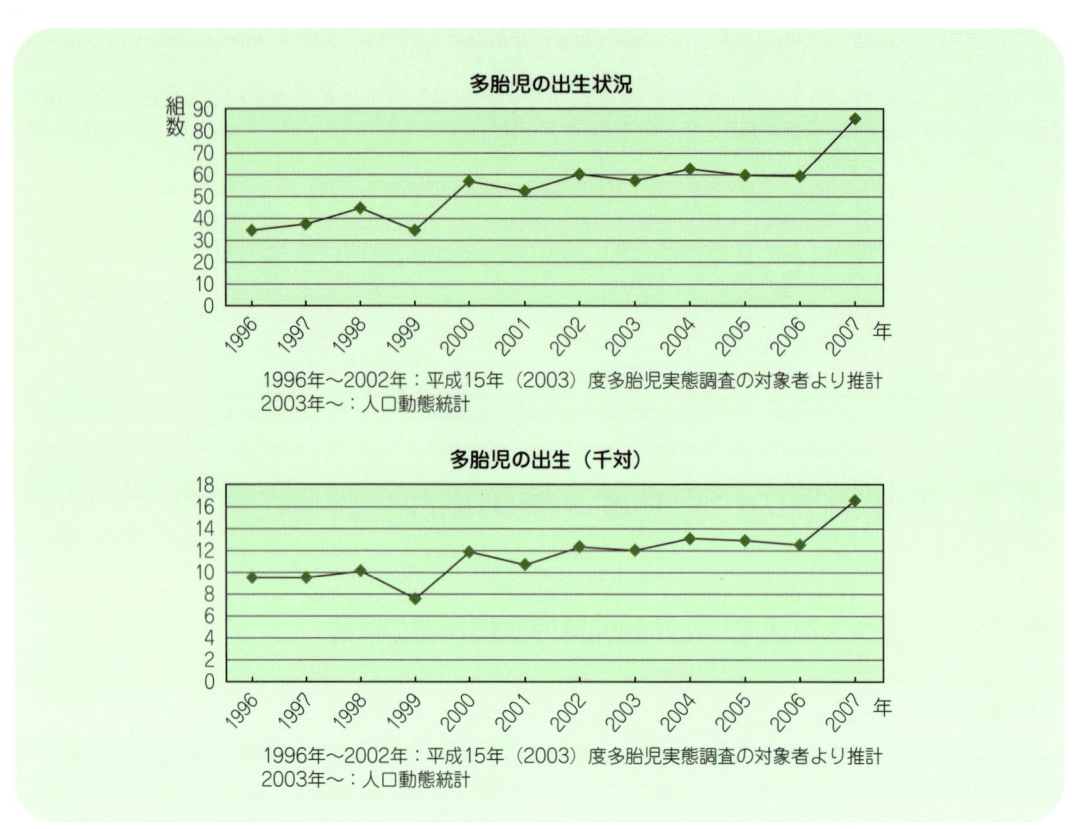

● 図Ⅲ・4　西宮市における多胎出生の年次推移

多くの母親や父親が参加し，反響も大きかったことから，保健師らは多胎児家庭のニーズの高さを再認識した．こうした経緯で，西宮市では，2001年度から講演会で講師を務めた多胎児研究者である筆者と，多胎児育児支援のための取り組みを協働で行うこととなった．

(3) 多胎児育児支援事業の企画・立案のためのエビデンスづくり－ニーズ調査の実施

多胎児育児支援サービスを効果的に提供するために，まず多胎児に関連する文献検索とその検討を行い，2002年度には多胎児家庭に対するニーズ調査を実施した[17]．本調査では，多胎児家庭に特徴的な育児問題を分析するため，比較対照群として単胎児家庭からも協力を得て調査を行い，その結果は，2004年に日本公衆衛生雑誌に原著論文として掲載されている[17]．本調査から多胎児をもつ母親は単胎児をもつ母親に比べ，妊娠を知ったときに非常に不安が強い者が多く，かつ不安軽減に必要な多胎妊娠や多胎児育児に関する情報も適切に得られない者が多いことが明らかとなった（表Ⅲ・3）[17]．また，並行実施した文献検討の結果，出産直後からの1年間は極度の睡眠不足や深刻な疲労感を伴いながら，育児に追われる母親が圧倒的に多く[9]，多胎児をもつ親同士の交流を望んでいる者が多いことが明らかとなった（表Ⅲ・4）[17]．これらの結果から，多胎児家庭に対しては出産前の多胎妊娠中から適切な情報提供と仲間づくりを目的として，介入を行うことが重要であることが示唆された．

2. 保健事業の企画立案・施策化から評価の実際

■ 表Ⅲ・3　多胎児の母親のニーズ調査結果：単胎児の母親との比較

	単胎児の母親 n（%）	多胎児の母親 n（%）	p
妊娠を知った時の喜びの程度			
非常に嬉しかった～嬉しかった	838（93.8）	151（74.7）	p＜0.001
少しは嬉しかった	44（4.9）	26（12.9）	
殆ど嬉しくない～全く嬉しくない	12（1.3）	25（12.4）	
妊娠を知った時の不安の程度			
非常に不安であった～不安であった	205（230）	108（52.9）	p＜0.001
少しは不安であった	341（38.2）	74（36.3）	
殆ど不安はなかった～全く不安ではなかった	346（38.8）	22（10.8）	
胎児の健康に対する不安			
あり	714（78.4）	175（85.8）	p＜0.05
なし	197（21.6）	29（14.2）	
出産後の育児に対する不安			
あり	77（8.5）	107（52.5）	p＜0.001
なし	834（91.5）	97（47.5）	
経済面での不安			
あり	126（13.8）	77（37.7）	p＜0.001
なし	785（86.2）	127（62.3）	
妊娠や育児に関する情報の取得の有無			
取得できた	768（85.9）	91（44.8）	p＜0.001
取得できなかった	126（14.1）	112（55.2）	

（横山美江・他：日本公衆衛生雑誌, 2004 より改変）

■ 表Ⅲ・4　多胎児の母親が望む公的サービス

多胎児の母親が望む公的サービス	n（%）
多胎児の育児手当	157（77.0）
健診時や予防接種時などのヘルパー・ベビーシッターの派遣	122（59.8）
多胎児をもつ母親の交流会	106（52.0）
家事・育児に対するヘルパー・ベビーシッターの派遣	102（50.0）
多胎の知識をもつ保健師の増員	69（33.8）
多胎児の専門家による新生児訪問	65（31.9）
乳児期における数回の訪問指導	55（27.0）

（横山美江・他：日本公衆衛生雑誌, 2004 より引用）

（4）ニーズ調査に基づいた母子保健事業「多胎児育児支援のための両親学級：双子・三つ子の親になる人のつどい」の企画立案から施策化まで

　西宮市における多胎児育児支援のニーズ調査からも様々な課題が明らかとなった．保健師は，これらのエビデンスに基づいて「多胎児育児支援のための両親学級：双子・三つ子の親になる人のつどい」の事業に関する企画書を作成した（**資料Ⅲ・1**）．この企画書をもとに保健所内での関係者への調整を行い，2000 年度から多胎妊娠中の妊婦と夫を対象に「双子・三つ子の親になる人のつどい」をモデル

■ 資料Ⅲ・1　企画書

所属　西宮市健康増進課　氏名　○○○子

名　　称	多胎児育児支援のための両親学級：双子・三つ子の親になる人のつどい

概　　要

多胎妊娠は，単胎妊娠に比べ母子ともに様々な危険にさらされている．また，出産後も多くの育児問題を抱えており，多胎児では虐待のハイリスク群に位置付けられている．多胎児をもつ母親は単胎児をもつ母親に比べ，妊娠を知ったときに非常に不安が強い者が多く，出産後も強い不安を抱いているものが多いことが判明している．

そこで，多胎妊婦が妊娠・出産・育児に安心して臨むことができるよう，多胎妊婦ならびにその夫に対し，多胎妊娠・育児に関する情報提供と仲間づくりを支援し，ひいては虐待予防につなげる．

目　　的

多胎妊婦が妊娠・出産・育児に安心して臨むことができるよう，多胎妊婦ならびにその夫に対し，多胎妊娠・育児に関する情報提供と仲間づくりを支援し，ひいては虐待予防につなげる．

目　　標

① 妊娠中から強い不安をもつものが多い多胎妊婦に対して，多胎妊娠の知識や出産後の育児方法などを具体的に助言することにより，多胎妊娠・出産・育児への理解を促し，不安の軽減を図る．
② 土・日曜日開催により夫の参加を促し，多胎育児への理解を深め，育児協力者として，また母親の精神的な支えとして，多胎児育児を支援できるように促す．同時に，母親同士の仲間づくりを支援する．
③ 虐待のハイリスクグループに位置付けられる多胎児家庭に対して，早期に介入することにより，虐待を予防する．

背景と問題点

多胎妊娠は，単胎妊娠に比べ乳児死亡率や障害児の発生率も高く，母子ともに様々な危険にさらされている．さらに，出産後も多くの問題を抱えており，多胎児では虐待の発生率も単胎児に比べ7〜8倍も高いと指摘されている．

西宮市においても，多胎児をもつ母親は単胎児をもつ母親に比べ，妊娠を知ったときに非常に不安が強い者が多く，かつ不安を軽減するために必要な多胎妊娠や多胎児育児に関する情報も適切に得られない者が多いことが判明した（別添資料の表Ⅲ・3）(2003年調査より)．また，多胎児の母親は，出産直後からの1年間は極度の睡眠不足や深刻な疲労感を伴いながら育児に追われる圧倒的に多く，かつ多胎児をもつ親同士の交流を望んでいる者が多いことが明らかとなった（別添資料の表Ⅲ・4）(2003年調査より)．

したがって，多胎児家庭に対しては出産前の多胎妊娠中から適切な情報提供と仲間づくりを目的として，事業を行う必要がある．

内　　容

対 象 者	妊娠届出のあった多胎妊婦とその夫
実 施 日	奇数月の土曜日もしくは日曜日に開催
実施場所	子育て総合センター
実施内容	① 多胎児育児経験者からの体験談 ② 専門家による講話（多胎妊娠・出産・育児について） ③ 育児情報案内 ④ グループワーク
従 事 者	多胎児研究者，多胎児育児経験者2名，保育サポーター2名，保健師2名
周知方法	対象者に対し，郵送により個別に通知する．

予　　算

報 償 費	○○○○○円	
	講師謝礼	○○○○円×○人＝○○○○円（○人×○回）
	助言者謝礼	○○○○円×○人＝○○○○円（○人×○回）
	保育サポーター謝礼	○○○○円×○人＝○○○○円（○人×○回）
需 用 費	消耗品費	○○○○円（指導用教材）
役 務 費	郵便料	○○○○円
	個別通知	○円×○通＝○○○円
計	○○○○○○円	

事業として開催した．しかし，実際に本事業が内部調整を経て施策化されたのは，保健師が問題意識を感じてから，実に4年後のことであった（**資料Ⅲ・2**）．この4年もの間，保健師は多胎児家庭を支援したいという熱い思いをもち続け，他の関係職種の方をも納得させるエビデンスづくりを研究者と協働で行いながら，施策化にこぎつけたのであった．

(5)「多胎児育児支援のための両親学級：双子・三つ子の親になる人のつどい」の実際
① 対象者把握と広報

保健所ならびに保健福祉センターでは，妊娠届出書兼妊娠連絡票から管轄地域に在住するすべての多胎妊娠中の妊婦を妊娠早期から把握することが可能である．そこで，西宮市では，妊娠届出書兼妊娠連絡票から多胎妊娠の妊婦を把握し，これらの妊婦とその配偶者を対象に「双子・三つ子の親になる人のつどい」の案内状を個別に通知している．

②「双子・三つ子の親になる人のつどい」当日の事業内容

この「双子・三つ子の親になる人のつどい」は，多胎妊娠の妊婦だけではなく，可能な限りご夫婦で参加してもらう両親学級の形式で実施している．双子あるいは三つ子の育児をする母親は，単胎児の母親よりも睡眠時間が短くかつ疲労感が強いが[10,11]，夫の育児協力があれば，母親の疲労感は軽減することが明らかとなっており[11]，西宮市では夫の両親学級への参加を推奨している．「双子・三つ子の親になる人のつどい」では，**資料Ⅲ・3**に示すプログラムで事業を進めている．

■a. 先輩ママの体験談の紹介

参加者の自己紹介の後，双子や三つ子を育てている2人の先輩ママから，双胎（双子）妊娠や出産後の双子や三つ子の育児に関する体験談を話してもらっている．先輩ママの体験談は，個々さまざまではあるものの，体験に基づく多胎児育児の本質をとらえたものが多い．これらの体験談を聞くこと

■ 資料Ⅲ・2　保健師が問題意識を感じてから施策化した経過

2000年度	養育医療申請，低出生体重児届出票からの家庭訪問を開始．保健師が家庭訪問をするなかで多胎児家庭に対して問題意識や課題を感じる．
2001年度	専門家に相談，講演会「双子・三つ子をもつお母さんの子育て」を実施する．
2002年度	多胎児家庭におけるニーズ調査（2003年1～2月） 学習会・会議・困難事例検討会を実施する．
2003年度	内部調整を経て定例事業化（9, 12, 3月）
2004年度～	定例事業として年4回開催（6, 9, 12, 3月）
2005年9月	妊娠中からのフォローアップ体制を確立する． ・欠席者に対して資料送付 ・地区担当保健師に，対象者の出欠状況について情報提供し，欠席者に対し意識的なフォローを実施する．
2006年度～	年6回開催（5, 7, 9, 11, 1, 3月）

で参加者は多胎妊娠，出産，多胎児育児について具体的にイメージできるようになる．

■ b．保健師からの多胎児家庭支援に役立つさまざまな資料紹介

　さらに，保健師からは，**資料Ⅲ・4**に示す多胎児家庭支援に役立つさまざまな資料について説明している．特に，これらの資料のなかには，こども未来財団で実施している双生児家庭育児支援事業（社会保険適用者対象），ならびに，西宮市ファミリーサポートセンターの情報が含まれている．

　先に述べた多胎家庭を対象とした調査からも，多胎児が病気をしたときの通院時，健診や予防接種時，および子どもを連れての外出時における人手不足は，深刻な問題であることが明らかとなって

■ 資料Ⅲ・3　「双子・三つ子の親になる人のつどい」

```
プログラム
        自己紹介・他己紹介
 (1) 先輩ママの体験談の紹介
        休憩
 (2) 保健師からの多胎児家庭に参加者への資料紹介
 (3) 講師からの話（多胎妊娠中の諸注意と多胎児育児）
 (4) 仲間づくり
        閉会
参加スタッフ
        保健所保健師2～3名，保健福祉センター保健師2名，多胎児研究者1名，
        保育士2名（先輩ママの双子育児担当）
```

■ 資料Ⅲ・4　「双子・三つ子の親になる人のつどい」に配布する資料

① 「ふたごの育児」パンフレット（厚生労働省監修）
② 双生児家庭育児支援事業（多胎児家庭のベビーシッター利用助成制度）に関する資料
③ にしのみやしファミリーサポートセンター資料
④ 西宮市健康増進課，西宮市保健サービス課（事業および地区担当保健師の情報含む）に関する資料
⑤ 西宮市立子育て総合センター（主な事業含む）に関する資料
⑥ 保育所における事業紹介等に関する資料
⑦ 西宮市多胎児サークル資料
⑧ インターネットによる多胎児関連のホームページ紹介資料
⑨ 自己紹介カード

いる[17]．こういった問題に対処するためにも，人手を確保できるよう双生児家庭育児支援事業，ならびにファミリーサポートセンター等の人的資源に関する情報を妊娠中から提供している．さらに，地区担当保健師についての情報を含めた西宮市保健所ならびに保健福祉センターの情報を説明している．

c. 多胎専門家からの説明－エビデンスに基づいた情報(多胎児育児における課題と問題)と対策の提示

▼ 多胎妊娠中の課題

多胎妊娠は，単胎妊娠と異なった点が数多くあり，特に多胎児の母親と夫に留意してもらいたい情報についてエビデンスを示しながら，対策についても提示している．そのポイントを以下に述べる．

① 多胎妊娠における最適妊娠期間と早期早産の予防

単胎妊娠における分娩週数は，妊娠満39〜40週にピークがある．これに対して，双胎（双子）妊娠では妊娠満37〜38週，品胎（三つ子）妊娠では妊娠満34〜36週が分娩週数のピークとなっている[1]．一方，分娩週数ごとの死産児割合をみると，単胎妊娠では妊娠満39〜40週で死産児割合が最も低くなり，双胎（双子）妊娠では妊娠満37〜38週，品胎（三つ子）妊娠では妊娠満35〜36週で死産児割合が最低となる[1]．このように，実際に最も多く生まれる分娩週数と，死産児割合が最低となる分娩週数とがそれぞれほぼ一致しており，多胎妊娠の最適妊娠期間は単胎妊娠の正期産とは異なっていると指摘されている[1]．

しかしながら，多胎妊娠だからといって妊娠期間が短くてもよいというわけではない．図Ⅲ・5は，在胎週数別に脳性麻痺の発生状況を示したものである[7]．双子，あるいは三つ子どちらの場合でも，健常児に比べ脳性麻痺の児は在胎週数が短いことがこの図から明らかである．すなわち，あまりにも在胎週数が短く，早く生まれた児は，脳性麻痺になる可能性が高い．したがって，参加者の多胎妊娠中の妊婦に対しては，在胎週数が短く，あまりにも早く生まれた児は，脳性麻痺になる可能性も高くなるということを図示しながら説明している．そして，個人差はあるものの，双胎（双子）妊娠であれば分娩週数は37〜38週，品胎（三つ子）妊娠であれば35〜36週で出産することが望ましいことを解説している．また，早期早産の予防のために，お腹が張るときには無理をせず，できるだけ横になって休むなどの工夫をするように説明を加えている．

② 妊娠中の母体への負荷に関する説明（子宮底長の変化）と夫の育児協力のお願い

多胎児育児の大変さは出産後から始まるわけではなく，妊娠中から母体に大きな負荷がかかっている．その1例として，子宮底長の変化について説明している．単胎妊娠では，妊娠末期になると子宮底長はおよそ35cmに達する．これに対して，図Ⅲ・6に示すように，双胎（双子）妊娠では妊娠満37週で40cmに達し，単胎妊娠の子宮底長に比べ約5 cm高くなる[3]．さらに，品胎（三つ子）妊娠では妊娠満36週で46〜47cmに達し，単胎妊娠の子宮底長よりも約11〜12cmも高くなる[3]．子宮底長は子宮の高さのみを表しているが，その3乗の容積として考えていただき，それが妊婦のお腹の中に入っていることを想像してもらう．このことで，多胎妊娠が単胎妊娠よりも母体に大きな負荷がかかることは，容易に想像してもらえる．これらの説明により，出産後の育児支援の必要性と併せて，妊娠中からの夫の協力が必要であることを強調している．

▼ 多胎出産後の育児問題

① 低出生体重

単胎児の出生体重は約3,000gであるが，双子の出生体重は約2,400g前後で，三つ子は約1,700gである[5,20,23]．また，低出生体重児として出生する単胎児は7.0〜10.0％であるのに対し，双子では約

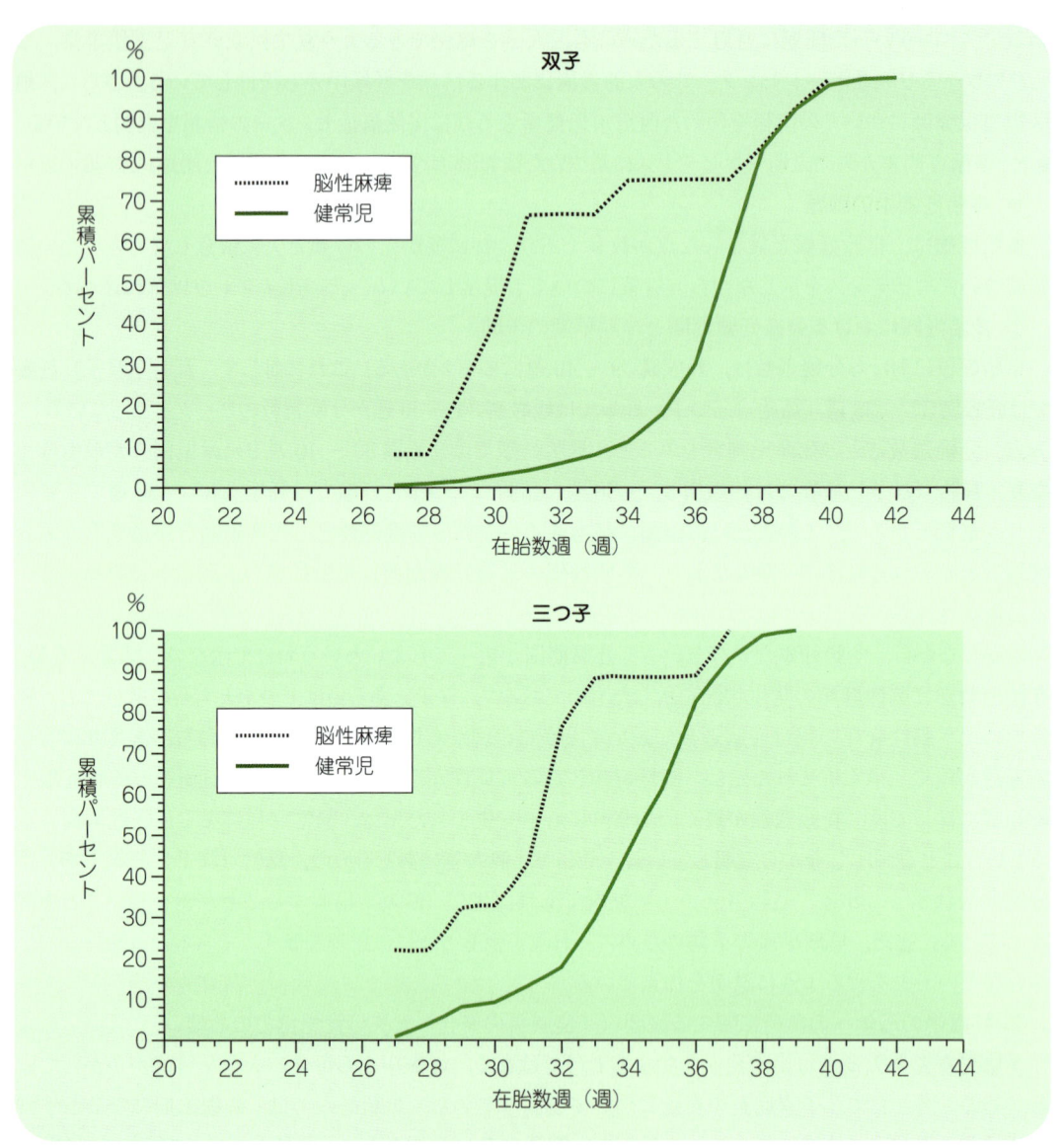

● 図Ⅲ・5　双子，三つ子における在胎週数別脳性麻痺の発生状況

（Yokoyama Y. et al.：International Journal of Epidemiology. 1995より）

70％，三つ子ではほとんどが低出生体重児として出生する[20]．

　このように低体重で小さく生まれた児は，母乳の飲みも悪く，母親に育てにくい子として認識されやすい．実際に，西宮市における4か月児健康診査の健診データを用いて乳児期の授乳状況について分析すると，単胎児，多胎児間で授乳状況に差があることが明らかとなっている．4か月児健康診査の時点で単胎児では，人工栄養のみによる授乳が25.0％であるのに対し，多胎児では人工栄養のみによる授乳が52.5％であり，人工栄養のみによる授乳が単胎児の2倍以上多くなっていた（表Ⅲ・5）[21]．このように多胎児家庭では，低出生体重児が複数いることで，母親の母乳育児は技術的にも非常に困難なものとなる．この対処法として，「双子・三つ子の親になる人のつどい」では，同時授乳法

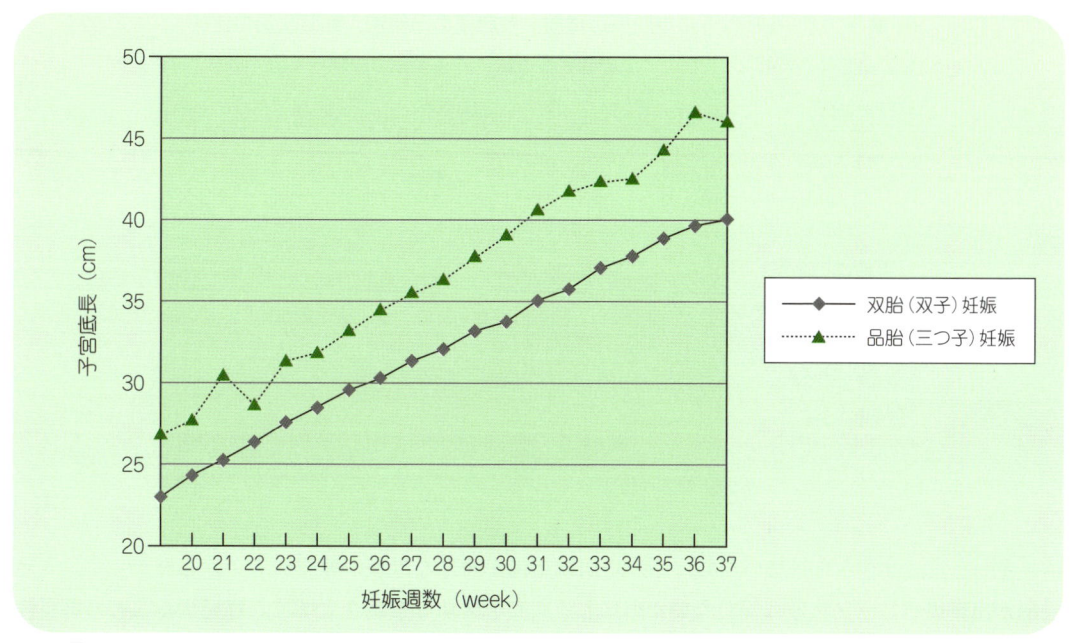

● 図Ⅲ・6　双胎妊娠・品胎妊娠における子宮底長の変化　p＜0.001

(Yokoyama Y：Twin Research, 2002 より改変)

■ 表Ⅲ・5　4か月健診時における授乳状況の比較

	母乳のみ	混合栄養	人工栄養	p
単胎児	44.7％	30.3％	25.0％	p＜0.001
双子・三つ子	4.1％	43.4％	52.5％	

(Yokoyama Y, et al.：Twin Research and Human Genetics 2006 より改変)

(双子を同時に授乳する方法)等[1]についても説明している．

② 睡眠不足と疲労感の問題

　単胎出産の場合でも，新生児の頃は3時間ごとの授乳などで母親は睡眠不足に陥りやすい．それが多胎児の場合，同時に複数の乳児を育てるために，事態はさらに深刻となる．表Ⅲ・6に示すように，6歳以下の多胎児をもつ母親の睡眠時間（平均±標準偏差：6.54±1.27時間）は，単胎児をもつ母親の睡眠時間（7.07±1.64時間）に比べ有意（p<0.001）に短く，かつ夜間2回以上起きる母親の比率も，多胎児をもつ母親の方が単胎児をもつ母親よりも高いことが判明している[9]．1歳未満の双子を抱える母親では睡眠時間が6時間程度，その半数が夜間2回以上起きており，三つ子の母親においては睡眠時間が5時間半程度で，夜間2回以上起きる者が約75％と，さらに重度の睡眠不足に陥っている[9]．乳児期の多胎児を抱える母親の場合，このような極度の睡眠不足が授乳等のために1年近く継続することもあり得る．加えて，多胎児を抱える母親は単胎児の母親よりも心身両面で疲労が蓄積しており[9,10]，睡眠不足と併せて留意すべきである．このような極度の睡眠不足と疲労困憊により，母親はときとしてパニック状態に陥ることもある．また，そこまでには至らなくとも，多胎児育児に全エ

■ 表Ⅲ・6　6歳以下の単胎児の母親・多胎児の母親別，睡眠状況の比較

	単胎児の母親	多胎児の母親	p
睡眠時間			
5時間未満	15.3%	19.2%	p＜0.001
5時間以上6時間未満	31.6%	37.4%	
6時間以上7時間未満	24.0%	29.1%	
8時間以上	29.1%	14.3%	
平均睡眠時間[a]	7.07±1.64	6.54±1.27	p＜0.001
夜間起きる回数			
2回未満	67.5%	58.9%	p＜0.05
2回以上	32.5%	41.1%	

[a] Mean±SD

（横山美江・他，日本公衆衛生雑誌，2004から引用改変）

ネルギーを傾注せざるを得ないため，その時期の記憶が希薄な母親が非常に多い．したがって，多胎妊婦が出産後パニック状態に陥らないためにも，期間を区切り予測を立てて，育児することの重要性を強調している．例えば，睡眠不足に対しては子どもが1歳を過ぎると軽減し[9-11]，また疲労感に関しては子どもが3歳を過ぎると改善する[9-11]．このような情報提供で，子育ての大変さがゴールのみえないマラソンのようなものではなく，多胎児の成長に従って改善されることを説明している．

③ 多胎児への極端な偏愛と児童虐待

従来，多胎児は，単胎児よりも被虐待児になる危険が高く，多胎児は児童虐待のハイリスクグループとして位置づけられてきた[24]．わが国における双子の虐待では，双子双方に対する虐待よりも，むしろどちらか一方の児のみを虐待する場合が大半を占め，しかも，その加害者は実母がほとんどである[24]．これらの一方の児の虐待家庭では，親の極端な愛情の偏り（偏愛）が共通して存在していることが指摘されている[24]．親の一方の児への極端な偏愛は，もう一方の児への虐待へと発展する危険性を秘めている．多胎児への偏愛の発生には諸要因が関与するが，母親の健康状態の悪化，極度の睡眠不足，および心身両面での疲労感が非常に強い場合に生じやすい[15,16]．多胎児の育児では，子どもに平等に接したいと母親が思っても，往々にして困難であることを説明しておかなければならない．多胎妊娠中の妊婦に対しては，あらかじめこのような状況を説明し，極端な偏愛は虐待へと発展する可能性があるということを伝える．育児相談や支援が必要な場合には，相談先や社会資源の利用法なども説明し，妊娠中から保健師とのつながりを強化するように努めている．

④ 多胎児の親になる人への最も大切なメッセージ―研究者としての双子健診の体験

多胎児専門家として，参加者の方々に必ず伝えているメッセージがある．それは，双子を対象とした双子健診に携わったときの筆者の体験である．20～80歳までのさまざまな年齢の双子の方々から異口同音に，「双子で本当によかった」という実感のこもった言葉を聞かせていただき，大変感動した．この体験で，双子のきずなの強さを改めて痛感したのである．参加者の方々には，双子健診で体験した「双子で本当によかった」という双子の方々のメッセージを伝えて私の話を終了している．

■ d. 仲間づくり

本事業の後も参加者同士や先輩ママと連絡が取り合えるように，必要に応じ自己紹介カードを利用してアドレス交換をし，仲間づくりを行って，「双子・三つ子の親になる人のつどい」を終了している．

(6)「多胎児育児支援のための両親学級：双子・三つ子の親になる人のつどい」の評価

本格的な事業評価についてはこれから実施する予定であるが，本事業の評価の一部を紹介したい．

本事業の目標は3つあり，その第1が，「妊娠中から強い不安をもつ者が多い多胎妊婦に対して，多胎妊娠の知識や出産後の育児方法などを具体的に助言することにより，多胎妊娠・出産・育児への理解を促し，不安の軽減を図る（資料Ⅲ・1，p146)」である．この目標の達成度を評価するために，多胎出産後の母親にアンケートを送付し，妊娠中の不安状況および育児イメージを調査した．その結果，「双子・三つ子の親になる人のつどい」（以下，「つどい」）の参加者群と何らかの事情で参加できなかった人の群とでは，妊娠中に感じた不安に差が認められ，「つどい」不参加の群の方が妊娠中の不安が強かったことが判明している（表Ⅲ・7）．また，妊娠中の育児のイメージについても差が認められ，「非常にイメージできた～イメージできた」人は，「つどい」の参加者の方が多かった（表Ⅲ・7）．これらの結果からも，本事業を実施することにより，多胎妊婦に対し多胎妊娠・出産・育児への理解を促し，不安の軽減を図る効果が認められることが明らかになっている．しかし，「つどい」の参加者群でも，「あまりイメージできなかった～全くイメージできなかった」という人が約4割おり，今後さらに内容検討の必要性も示唆されている．

目標の第3は，「虐待のハイリスクグループに位置づけられる多胎児家庭に対して，早期に介入することにより，虐待を予防する（資料Ⅲ・1，p146)」である．図Ⅲ・7に示すように，虐待が疑われた件数は，2003年に単胎児で出生千対10.9であったのが，多胎児では出生千対43.1と著しく高かった．しかし，多胎児における虐待が疑われた件数は，「つどい」事業が年4回の定例事業となった2004年以降には低下している．これは，妊娠中からの多胎児育児に関する情報提供と仲間づくりに加え，出産後も地区担当保健師による意識的なフォローを実施したことによる効果も関与していると推察され，虐待予防の目標に対しても一定の効果が認められたといえよう．

■ 表Ⅲ・7 双子・三つ子の親になる人のつどいの参加の有無別，妊娠中の育児イメージ

	つどい参加群 n＝102	つどい非参加群 n＝93	P
妊娠中の不安[1]	3.34±0.89	3.65±1.08	p＜0.05
妊娠中の育児イメージ			
非常にイメージできた～ かなりイメージできた	12（11.8）	5（5.4）	p＜0.001
イメージできた	49（48.0）	24（25.8）	
余りイメージできなかった～ 全くイメージできなかった	41（40.2）	64（68.8）	

1) Mean±SD（妊娠中の不安：非常に不安5～不安でなかった1）

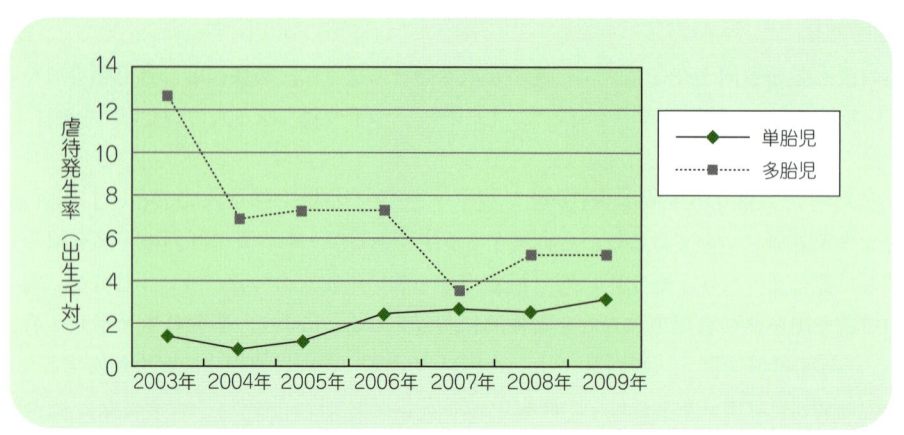

● 図Ⅲ・7　西宮市における多胎児虐待発生率

おわりに

　多胎児家庭は，妊娠から育児まで多くの問題を抱えているケースが少なくない．多胎児育児支援のための保健事業の企画立案，施策化，および事業評価を振り返ると，保健師による家庭訪問のケースの積み重ねから得られた問題意識と経験が大きな原動力となっていた．家庭訪問など住民の生活実態を把握した保健師活動は，多胎児育児支援においても重要な活動であることが実証されたと考えられる．

　このような実践活動で感じた問題意識は，まさに新規事業の企画・立案，施策化につながる気付きの芽であり，多くの保健師が気付きの芽を育てていくことを願ってやまない．おそらく科学的根拠，エビデンスの活用は，そのような気付きの芽を大きく育てるための肥料となるものであろう．エビデンスに基づいた活動は説得力があり，保健師のみならず，他職種の方々をも納得させる力がある．エビデンスは，保健事業の企画をするときの根拠づくり，事業実施のときの情報活用，事業評価をするときの客観的な評価指標の活用などさまざまな場面で活用ができる．今後，エビデンスに基づいた保健師活動が多くの場で広がっていくことを期待したい．

（横山美江）

引用文献

1) 横山美江編：双子・三つ子・四つ子・五つ子の母子保健と育児指導のてびき．医歯薬出版，2000．
2) 横山美江，清水忠彦・他：双胎妊娠の比較からみた品胎妊娠における妊娠経過の異常および児の出生時体重．日本公衆衛生雑誌，42: 113-20, 1995．
3) Yokoyama Y : Fundal height as a predictor of early preterm triplet delivery. Twin Research, 5: 71-74, 2002.
4) Imaizumi, Y : Perinatal mortality in single and multiple births in Japan, 1980-1991. Paediatric and Perinatal Epidemiology, 8 : 205-215, 1994.
5) 横山美江，清水忠彦：双胎・品胎妊娠における最適母体体重増加量の検討．日本公衆衛生雑誌，46：604-615，1999．
6) 横山美江，清水忠彦・他：双子，三つ子における障害児の発生状況．日本衛生学雑誌，49：1013-1018，1995．
7) Yokoyama Y, Shimizu T, et al. :Prevalence of cerebral palsy in twins, triplets and quadruplets. International Journal of Epidemiology, 24 : 943-948, 1995.
8) Yokoyama Y, Shimizu T, et al. :Incidence of handicaps in multiple births and associated factors. Acta Genet Med Gemellol, 44 : 81-91, 1995.
9) 横山美江：単胎児家庭の比較からみた双子家庭における育児問題の分析．日本公衆衛生雑誌，49：229-235，2002．

10) 横山美江, 清水忠彦・他：双胎, 品胎家庭における育児に関する問題と母親の疲労状態. 日本公衆衛生雑誌, 42：187-93, 1995.
11) 横山美江, 清水忠彦・他：多胎児をもつ母親の心身の疲労と育児協力状況. 日本公衆衛生雑誌, 44：81-8, 1997.
12) 横山美江, 清水忠彦・他：双子家庭における障害児と母親の健康状態. 小児保健研究, 57：71-77, 1998.
13) 横山美江, 山城まり子・他：三つ子の出生体重・出生身長に関連する要因. 日本公衆衛生雑誌, 50：216-224, 2003.
14) Yokoyama Y: Comparison of child-rearing problems between mothers with multiple children who conceived after infertility treatment and mothers with multiple children who conceived spontaneously. Twin research, 6:89-96, 2003.
15) 横山美江, 清水忠彦・他：双子の一方の児に対する母親の愛情の偏りと育児環境上の問題. 日本公衆衛生雑誌, 42：104-12, 1995.
16) 横山美江, 清水忠彦：多胎児に対する母親の愛着感情の偏りと関連要因の分析. 日本公衆衛生雑誌, 48：85-94, 2001.
17) 横山美江, 中原好子・他：多胎児をもつ母親のニーズに関する調査研究－単胎児の母親との比較分析. 日本公衆衛生雑誌, 51：94-102, 2004.
18) 杉本昌子, 横山美江・他：多胎児をもつ母親の不安状態と関連要因についての検討－単胎児の母親との比較分析から. 日本公衆衛生雑誌, 55：213-220, 2008.
19) Yokoyama Y, Ooki S: Breast-Feeding and Bottle-Feeding of Twins, Triplets and Higher Order Multiple Births. Japanese Journal of Public Health, 51：969-974, 2004.
20) Yokoyama Y, Sugimoto M ,et al.：Analysis of Factors Affecting Birthweight, Birth Length and Head Circumference: Study of Japanese Triplets. Twin Research and Human Genetic, 8：57-663, 2005.
21) Yokoyama Y, Wada S, et al.：Breastfeeding Rates among Singletons, Twins and Triplets in Japan: A Population-Based Study. Twin Research and Human Genetic, 9：298-302, 2006.
22) Yokoyama Y, Wada S, et al.：Comparison of Motor Development between Twins and Singletons in Japan: A Population-Based Study. Twin Research and Human Genetic, 10：379-384, 2007.
23) Yokoyama Y, Sugimoto M, et al.：Weight Growth Charts from Birth to 6 Years of Age in Japanese Triplets: Twin Research and Human Genetics, 11：641-647, 2008.
24) Tanimura M, Matsui I, et al.：Child abuse in one of a pair of twin in Japan. Lancet, 336：1298-9, 1990.

2) 自閉性発達障害児の子育て支援モデルの開発に関する取り組み－エビデンスの活用と展開

はじめに

　発達障害を抱える子どもの親は, 発達障害児として診断名が確定し, 告知されると, ショックを受けると同時に「誰のせいでもない先天的な障害」ととらえることができ, 長い暗闇生活から抜け出せたような安堵感をもつ. しかし, これからはどのような対応をしたらよいかわからず, 困惑する親も多い[1].

　発達障害者支援法が施行され, 発達障害児を取り巻く環境が新たな転換期に入り, 発達障害を早期に発見し, 支援を行うため都道府県あるいは市町村における保健所, 保健センターが主要な機関としての役割を担っていると同時に, そこを拠点として活動する行政保健師による発達障害児への支援に対する期待もますます高まっている. これまでも保健所, 保健センターでは乳幼児健診, 相談等において, 発達障害児と判定されたあるいは疑いのある子どもや保護者に対して保健師や心理相談員などが中心となり, 家庭訪問や発達・心理相談などの個別支援, あるいは親子教室や育児

サークルなどの集団への支援を通じて子育て支援を行っている．このような支援をするなかで，発達障害ゆえの育てにくさからくる子育ての悩みやさまざまな不安をどのように軽減できるのか，いったいどのように解決すればよいのか，そして子どもの健やかな成長・発達のために具体的に何をすればよいのかを，保健師は模索している．

本項では自閉性発達障害児の子育て支援モデルの開発とそのプロセスに焦点を当てて行った実践研究例を通して述べていく．

以下，実践例として，兵庫県A市の育児支援教室における保健師による就学前の自閉性発達障害児の子育て支援モデルの開発に関する取り組み[2]の一部を紹介する．

(1) A市の育児支援教室の概要

A市の2008年度（2009年3月末）の総人口は89,762人，出生数は804人である．A市では従来から，関わりに悩みのある親子（発達障害の疑い等のためフォローが必要と思われる親子を含む）を対象に，集団指導や個別相談を交えた関わり方への支援を行うことにより，親子関係の安定を図り，子どもの心身の発達を促すことを目的として育児支援教室を展開している（表Ⅲ・8）．

(2) 実践からのモデル開発－自閉性発達障害児の子育て支援モデルの開発とそのプロセス

①目的

筆者はA市の保健師と共同研究を行い，A市での育児支援教室を通した保健師による子育て支援モデルの開発に取り組んだ．この過程を通して，育児支援教室を運営する保健師同士が教室運営や保健師としての育児支援のあり方を共有化し，今後の教室の展望を検討する機会となることを目指した．

②研究協力者

研究協力者は，A市に勤務する保健師のうち，育児支援教室の運営に携わっている者で，就学前の自閉性発達障害もしくはその疑いと判定された子どもやその保護者に対して継続的に支援している者9名である．研究協力者は全員女性で，保健師としての経験年数は10カ月～26年10カ月であった．

■ 表Ⅲ・8　A市の育児支援教室の概要

対象	関わりに悩みのある親子（幼児健康診査等での発達障害の疑い等が把握されフォローが必要と思われる親子を含む）
子どもの年齢	1歳6カ月～4歳
参加人数	20名程度（最大）
場所	A市内2箇所（A会場，B会場）
日時	A会場：毎月1回午後，B会場：毎月1回午前
内容	親子遊び，自由遊び，保護者交流，育児相談，心理相談
従事するスタッフ	保健師，保育士，心理士，栄養士

③方法および倫理的配慮

　方法は，個別面接調査とグループ・インタビューの2段階で構成した．第1段階の個別面接調査では，筆者がインタビューガイドに基づき研究協力者に面接を行い，研究協力者には当該教室を通した支援の実際について自由に語ってもらった．面接は1人につき1回実施し，所要時間は78〜107分であった．研究協力者の了解を得たうえで面接の内容は録音やメモに取り，録音内容は逐語録に起こしデータとした．得られたデータは質的記述的に分析し，当該教室における保健師の支援プロセスを明確化した後，支援モデルを試案した．

　第2段階のグループ・インタビューでは，個別面接の時点で同意の得られた研究協力者8名に研究協力施設の一室に集合してもらい，研究者が試案した支援モデルの説明を行った．その後，研究協力者には試案モデルに対する率直な意見を語ってもらった．所要時間は93分であった．同意を得たうえで，ディスカッションの様子は録音し，逐語録に起こして再度分析することにより，試案モデルの信頼性妥当性の向上に努めた[2]．

④結果[2]

■a．保健師による子育て支援モデル

　9名の研究協力者から語られた内容を分析し，保健師がケースを把握して支援を展開する過程をまとめると，図Ⅲ・8のとおり，支援プロセスには4つの時期があり，それぞれの時期を行き来しながら，支援が展開されていることが明らかとなった[2]．

　保健師は支援プロセスにおいて，気になるケースと出会い，さまざまな手を講じつつ関係性を築きながら，ケースにとってふさわしいと思われる人的・物的資源につなげていた．そうするなかで，保健師とケースとの関係性はより親密で安定した関係へと発展した．そして，ケースと人的・物的資源との関係性も徐々に安定したものとなった．

　ここで特徴的なのは，この安定した関係性は固定するのではなく，状況によって変化することもあり得るということである．というのは，保健師が支援する対象である「子ども」は，発達する存在だからである．発達する過程は，特に子どもの場合，成長に伴うさまざまなライフイベントとの遭遇の過程でもあるため，例えば，保育園の入園や小学校入学といったライフイベントの前には，発達障害ゆえのさまざまな課題が生じ，それを乗り越えるために，適切な資源とつなぎ直す時期が訪れる．また，このつなぎ直しのときには，保健師とケースとの関係性は新たな局面を迎えることになる．

　また，保健師は各時期における支援上のポイントを意識しながら支援を展開していることも明らかとなった（図Ⅲ・9）．

　まず，「出会いの時期」において重要なことは，保健師は関係性を築きやすくするために関係性の「糸口」をつくっておくことである．これは，例えば，健診で出会ったケースが要フォローになる可能性を秘めている場合は，「後日，保健師から様子を聞かせてもらう電話をするかもしれないけれど，よろしくお願いしますね」など，健診の場面で伝えておくことが挙げられる．この声かけは，次にケースに接近する理由付けとなり，ケースに保健師を受け入れてもらいやすくなる．

　次の「関係性を築く時期」では，3つの重要なポイントが抽出された．1つは，保健師が関係性を築くことをしっかりと意識して関わることである．2つめは，この時期ではケースを誰か，あるいは，何かにつなげることに焦るよりも，ケースとしっかり関係性を築くことに重きを置いて，待つ

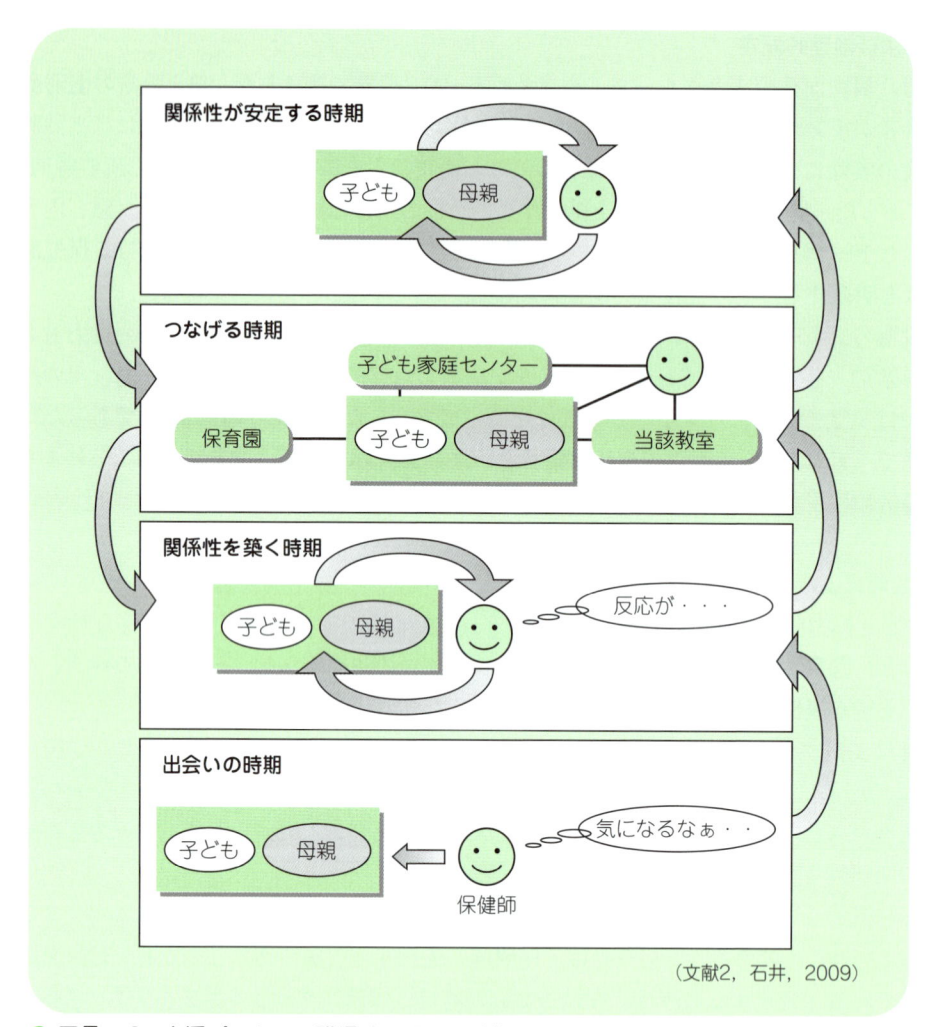

● 図Ⅲ・8　支援プロセスに登場する4つの時期

ことを大事にしていることである．そして，3つめは，次につなげる「そのとき」を待ちながら，つなげるタイミングを見極めることである．

　さらに，「つなげる時期」においては2つの重要ポイントが見いだされた．1つは，タイミングを計りつつ，次につなげる先（相手）をはっきりさせることであり，もう1つは，そのつなげる先（相手）と連携を取りながら，保健師と相手との役割分担を明確にすることである．

　このように各時期を経ながら，ケースと保健師の関係性は安定する時期を迎えるが，この時期では，保健師はケースを見守りながらも，何かのときにはいつでも相談にのれる状態をつくっておくことが重要ととらえていることが明らかとなった．ケースが何かのときに駆け込める場所を提供しておくことが重要であり，その場所が保健センターの保健師であってほしいとの願いにも似た思いを抱きながら，保健師は活動していることが見いだされた．

158

```
┌─────────────────────────────────────────────┐
│ 関係性が安定する時期                        │
│      ┌──────┐                               │
│      │ 見守る│                               │
│      └──────┘                               │
│      ┌──────────────────────────────┐       │
│      │いつでも相談にのれる状態をつくっておく│   │
│      └──────────────────────────────┘       │
├─────────────────────────────────────────────┤
│ つなげる時期                                │
│ ┌──────────────┐  ┌──────────────────┐     │
│ │つなげる先を明確にする│ │つなげる先と保健師   │     │
│ └──────────────┘  │それぞれの役割を明確にする│    │
│                    └──────────────────┘     │
│      ┌──────────────────────┐               │
│      │つなげるタイミングを見極める│               │
│      └──────────────────────┘               │
├─────────────────────────────────────────────┤
│ 関係性を築く時期                            │
│ ┌──────────────┐  ┌──────────────┐         │
│ │関係性を築くことを  │ │つなげることに焦らない│         │
│ │しっかりと意識してかかわる│ │じっくり待つ      │         │
│ └──────────────┘  └──────────────┘         │
├─────────────────────────────────────────────┤
│ 出会いの時期                                │
│      ┌──────────────────────────┐           │
│      │関係性を築きやすくするために      │           │
│      │関係性の「糸口」をつくっておく    │           │
│      └──────────────────────────┘           │
└─────────────────────────────────────────────┘
                              (文献2, 石井, 2009)
```

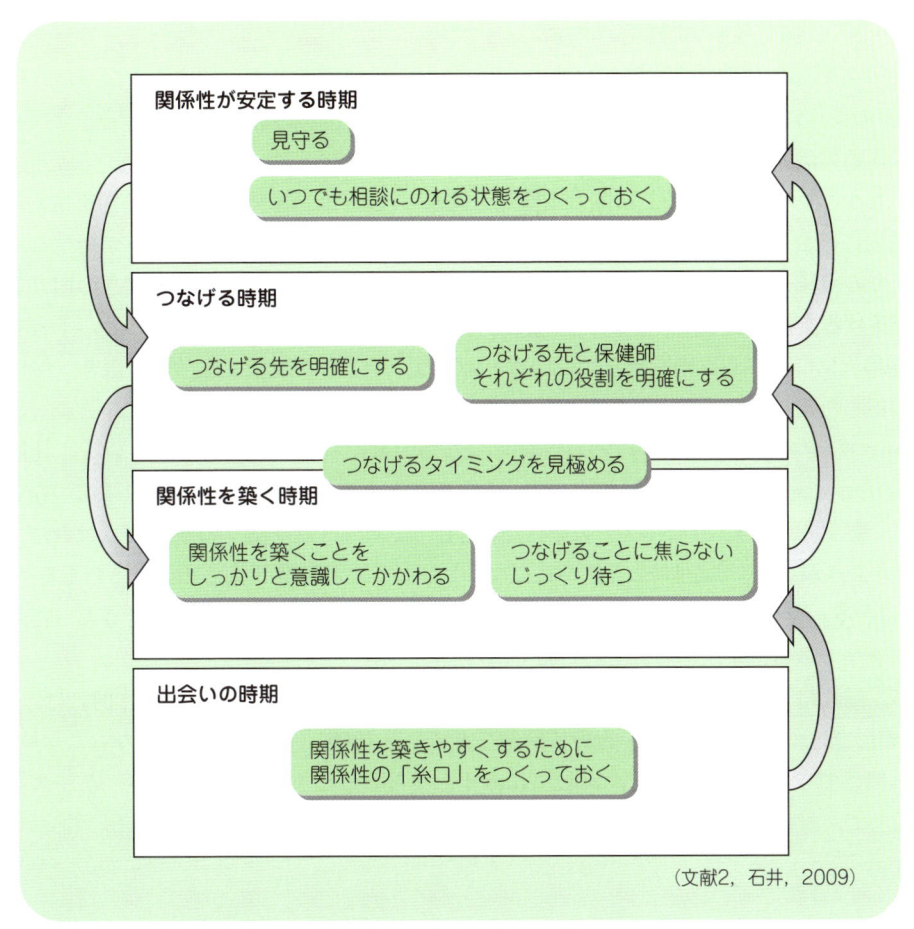

● 図Ⅲ・9　保健師が捉える各時期における支援上のポイント

■b. 保健師が支援プロセスにおいて大事だととらえていること

　保健師が支援対象である母親に接近し，支援するプロセスにおいて，大事だととらえていることが2つ抽出された．

　1つは，保健師に「できること」と「できないこと」を対象に伝えることである．これは，例えば，母親の相談にのることや，保育園の関係者と調整することは保健師にできることだが，子どもにとってピタッとフィットする方法を探ることは，保健師よりも子ども家庭センターなどの方が得意とするところであることを伝えておくことが挙げられる．

　これは職種や機関の果たすべき役割の違いによるものといえるが，逆にいえば，それぞれが果たすべき役割を互いに理解し合っていなければ，「できること」と「できないこと」の伝達はできない．保健師が対象に「できること」と「できないこと」を伝えるためには，その前提として，保健師の果たすべき役割を明確にしておくことが不可欠である．

　2つめは，つなぎである．これには，「つなげる」，「つないでおく」，「つながっておく」の3つの要素が含まれており，4つの構造パターンに分類できた．

■ c.「つなぎ」に関する4つの構造パターン

　まず,「つなげる」に関する構造には2つの構造パターンがあることが明らかとなった. 1つめは, 図Ⅲ・10のように, ケースと他の機関あるいは他職種など, 何かに誰かにつなげることである. これは, 保健師の調整という機能の意味に一致するパターンといえる.

　次に, もう1つの「つなげる」に関わる構造（図Ⅲ・11）は, 保健師が発達障害を抱える子どもと乳幼児期に出会う場合, 子どもの成長とともに, 各時期特有のライフイベントが発生し, 生きていくうえでの困難や課題が現れるときにみられる. しかし, 保健師がそのときどきの困りごとのハードルを下げる支援をすることによって, 乳幼児期から学童期, 学童期から次へと, 子どもの次の成長発達過程につなげる役割を果たしているといえる. 子どもが地域で生活する限り, 保健師はその時期に応じた支援をしていることがわかる.

　3つめのつなぎの構造（図Ⅲ・12）には,「つないでおく」の要素が含まれている. 具体的には「保健師のなかで忘れずにつないでおく」という構造である. 保健師のなかで忘れずにつないでおくためには, 図Ⅲ・12のように, ケースをみたときに「あれっ！？」という感覚がなければ, つなぐにもつなぎようがない. すなわち,「何か気になる」という力が保健師には必要だといえる. そして,「何か気になる」をしっかりもっておいて, ケースを追いかけ, 結局, やっぱりそうだったのかという確信に着地できる力が求められているのである.

　そして, 最後は「つながっておく」の構造パターン（図Ⅲ・13）であり, 具体的には,「対象と（何らかの形で）つながっておく」という構造である. これは, ○○健診で気になったケースには, 次の××健診でフォローしたり, △△教室にみえたならそのときに声をかけたり, ケースとの接点を大事にして, 対象と細くても何かしらの形でつながっておくことを意味している.

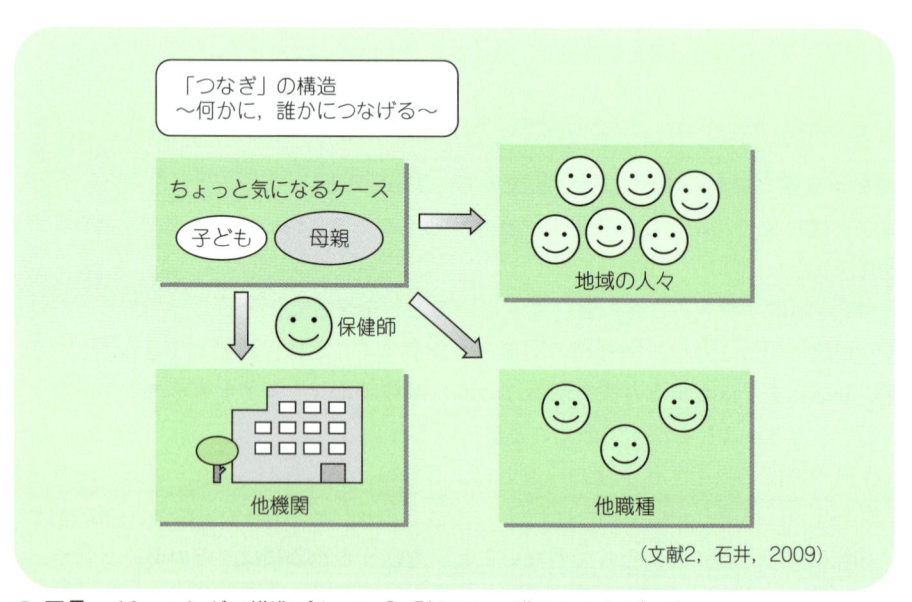

（文献2, 石井, 2009）

● 図Ⅲ・10　つなぎの構造パターン①「何かに, 誰かにつなげる」

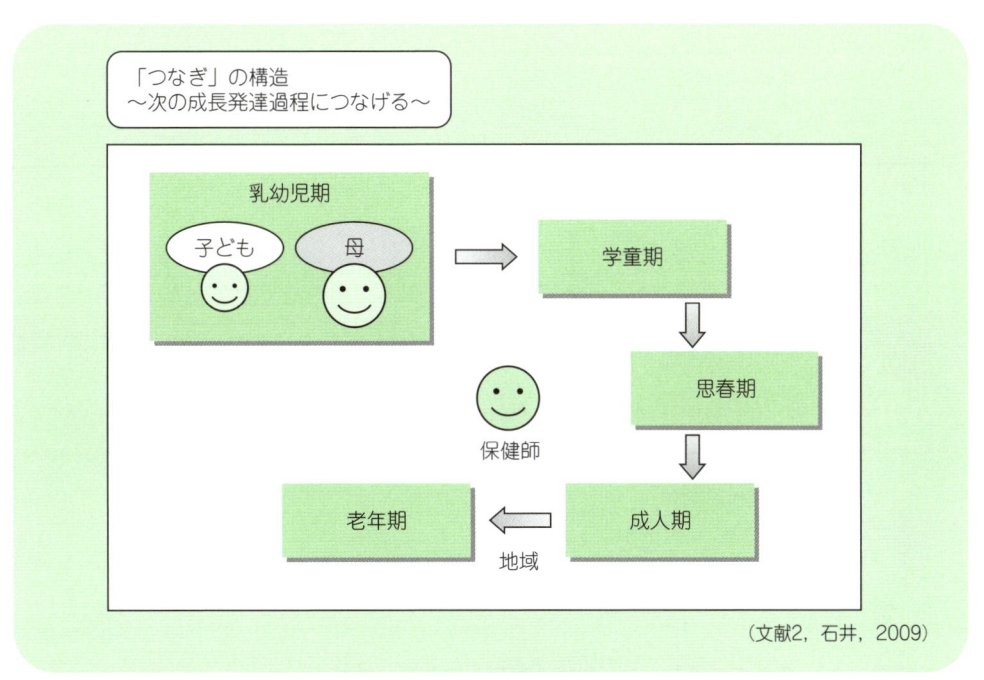

● 図Ⅲ・11　つなぎの構造パターン②「次の成長発達過程につなげる」

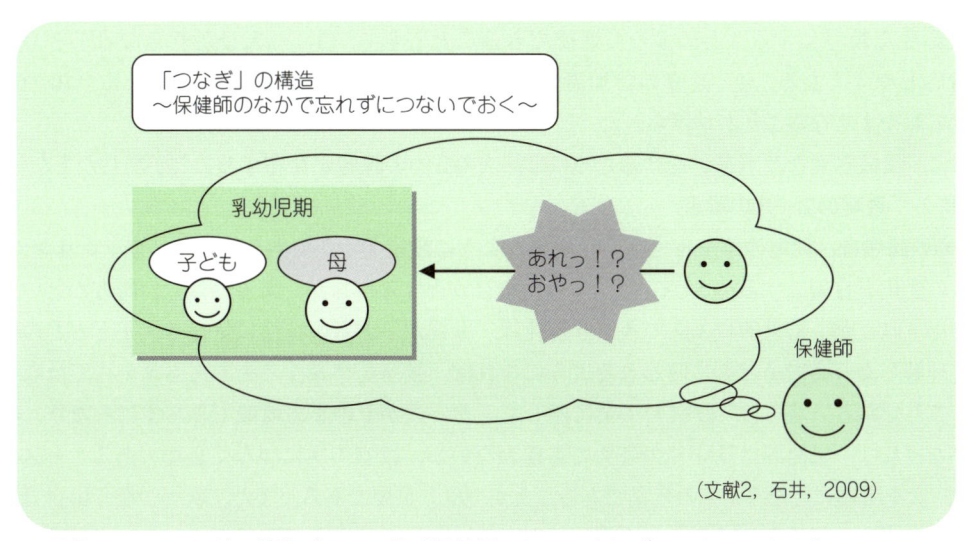

● 図Ⅲ・12　つなぎの構造パターン③「保健師のなかで忘れずにつないでおく」

(3) 子育て支援モデルからの示唆－今後の教室運営の方向性と課題[2)]

　子育て支援モデルを開発し，当該教室を運営する保健師にフィードバックし，教室運営の課題についてディスカッションを行った．その結果，今後の教室運営のあり方を一言で表現するならば，それは「臨機応変」になるのではないかとの方向性が見いだされた．

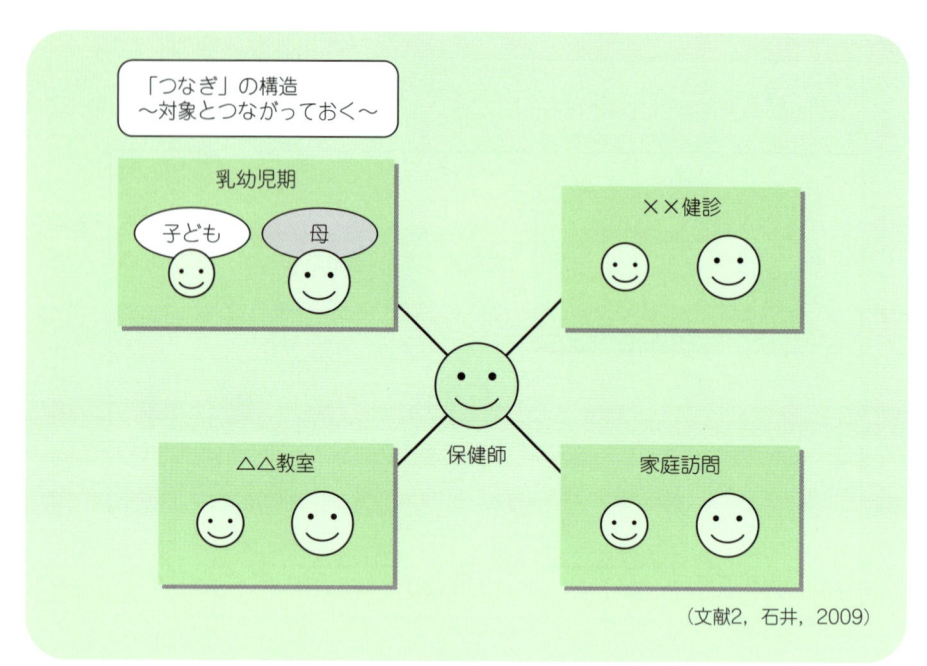

● 図Ⅲ・13　つなぎの構造パターン④「対象とつながっておく」

　臨機応変な教室にすることによって期待できることとして，① 一人ひとり異なる子どもの特性に対応しやすくなる，② 教室の参加者数の変動に対応しやすくなる，③ 異なる会場の諸条件に対応しやすくなることが挙げられた．
　さらに，臨機応変な教室運営をするためには，次の5つの課題が存在することが明らかとなった．

① **課題1：教室のゴールの設定**
　1つめの課題は，教室のゴール（卒業）をどのように設定するかである．ディスカッションでは，子どもの変化を目安とするべきか，母親の変化を目安とするべきか，あるいはその両方かといった意見が出されたが，結果的にみえてきた方向性は，母親が子どもの特性に気付き，子どもとの関わり方を理解したうえで子どもに関われるようになれば，教室を卒業するとしてもよいのではないかということである．ただし，教室の卒業に際して，ケースがそのまま地域で暮らすにあたり，特に課題がなければ，保健師は見守りの姿勢でも構わないが，教室の次につなぐ必要のあるケースについては，次を明確にしたうえでの卒業であることがやはり重要である．また，次へつなぐ場合は，保健師はつなぐ先の相手としっかりと連携し，ケースに関して伝え合う関係づくりをしておく必要がある．卒業がケースと保健師の関係の終了を意味するのではなく，卒業後のケースの様子もそのときどきに把握できる状況をつくっておくことが，次に何かあったときの布石になることからも，非常に重要な視点である．

② **課題2：教室の実施時間**
　2つめの課題は，教室の実施時間を午後から午前に変えてみてはどうかということである．理由は，午前の時間帯に変えることによって，参加している子どもがお昼寝の時間と重ならずに済むため，教室参加中の子どもの「ぐずり」が減ることが期待できるからである．「ぐずり」は，本来とら

えたい子どもの特性を隠してしまうことも多く，それを防止できるのは非常に有効と考えられる．ただ，実施時間を変更するためには，越えなければならないハードルがいくつかあることもみえてきた．1つは，会場として借りている場所での他の事業との兼ね合いを調整する必要があることである．もう1つは，仮に条件が整い，午前の時間帯での実施が可能となった場合，具体的に何時から始めるかを検討する必要があるということである．遠方から来るケースを考慮する等，配慮すべき要素はいくつかありそうだが，この教室は乳幼児健診に比べると，時間設定の変更は融通が利きやすいことから，継続的に検討すべき課題なのではないかとの結論に至った．

③ **課題3：教室のスタッフの設定**

　3つめの課題は教室のスタッフの設定を固定とするべきか，流動的でもよいのかということである．固定か否かの結論は出されなかったが，いずれにしても，教室でのケースとスタッフとのつながりだけでなく，教室以外でのケースとスタッフとのつながりの両方を大事にすることが重要ではないかとの方向性が見いだされた．つまり，教室担当であろうとなかろうと，どの保健師も何かしらの形で教室対象であるケースと教室以外の場でもつながっておくことをしっかりと意識しておくことが重要なのではないかということである．そうするためには，やはり教室を担当する保健師同士だけでなく，教室を担当していない保健師ともケースに関する情報の共有をしておくことが大切である．

④ **課題4：健診から教室へつなげるための対策**

　4つめの課題は，健診から教室へつなげていくために，健診の場面でできることがあるのではないかということである．これについては2つの結論が導かれ，1つは，健診に従事する保健師は，どのケースも要フォローになるかもしれないという意識をもって健診業務にあたるということである．2つめは，要フォローの可能性がある場合は，自分であっても別の保健師であっても，次にケースに入りやすくなるための「糸口」をつくっておくということである．例えば，ケースに対して，「後日電話するかもしれないがその際はよろしくお願いします」などの声かけを健診で行っているかどうかで，次の一歩の踏み出しやすさが格段に変わる．これらのことは当たり前のことかもしれないが，健診に従事するスタッフ皆が改めて意識することで，健診からのつながりがよりよくなるのではないかとの結論に至った．

⑤ **課題5：健診から教室へつながるための必要条件**

　5つめの課題は，4つめの課題からの派生になるが，健診から教室につながるための必要条件についてである．保健師は，健診から教室につなぐようなケースの場合は，できることなら家庭訪問をしてつなぎたいと考えている．なぜなら，家庭訪問では対面でケースと向き合うことができるため，相手の反応をとらえやすいからである．また，保健師も身振り・手振り・言葉・表情などすべてを総動員してケースに伝達することができる．つまり，ケースに教室を勧めやすいといえる．その反面，家庭訪問は時間をとるため，他の業務を並行してこなさねばならない現状では，すべてのケースに訪問で対応することは容易ではない．こうした状況では，訪問できない場合の主な手段として，どうしても電話に頼らざるを得なくなる．しかし，電話の場合は，訪問とは異なり相手の反応がみえない分，ケースとのやりとりは難しくなる．そのため，ケースにもう一歩踏み込む力が求められ，保健師の電話でつなげるテクニックを磨くことの重要性が見いだされた．

　健診から教室につなぐためのもう1つの条件として，訪問が展開されるための基盤づくりの必要

性が導かれた．具体例としては，保健師による新生児訪問の積極的な展開が挙げられた．新生児訪問は母親が子育てなどで一番困っているときに保健師が母親と関われるため，ケースと関係性が築きやすいというメリットがある．新生児訪問でケースとつながりをもっておくことができれば，健診後の訪問に対しても，特別な訪問（対応）と受け取られることをある程度防ぐ効果が期待できる．

(4) 今回の取り組みの意味と今後の展望

　就学前の自閉性発達障害児に対する育児支援教室を通した保健師による子育て支援のプロセスは，保健師とケースとの関係性を構築する過程（図Ⅲ・8, p158）であることが明らかとなった．また，関係性の構築には4つの時期があり，それぞれの時期には支援するうえでの重要なポイントがあること（図Ⅲ・9, p159）が示された．

　今回の取り組みに対して，研究協力者からは，教室に携わる保健師が自身の活動やその意味を改めて言語化する過程でもあったことから，自身の思考を整理する機会に恵まれてよかったという意見や，保健師同士が以心伝心と思えていたこともあえて言語化や図式化することにより，教室運営の目指す方向性の共有化を一層図ることができたなどの意見が寄せられている．

　A市での教室運営の検討はまだ始まったばかりだが，今回の取り組みをベースに今後も引き続き検討を重ねて行かれることを期待しつつ，筆者も微力ながら一緒に考えて行きたいと思う．

（松田宣子，石井美由紀）

文 献
1) 遠藤紀子，村山裕美：親から寄せられたメッセージ．保健師ジャーナル，64(10)：875-880, 2008.
2) 石井美由紀：平成19-20年度科学研究費補助金（若手B）研究成果報告書　行政保健師による就学前の自閉性発達障害児の子育て支援モデルの開発．2009.

3) 生活習慣病予防事業におけるエビデンスの活用と展開

　生活習慣病は，糖尿病や高血圧など，個別の遺伝素因に加えて，日々の生活習慣の積み重ねなどの結果発症する疾患である．偏った生活習慣によって起こる代謝異常が引き金となって，動脈硬化を伴い，その進展によって，脳卒中や心筋梗塞に至るなど，生命の危険をはらむため，保健活動のターゲットとして重要な疾病である．

　日本において生活習慣病で亡くなる人の割合は，60％を超えており（人口動態統計平成17年），その予防対策が課題となっている．そのため，国では「21世紀における国民の健康づくり運動（健康日本21）」が策定され，国民の健康増進の総合的な推進を行うための事業が全国で展開された．平成15年には健康増進に向けた地方計画を策定し，より具体的で着実な推進を担保するため健康増進法が施行された．これまで主に市町村が実施主体となって，一般地域住民を対象とした生活習慣病予防事業が展開されてきているが，健康増進法では，さらに健康増進事業を進めていく「健康増進事業実施者」として，国民健康保険など医療保険者などが規定され，より広い立場からの健康増進の取り組みが求められている．このような流れを受け，平成20年度からは，メタボリックシンドロームに着目した特

定健診・保健指導の実施が医療保険者に義務付けられることとなった．

このように，生活習慣病予防事業は，あらゆる分野，あらゆる立場の人によって，取り組まれている．また，特定健診結果に基づく特定保健指導対象者の抽出においても，メタボリックシンドロームの概念を活用するとともに，マルチプルリスクファクター症候群についてのエビデンスに基づく具体的な抽出基準が国から示されるなど，昨今保健指導活動においてもエビデンスに基づいて対象者を抽出し，効率的に事業運営することが求められている．

そこで予防事業の展開を考えるにあたり，集団保健指導や個別相談など，単に事業の実施方法を考えるにとどまらず，地域や職場など，さまざまな分野や立場の人によって生活習慣病予防事業が展開される際，対象集団に対しどのような考え方や手順で取り組むことが，成果が得られやすいかを解説する．

(1) 生活習慣病予防事業の考え方

生活習慣病にはさまざまな疾病が含まれ，またそれぞれ軽症から重症までいろいろな段階を含むことなど，疾病群そのものが多岐にわたる．その予防を行うということを考えると，性別，年代を限定することなく非常に多くの人を対象とする必要がある．

これまでの生活習慣病予防対策では，解決する必要のある健康課題にかかわりなく，より広く，多くの人を対象に一般的な生活習慣病予防に関する情報提供を行ったり，希望制で募った健康教室の参加者（参加者は生活習慣病予備軍であるかどうか不明であっても）を相手に，生活習慣病を解決する方法について詳しく伝えたりすることが一般的であった．その結果，意図的に対象者を選択していないため，生活習慣の改善による健康状況の変化などの効果を評価することが困難であった．そのため，参加者の反応や感想を事業の評価指標として扱い，漫然と事業を継続し，参加者の健康指標の改善はみられない，といった例が少なくなかった．

このような例を繰り返さないために，また本来の生活習慣病予防事業の成果をあげるためにも，最も重要となるのが，解決すべき健康課題の明確化と事業ターゲットの焦点化である．つまり，生活習慣病予防に関する複数の課題の中から，対象集団にとって確実に解決したい健康課題は何かを絞り込むとともに，多くの予防対象者から健康課題の解決につながる予防対象者は誰か，どのような疾病段階のグループかを，事業ターゲットとして絞り込み事業展開していくのである．この解決すべき健康課題の設定があいまいになると，予防事業の効果は期待できなくなる．例えば，情報提供を行う場合であっても，広く，多くの人に対し一般的な内容で行うのではなく，予防したい課題によって，今回提供する情報内容を優先的に提供する対象は誰なのかを考える．健康教室の参加者を募る場合には，解決すべき生活習慣病のうち，今回はどのような疾病にターゲットを絞り，どの疾病段階にある人を対象に何を理解してもらおうとするのかなど，解決したい健康課題と事業ターゲットについて，こちらの意図をまず明確にして事業展開を行うことが重要である．

(2) 生活習慣病の予防段階と対策のターゲット

①効率的な生活習慣病予防事業の展開に向けて

21世紀における国民の健康づくり運動（健康日本21）や健康増進法において生活習慣病予防対策の目標として掲げられているのが，早世および働き盛り世代での障害受傷の予防であり，この課題を解決するために，より早期に介入し，生活習慣改善に向けた行動変容を支援することが重要とされて

いる．この考え方を概念図にしたのが図Ⅲ・14である．一番右側を最も健康状態が破綻した状態と位置付け，生活習慣の偏りに端を発し，生活習慣病予備軍の状態から糖代謝異常をはじめとする動脈硬化を進めるリスクが出現し，その結果遺伝素因を背景にして，さまざまな生活習慣病が発症し，動脈硬化や糖尿病を重症化させていく過程が左から右に進んでいく様を概念化した．

生活習慣病予防対策を考えるにあたっては，この重症化に至るスキームと各疾病段階における予防の目標を理解しておく必要がある．重症化に至る各段階それぞれに講ずべき予防対策があるが，それぞれの現場で対象となる集団は，どの予防段階にある人たちにターゲットを絞って対策を打つことが重症化をより確実に防ぐことができるのか，あるいは予防対策の成果を効率的に上げることができるのか，健康実態に関するデータの分析を行い検討することからはじめることが重要である．その際，健康実態を表す各種データの個々の状況やデータ同士の関連をエビデンスに基づき読み解いていく．

例えば，重症化の背景に高血圧が関連していることが明らかとなってくれば，さらに，なぜ高血圧を引き起こすのか，他の健診データとの関連を合わせて分析していく．この時に重要なのは，統計学的な確からしさではなく，対象集団のおおまかな傾向を掴むことであり，分析そのものが目的化してしまうと本末転倒になってしまうことに注意が必要である．対象集団の生活習慣の特徴，その原因についてさらに詳細に調べていく．具体的な事業計画はこのような分析に基づいて立案していく．

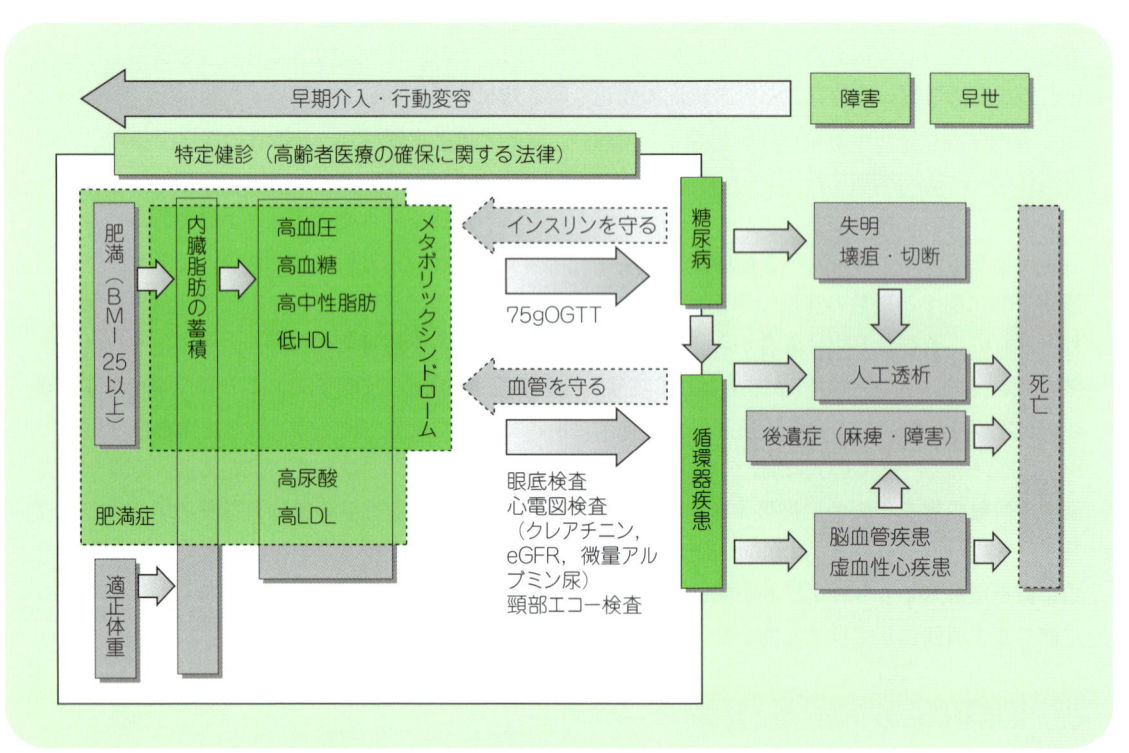

● 図Ⅲ・14　ハイリスク対象者をどう捉えるか
　　科学的根拠に基づいた予防ターゲットの抽出

②健康課題の焦点化のための具体的な健康指標

■a. 死亡の状況からの課題化

図Ⅲ・15の概念図に基づき対象集団の健康実態を分析していくと、対象集団のおおよその疾病特徴と予防の課題、その背景となる生活習慣について想定できる。これは、生活習慣病予防対策における健康課題の設定や事業ターゲットを明確にするための、基本的で、かつ重要な作業である。

特に死亡や障害となった原因を調べることは、「今後、予防可能な疾患で同じように重症化させ、倒れさせない」ための生活習慣病予防対策を方向づける重要な情報となる。その際、死因別死亡統計を活用できるが、一つひとつの疾病名を詳細にみるのではなく、予防可能な疾患をひとくくりにして全体のどれくらいを占めるのかを明らかにしておく（図Ⅲ・16）。そのことによって、生活習慣病予防対策事業に取り組む意味も明確になるからである。また、さらに詳細な疾病名から、死亡に至るまでにはどのような疾病が背景にあると考えられるのか、エビデンスや疾病のメカニズムを紐解きながら、読み解いていく。

■b. 障害受傷の状況からの課題化

同様に、障害受傷に至った原因を調べ、重症化予防のためのターゲットとする疾病や予防段階を絞り込む。障害受傷の状況については、介護保険給付の認定情報から、要介護状態となった原因疾病の分析を行うことができる。特に65歳未満の介護保険第2号被保険者の介護認定には疾病名が必ず必要であることから、情報として比較的得やすく、また65歳未満という若い年代で介護保険給付を受けるに至った原因の疾病や基礎疾患情報を収集することで、生活習慣病予防対策のターゲットも明確となる（図Ⅲ・17）。

順位	（65歳未満死亡者の死因別割合順）死因	65歳未満死亡 死亡者の死因別割合	死因別死亡数
1	悪性新生物	38％	353
2	自殺	10％	95
3	虚血性心疾患	8％	70
4	肝疾患	6％	58
5	不慮の事故	6％	53
6	脳出血	4％	41
7	肺炎	2％	20
8	糖尿病	2％	16
9	大動脈瘤及び解離，高血圧性疾患など	2％	15
10	腎不全	1％	11
11	脳梗塞	1％	10

生活習慣病による合計 **約2割**

（平成18年度ヘルスアップ尼崎戦略事業報告書　尼崎市）

● 図Ⅲ・15　働き盛り世代が亡くなる原因は？

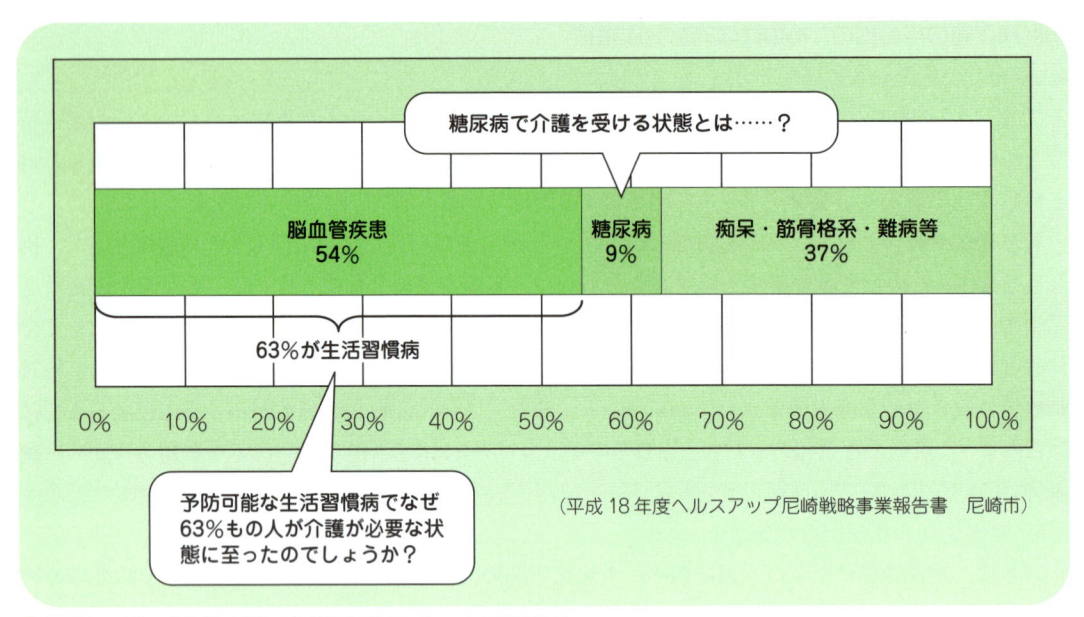

図Ⅲ・16 65歳未満で介護が必要となった原因は？

| 脳血管疾患 54% | 糖尿病 9% | 痴呆・筋骨格系・難病等 37% |

糖尿病で介護を受ける状態とは……？

63%が生活習慣病

予防可能な生活習慣病でなぜ63%もの人が介護が必要な状態に至ったのでしょうか？

（平成18年度ヘルスアップ尼崎戦略事業報告書　尼崎市）

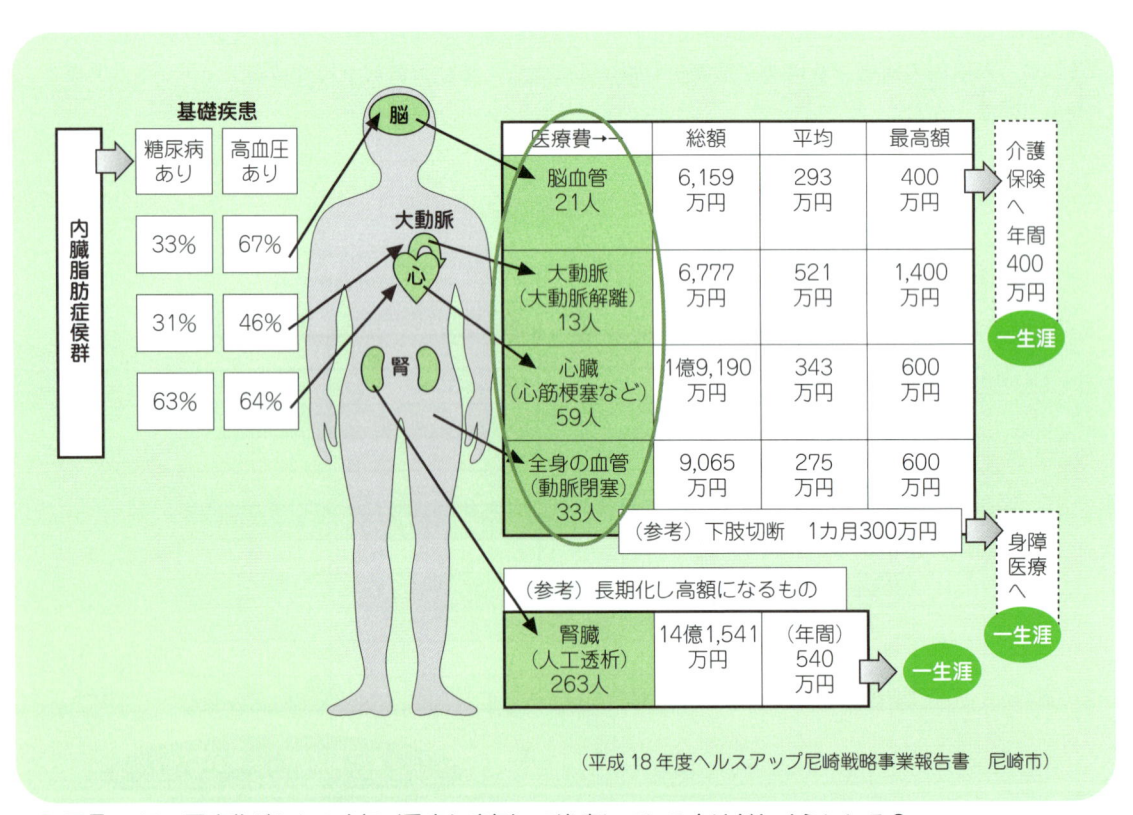

図Ⅲ・17 医療費がかかる病気（重症な病気）で治療している人はどれくらいいる？

内臓脂肪症候群

基礎疾患

	糖尿病あり	高血圧あり
	33%	67%
	31%	46%
	63%	64%

医療費→	総額	平均	最高額
脳血管 21人	6,159万円	293万円	400万円
大動脈（大動脈解離）13人	6,777万円	521万円	1,400万円
心臓（心筋梗塞など）59人	1億9,190万円	343万円	600万円
全身の血管（動脈閉塞）33人	9,065万円	275万円	600万円

（参考）下肢切断　1カ月300万円

（参考）長期化し高額になるもの

| 腎臓（人工透析）263人 | 14億1,541万円 | （年間）540万円 |

介護保険へ　年間400万円　一生涯

身障医療へ　一生涯

一生涯

（平成18年度ヘルスアップ尼崎戦略事業報告書　尼崎市）

このように重症化した状態に至る経過を振り返ってみることで，予防すべきターゲットが明らかになる．例えば，死因別死亡状況の多くを占めるのが「脳梗塞」である場合，その予備軍とも言える要介護状態でもその原因となる疾病は脳梗塞による寝たきり状態という事例が多いが，調べてみると要介護状態となる原因疾病のトップが認知症となる対象もある．この場合，脳梗塞の中でも，多発性脳梗塞を背景として発症した認知症が多数含まれるものと考えられる．つまり，寝たきりが多い地域とは違った課題が浮き彫りになり，多発性脳梗塞のリスクとなる疾病が予防すべきターゲットとなる．

障害受傷の原因を調べるには，介護保険給付に関する実態の他，身体障害者の認定を受けている疾病やその基礎疾患などからも分析できる．

■c. 疾病罹患状況からの課題化

死亡や障害受傷まで重症ではないが，現在治療を受けている人の健康実態から，さらに健康課題を探るために，診療情報請求書（以下「レセプト」という）情報を分析することもできる．中でも，高額な医療費を要したレセプトは，高度な医療処置を要したり，入院加療が必要であったりするなど，医療が開始された状態が極めて重症であったと考えられるため，このような条件に該当するレセプトを抽出し，重症な状態で医療にかかった実態を把握する．

特に，高額医療とされる1カ月のレセプト200万円を超える医療費を要した疾病名や，6カ月を超える長期入院を要する疾病名について分析を行うことで，重症者の状況がよく理解できる．なぜこのような重症な状態に至ったのかについて，既往疾患の内容や既往疾患の治療開始時期，治療内容も併せて調べ，予防のターゲットとなる疾病や病態を絞っていく．また，対象者が特定健診など，生活習慣病予防にかかる健診や保健指導をこれまで利用した履歴があるかどうか，つまり自らの健康状態についての学習の機会を持っていたかどうかの情報も併せて調べておくと，今後の生活習慣病予防事業計画の立案の際に活かすことができる．

■d. 代謝異常など生活習慣病予備軍の状況からの課題化

生活習慣病の予備群の状況を明らかにするため，健診結果の分析を行う．さまざまな観点からの分析が可能であるが，まずは対象集団の健診結果について，検査項目ごとに基準値を超えている者（「有所見者」という）の出現割合を出すことで，どのようなリスクをもつ人が多いのかがわかり，集団の健康特徴や課題が明確化する（表Ⅲ・9）．また，ある項目で有所見となっている集団の他のリスクの有所見状況がどうかについても併せて分析し，リスク出現の背景を想定していく．

さらに，個人の健診結果を丁寧に読み解き，例えば，ある検査項目の有所見者を抽出して一覧にしてみた上で，単独のリスクがある人が多いのか，リスクが集積している人が多いのか，リスクが集積している人のBMIや腹囲の有所見状況はどうなのかなど，有所見者の特徴を調べていく．

■e. 生活習慣に関する指標からの課題化

aからdまでの，生活習慣病予防対策を効率的に講じるために必要な健康指標を分析し，健康課題が明確になってきたら，その背景となる生活習慣はどのようなものであるのか，代謝のメカニズムに照らし合わせて想定する．生活習慣はいわば生活習慣文化でもあることから，最近の生活事情だけでなく，地域に根付いた産業，労働形態や内容，風土，住民の価値観など，歴史的な背景も加味して，有所見状況を読み解いていくことが重要となる．砂糖や塩分に対する価値観，スーパーや小売店の特徴，主な家族形態など生活習慣に影響する背景はさまざまである．

表Ⅲ・9　健診結果から早期介入のターゲットを明確化

男性

年代	数	腹囲 数	腹囲 割合	メタボ該当者 数	メタボ該当者 割合	メタボ予備軍 数	メタボ予備軍 割合	内臓脂肪面積100cm²以上 数	内臓脂肪面積100cm²以上 割合	中性脂肪150mg/dl以上 数	中性脂肪150mg/dl以上 割合	AST(GPT)31以上 数	AST(GPT)31以上 割合	HDLコレステロール40mg/dl未満 数	HDLコレステロール40mg/dl未満 割合	血糖(空腹時及び随時)空110mg/dl以上 随140mg/dl以上 数	血糖 割合	HbA1c 5.5%以上 数	HbA1c 割合
総数	4,359	2,048	47%	912	21%	829	19%	540	49%	1,296	30%	999	23%	292	7%	922	21%	1,290	30%
20代	220	61	28%	14	6%	24	11%	61	33%	33	15%	63	29%	3	1%	2	1%	7	3%
30代	573	216	38%	60	11%	95	17%	236	46%	153	27%	205	36%	34	6%	15	3%	33	6%
40代	453	218	48%	74	16%	98	22%	243	62%	164	36%	180	40%	28	6%	32	7%	62	14%
50代	618	318	52%	167	27%	105	17%	0	0%	225	37%	140	23%	45	7%	147	24%	199	33%
60代	1,181	895	50%	431	24%	361	20%	0	0%	533	30%	320	18%	139	8%	514	29%	720	40%
70代	698	339	50%	165	24%	146	22%	0	0%	186	27%	90	13%	43	6%	210	30%	268	40%

年代	総数	血圧正常高値(130/85)以上 数	割合	LDLコレステロール160mg/dl以上 数	割合	尿蛋白(+)以上 数	割合	クレアチニン 男性1.1以上 女性0.8以上 数	割合	新GFR 59.9以下 数	割合	心電図 所見あり 数	割合	眼底 HまたはSI以上 数	割合
総数	2,634		60%	707	17%	357	8%	204	5%	536	12%	491	29%	217	14%
20代	69		31%	17	8%	8	4%	2	1%	0	0%	51	23%	3	1%
30代	180		31%	94	16%	16	3%	7	1%	2	0%	120	21%	26	5%
40代	222		49%	111	25%	17	4%	4	1%	4	1%	99	23%	80	19%
50代	373		60%	106	18%	44	7%	14	2%	38	6%	32	40%	17	29%
60代	1,268		70%	288	16%	193	11%	109	6%	301	17%	127	46%	67	29%
70代	517		74%	91	13%	79	11%	66	10%	188	27%	62	50%	24	28%

平成19年ヘルスアップ尼崎戦略事業報告書

(3) 生活習慣病予防の具体的な活動と展開

①事業計画（Plan）

　対象集団のおおよその健康課題が明確化したら，それを解決するためにはどの健康段階にある対象者から介入していくことが効率的かを検討する．より重症化した段階にある人への介入は，短期的な早世，障害受傷の予防成果が期待できるし，生活習慣病予備軍に対する介入は，将来に向けた中長期的な予防成果が期待できる．生活習慣病予防事業としてターゲットにするのはどのような段階にある対象が効果的なのか，対象集団の健康課題をもとに決定していく．ターゲットが絞り込めたら，具体的な事業計画に臨む．

　事業計画では，健診結果データで示す所見の範囲を明確にしておくと事業対象者の抽出が容易となる．つまり，事業ターゲットである健康課題を持つ対象者が何人おり，その中でも誰から優先的に介入するのかを事前に決めておくことが重要となる．例えば，血圧値160 mm Hg 以上ある人に介入することで，脳血管疾患を予防するという目標を立てた場合，血圧値が160 mm Hg 以上にある人のうち，他のリスクの集積状況や年齢，家族歴など，血圧値以外の重症化に関係する条件を加味した上で，介入の優先順位を設定する．同時に効果的な介入方法についても計画しておく．課題解決のために，個別保健指導によることが効果が上がりやすいのか，集団保健指導によって他の参加者と情報共有する方が課題解決につながりやすいのか検討し，選択する．さらに，個別保健指導を対象者の自宅で行う方が効果的であると考えられる場合は家庭訪問を実施するなど，目的に合わせた具体的な保健指導方法も選択しておくと良い．

②実践（Do）

　計画に沿って，生活習慣病予防事業を具体的に展開していくが，事業の中核となるのが保健指導である．個別，集団の別にかかわらず保健指導とは，対象者自身が代謝障害や動脈硬化など，自分の体で起こっていることを理解し，新しい生活習慣を選択することを支援する過程である．保健指導において最も重要なことは，体のメカニズムを理解し，それを活用して，健診結果をもとに自分の体で起こっていることを推測し，イメージ化して捉え，エビデンスに基づいて自分の課題を考えられるよう伝えることである．したがって，生活習慣改善の具体的な方法のみを提示したり，確認したりする場ではないことを注意したい．

　例えば，高血圧の人に，単に「脳卒中になる確率が高くなる」という説明では，自分はその確率に該当しないかもしれないと感じるなど，対象者にとってどれくらい重要な課題であるかが伝わりにくい．高血圧がどのように動脈硬化を進めるのか，高血圧が進むと心臓や腎臓，脳血管に対してどのようなダメージとなるのか，それぞれの臓器の特性についてイメージが湧くように説明することが行動変容につながりやすい．これらの説明には，保健指導に従事する者が，生活習慣病に関する各学会ガイドラインに基づくエビデンスを十分に理解し，対象者のイメージが湧くように比喩を使いながら説明することが重要となる．

③活動の評価（Check）と改善計画（Act）

　平成20年度からスタートした特定健診，保健指導では，これまでのような「アウトプット評価（実施回数や人数での評価）」から「アウトカム評価（目標に対する結果達成状況の評価）」へと大きく評価指標が転換された．生活習慣病予防事業の評価はまさにアウトカム評価で行う必要があり，計画立案当初，解決すべき課題として設定していた指標が，事業実施後どれくらい改善しているかを客観的

に評価することが重要である．

評価の観点としては，ストラクチャー（構造），プロセス（過程），アウトカム（結果），アウトプット（事業実施量）などがあるが，まず，予防すべきターゲットの改善目標に対するアウトカム評価が重要となる．アウトカム評価結果に基づき，そのような結果につながったのはどのプロセスが関係しているのか，プロセス評価とつなげて考える．

日常の保健活動におけるアウトカム評価では，高度な統計手法を駆使したものでなくとも，ターゲットにした健康指標について，対象集団の健康実態がどのように変化しているのかを示すことができる基本的な集計を行うことがまずは求められる．われわれの現場においては図Ⅲ・18や図Ⅲ・19などの集計を用いて，健康実態の変化を評価している．

改善すべき生活習慣病の関連指標が，目標の成果に至っていなかった場合は，事業対象の抽出基準や方法，回数や時期など，事業を展開したプロセスを丁寧に振り返り，目標達成に向けた次の改善計画を立案する．

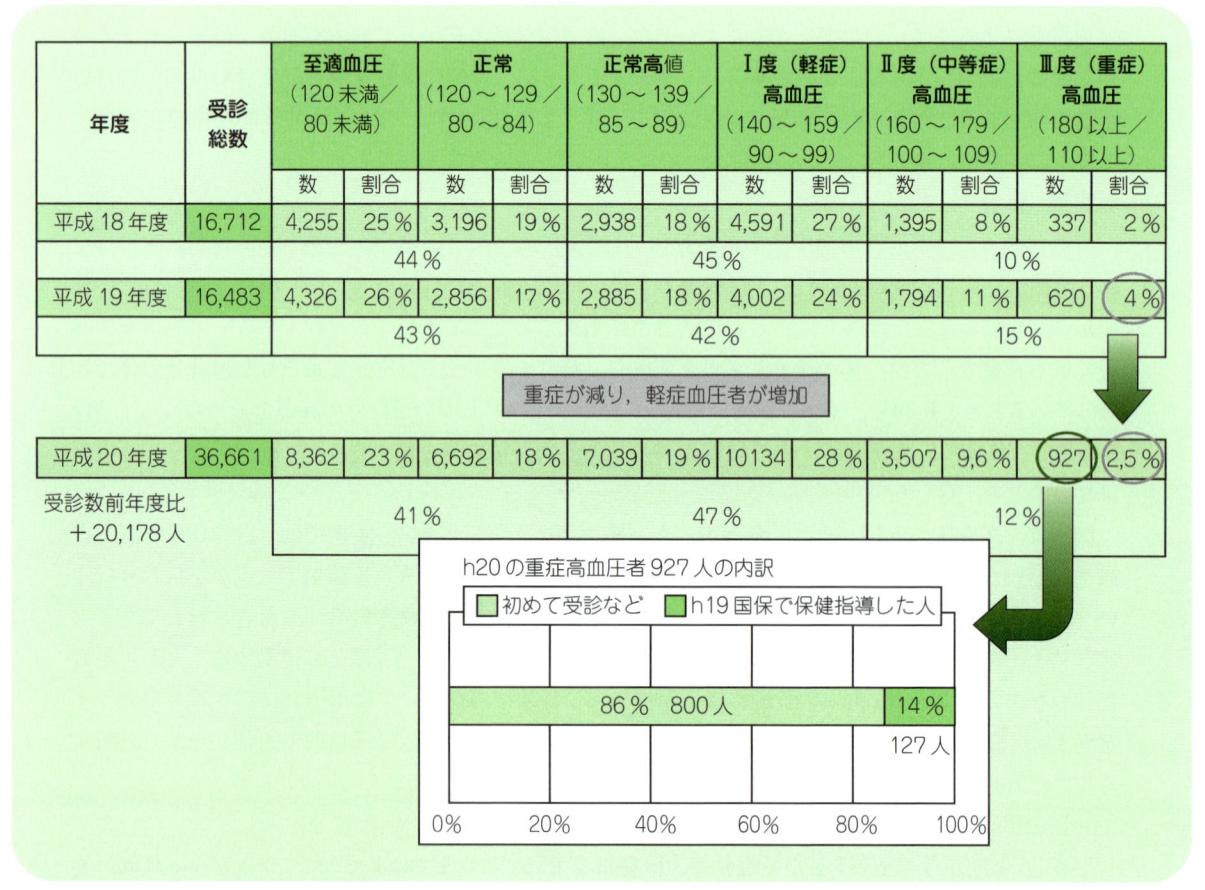

年度	受診総数	至適血圧（120未満／80未満）		正常（120～129／80～84）		正常高値（130～139／85～89）		Ⅰ度（軽症）高血圧（140～159／90～99）		Ⅱ度（中等症）高血圧（160～179／100～109）		Ⅲ度（重症）高血圧（180以上／110以上）	
		数	割合	数	割合	数	割合	数	割合	数	割合	数	割合
平成18年度	16,712	4,255	25%	3,196	19%	2,938	18%	4,591	27%	1,395	8%	337	2%
		44%				45%				10%			
平成19年度	16,483	4,326	26%	2,856	17%	2,885	18%	4,002	24%	1,794	11%	620	4%
		43%				42%				15%			
平成20年度 受診数前年度比 ＋20,178人	36,661	8,362	23%	6,692	18%	7,039	19%	10134	28%	3,507	9.6%	927	2.5%
		41%				47%				12%			

重症が減り，軽症血圧者が増加

h20の重症高血圧者927人の内訳
■ 初めて受診など　■ h19国保で保健指導した人
86%　800人　｜　14%　127人

● 図Ⅲ・18　高血圧者の状況

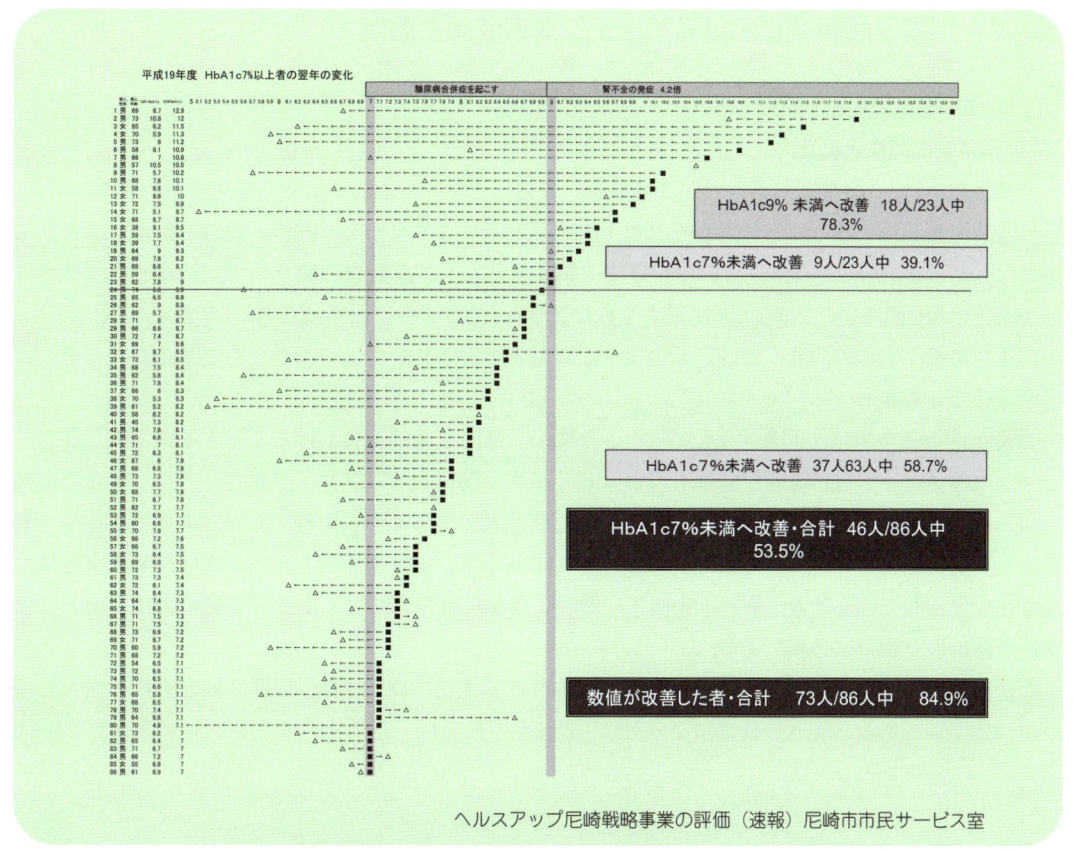

● 図Ⅲ・19　ヘルスアップ尼崎戦略事業の評価（速報）尼崎市市民サービス室

おわりに

　生活習慣病の実態分析，対象者の抽出，保健指導等生活習慣病予防事業の実施，および評価に至るプロセスにおいて，エビデンスに基づき実態を読み解き，体のメカニズムをもとに事業スキームを構築し，事業内容を組み立てることが，効率的な事業の実施と成果をあげる近道である．予防可能な生活習慣病が重症化することにより，障害受傷や早世へと至らしめないためにも，エビデンスを活用した効率的で効果的な生活習慣病予防事業が展開されることを期待したい．

(野口　緑)

文献

1) 厚生労働省健康局：標準的な健診・保健指導プログラム（確定版）．2007．
2) 松澤佑次監修，船橋　徹・野口　緑編：メタボリックシンドローム実践ハンドブック　改訂版．メディカルトリビューン，2008．

◆ 4）介護予防事業におけるエビデンスの活用と展開

(1) 介護予防の理論的整理
① 介護予防の概念と考え方

　介護予防とは,「高齢期において要介護状態になることをできる限り防ぐ（発生を予防する）こと,そして要介護状態になっても状態がそれ以上に悪化しないようにする（維持,改善を図る）こと」である．しかしながら,それは,単に運動機能や栄養状態など,高齢者の個々の要素的な心身機能の予防や改善のみを図るものではなく,高齢者1人ひとりの生きがいや自己実現をとおした生活の質（QOL）の向上を目指すものであり,かつ,そのような高齢者の質の高い生活の基盤となる地域づくりをも目指すものでもある．

　介護予防の考え方は,図Ⅲ・20に示すように,活動的な高齢者における「一次予防（ポピュレーション・アプローチ）」,虚弱な高齢者における「二次予防（ハイリスク・アプローチ）」,要介護高齢者における「三次予防」に整理される．活動的な高齢者であっても,加齢,疾病,環境の変化等を契機として要支援あるいは要介護状態への移行が起こりうる．生活機能低下のリスクは高齢者全体に少なからず分布していると考えられ,よって,どのような状態の高齢者にも生活機能の維持・向上にかかる予防的取り組みは必要である．

　わが国の介護予防施策において,取り組むべき最重要課題のひとつは,後期高齢者人口の増大に伴う認知症予防である．前述の概念にならえば,認知症予防とは,認知症の発生を予防することであり,

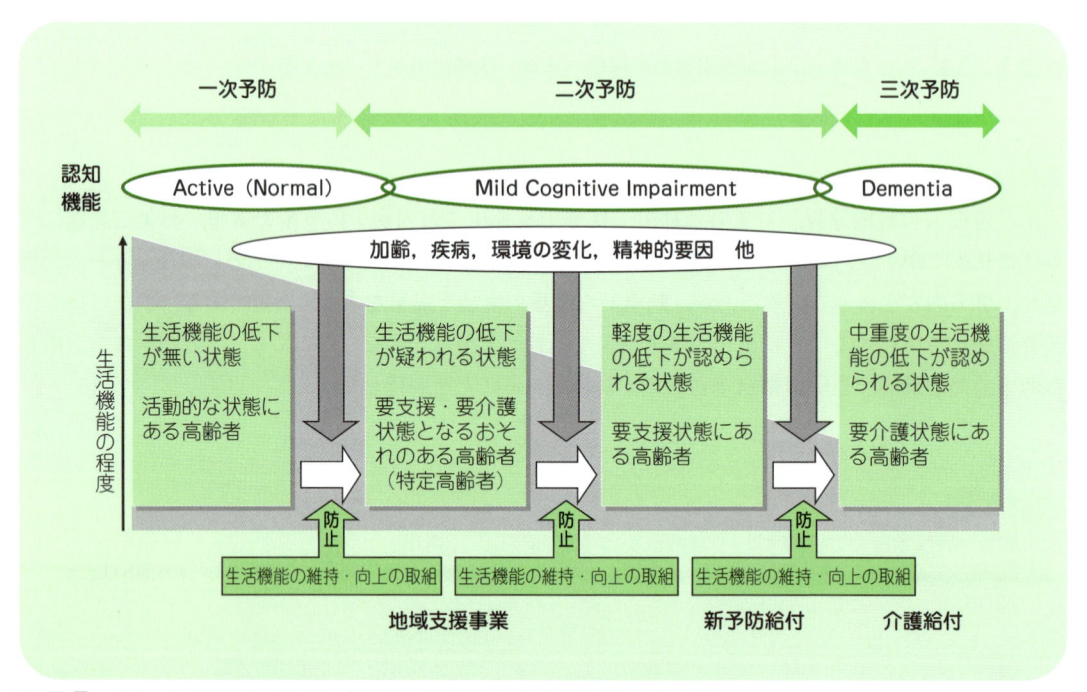

● 図Ⅲ・20　生活機能の程度と高齢者の状態にみる介護予防の考え方
〔厚生労働省老健局：介護予防に関する事業の実施に向けての実務者会議資料（2005年10月27日）より一部加筆.
http://www.mhlw.go.jp/topics/2005/11/tp1101-2.html（accessed on 20/May/10）〕

また，認知症になっても維持，改善を図ることである．着目すべきは認知機能を中心とした生活機能であり，また，考えるべき事業は，機能低下のない健康な高齢者（normal）も含めたポピュレーションアプローチおよび軽度の機能低下が疑われる高齢者（mild cognitive impairment；MCI）に向けたハイリスクアプローチの双方である．

② 介護予防の基盤となる理念

介護予防の基盤となる理念の1つはヘルスプロモーション（以下，HP）である．HPの詳細については成書に譲るとするが，端的にいえば，本理論は，個人や集団，地域（コミュニティ）がQOLに向けた自律的な調整（コントロール）力（スキル）をもつ戦略と，コミュニティの力を支持する環境や組織，制度を整備する戦略からなる．これはいうまでもなく，個人と地域社会全体に働きかける地域看護（保健師活動）の本来的な戦略である．

図Ⅲ・21は，HPの理念に基づく介護予防の対象と目標について提示したものである．介護予防においても，保健師（看護職）は，高齢者個人，家族，グループ（コミュニティ）を対象として，対象の質の高い生活に向けた，資源としての健康（生活機能）維持のため，高齢者1人ひとりの振り返り

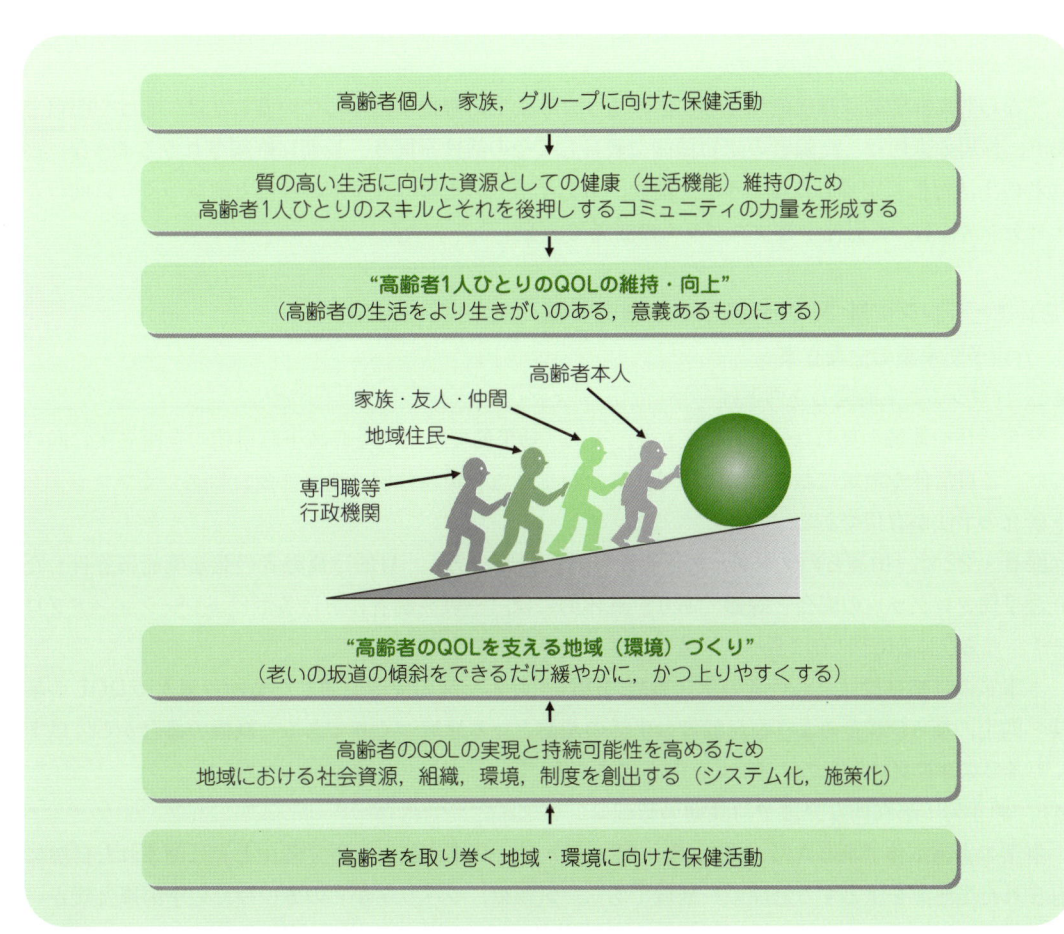

● 図Ⅲ・21　ヘルスプロモーションに基づく介護予防の対象と目標

や学習（自分でコントロールできる力の習得）とそれを後押しするコミュニティの力量形成を通し，高齢者のQOLの維持，向上を目指す．

また，同時に，保健師（看護職）は，そのような高齢者1人ひとりのQOLの実現と持続可能性を高めるため，地域における社会資源，組織，環境，制度を創出（システム化，施策化）し，それにより高齢者のQOLやもてる力を支える地域（環境）づくりを目指す．なお，これら高齢者と地域全体への活動は，それぞれバラバラに展開されるのではなく，互いに関連し合いながら進められるものである．

③ 介護予防のエビデンス

高齢者の生活機能の低下は加齢による不可逆性の変化であるという考えについては，古い誤解ということができる．認知症予防についても，高齢者の認知機能の低下は，加齢による不可逆性のものではなく，機能の不活用や対人交流の不活発さなどが加味した，いわば，心身の生活習慣病ともいうべき状態であることが指摘されて久しい．

例えば，Laurin[1]は，高齢者における歩行などの軽度の身体活動の生活習慣と認知機能の維持とが関連していることを明らかにした．また，Wilson[2]は，高齢者において，日頃，認知機能を使用する習慣や意図的なエピソード記憶の回想がアルツハイマー病の発症リスクを低減することを実証した．さらに，Verghese[3]は，高齢期におけるpleasureを伴う余暇活動や対人交流が認知機能低下の予防に資することを示唆した．

すなわち高齢者の認知機能にその生活のありようや生活習慣が関与していることは，もはや明白であり，焦眉の課題は，高齢者の認知機能に着目してその活性を図り，長期に継続されうるような（高齢者の生活習慣に定着しうるような）活動，もしくはそのためのスキルの習得と地域づくりに向けたエビデンスに基づく保健事業プログラムの開発である．

（2）エビデンスに基づいた介護予防事業の実際

① 介護予防事業の企画立案

■a. プロジェクト研究の立ち上げ

各自治体や地域の真のニーズに根ざした，また，効果的で効率的な介護予防事業の企画立案に向けては，各自治体や地域における，介護予防にかかる丹念な課題分析（地区診断）に基づくプロジェクト研究の手法が有用である．

図Ⅲ・22は，田高らのプロジェクト研究[4〜7]の概要である．目的は高齢者の認知機能に着目した介護予防プログラムの開発と評価であり，具体的には，一般高齢者におけるポピュレーションアプローチ，ならびにMCIにおけるハイリスクアプローチからなっている．

本事業の最終目標は，高齢者の認知機能の活性や対人交流の促進を通した高齢者個人のQOLの維持・向上，ならびにそのような高齢者の生活の基盤となる地域づくりである．紙幅の都合から，以下にハイリスクアプローチプログラムを中心に述べる．

■b. 顕在的・潜在的な介護予防課題の整理

事業の実施主体であるA県 a市 a町（旧 a村）は，日本海側に位置する山と海に囲まれた自然に恵まれた農漁業を主とする過疎の一地域である．気候は，シベリアからの冬の冷たい季節風と暖かい対馬海流の影響を強く受ける海洋性気候であるが，冬季の積雪は多くない．冬には快晴の日がほとんどなく，日照が少ないという日本海岸式気候の特徴を示す．

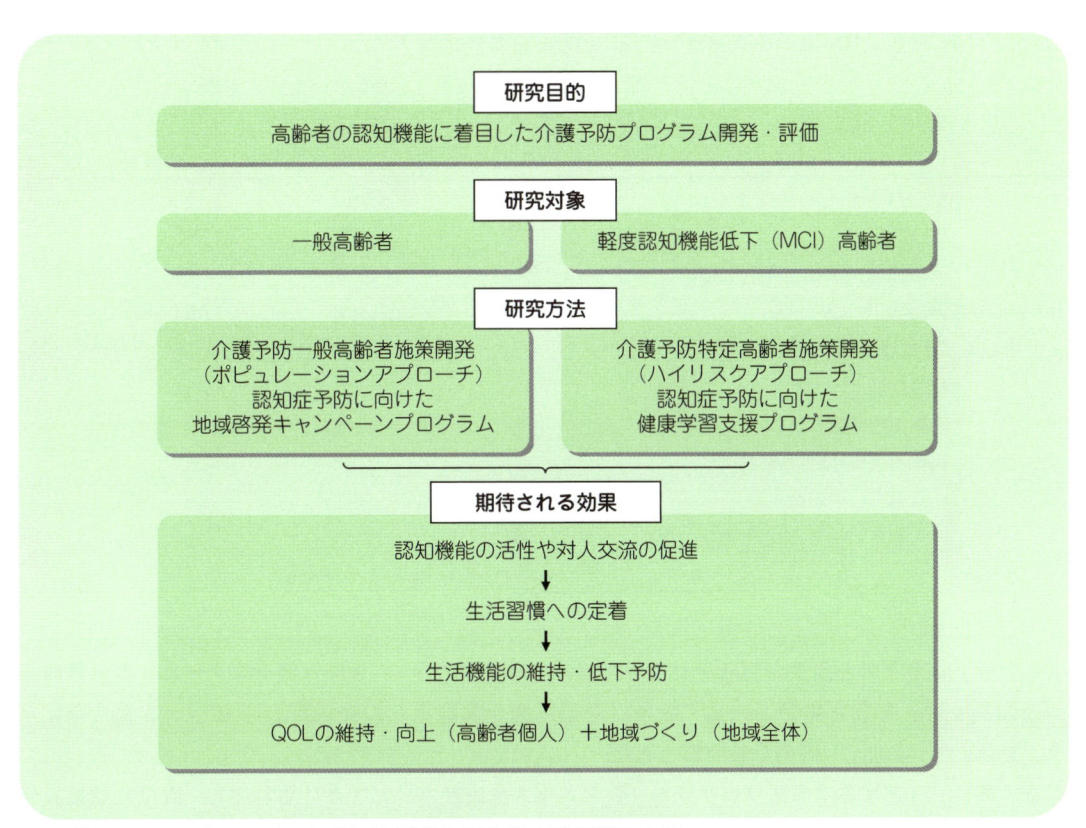

● 図Ⅲ・22　平成18〜20年度厚生労働省長寿総合科学研究事業
　　　　　「認知機能に着目した介護予防プログラム」（田髙班）研究概要[5〜7]

　a町の人口は，8,162人であり，うち，老年人口は，A県の首位を占める．a町の高齢者の概況における経年変化については，表Ⅲ・10にみるように，老年人口割合は過去10年間に急増し，特に75歳以上の後期高齢者が著しい．また，少子化ならびに若者層の都市部への流出により，高齢者世帯，特に一人暮らし世帯数もまた増加の一途をたどっている．
　すなわち，a町では，超高齢化および少子化が今後も進み，要支援，要介護高齢者，殊に認知症高齢者が急増する可能性があること，他方，その際の支援にあたる家族（世帯）のマンパワーは既に乏しく，また，地域の社会資源も必ずしも十分とはいえないことなどから，地域における認知症予防に焦点化した施策の開発が喫緊の課題である．

■c. 介護予防事業の対象者の選定
　認知機能低下のリスクは先に述べた理由から，高齢者全体に少なからず分布していると考えられるため，どのような状態の高齢者にも認知機能の維持・向上にかかる予防的取り組みは必要である．しかしながら，a町の焦眉の課題は，認知症予防における二次予防，すなわち要支援状態の高齢者が要介護状態に移行しないよう，水際のリスクコントロールを効果的に行うことである．
　事業対象は，a町在住の特定高齢者候補者であって，かつ，MCIもしくはそのおそれのある者（「基本チェックリスト」18〜20，もしくはClinical Dementia Rating[8] 0.5）であり，保健師等に

■ 表Ⅲ・10　a町の高齢者の概況における経年変化

	1985年	1995年	2005年
総人口（人）	12,183	9,872	8,162
0～14歳（人）	1,925	876	527
15～64歳（人）	7,723	5,796	3,968
65歳以上	2,535	3,200	3,667
65歳以上/総人口割合（%）	20.8	32.4	44.9
75歳以上（人）	1,038	1,362	1,988
75歳以上/総人口割合（%）	8.5	13.8	24.3
総世帯数	3,571	3,392	3,318
高齢者世帯数	368	619	771
高齢者世帯/総世帯割合（%）	10.3	18.2	23.2
一人暮らし世帯数	308	392	683
一人暮らし世帯/総世帯割合（%）	8.6	11.6	20.6

よる介護予防事業の必要性が判断された者である．対象者のうち，a町保健センターより本事業開催の通知を受け，参加を希望した者25名（全数）を介入群とし，介入群に年齢（±5歳）をマッチングさせた不参加者25名を対照群とした．

　介入群は，後述する本事業プログラム（脳生き生き健康教室）に3カ月間参加し，直後に効果評価を行った後，同プログラムの自主化プログラムに参加し，1年後に効果評価を行った．なお，対照群については，経過を観察し，介入群と時期を同じくして効果評価を行った．なお，本研究事業は，共同研究者の属する大学倫理審査委員会による承認を受けた．図Ⅲ・23に事業の流れを示す．

■ d. 認知機能に着目した介護予防プログラム

　本事業のプログラムは，プリシード・プロシードモデルを基に開発した介護予防プログラムによる介入研究である．プリシードとは，介護予防の最終目標となる，高齢者個人のQOLの維持・向上，ならびに地域づくりからさかのぼってどのような施策を行うか決定するプロセスである（第1段階～第5段階）．また，プロシードとは，施策の具現化に向けた計画段階からその実行過程を経て評価するプロセスである（第6段階～第9段階）．

　本プログラムは，図Ⅲ・24に示すように3つのスキル，すなわち，スキル1として認知機能（記憶）と生活習慣についての健康学習，スキル2として2日遅れの日記法による生活習慣のリフレクション（内省），スキル3としてグループによる思考活動（回想法）と身体活動（太極拳や軽体操等）を取り入れたアクティビティから構成されている．プログラムはこれらの3つのスキルが含まれるように，週1回，1回4時間程度（9：00－13：00），連続12週間（3カ月）にわたり展開された．

② 介護予防事業の効果評価[4～7]

■ a. 評価指標の選択

　介護予防事業の企画立案と同時に行うべきは，評価の計画立案である．本事業では，まず，認知機能として，Frontal Assessment Battery（FAB）（6項目；0-18点）[9]を用いた．また，介護予防が認知機能を中心とした生活機能をとおして最終的に目指すQOLについて，健康関連QOL（Short-

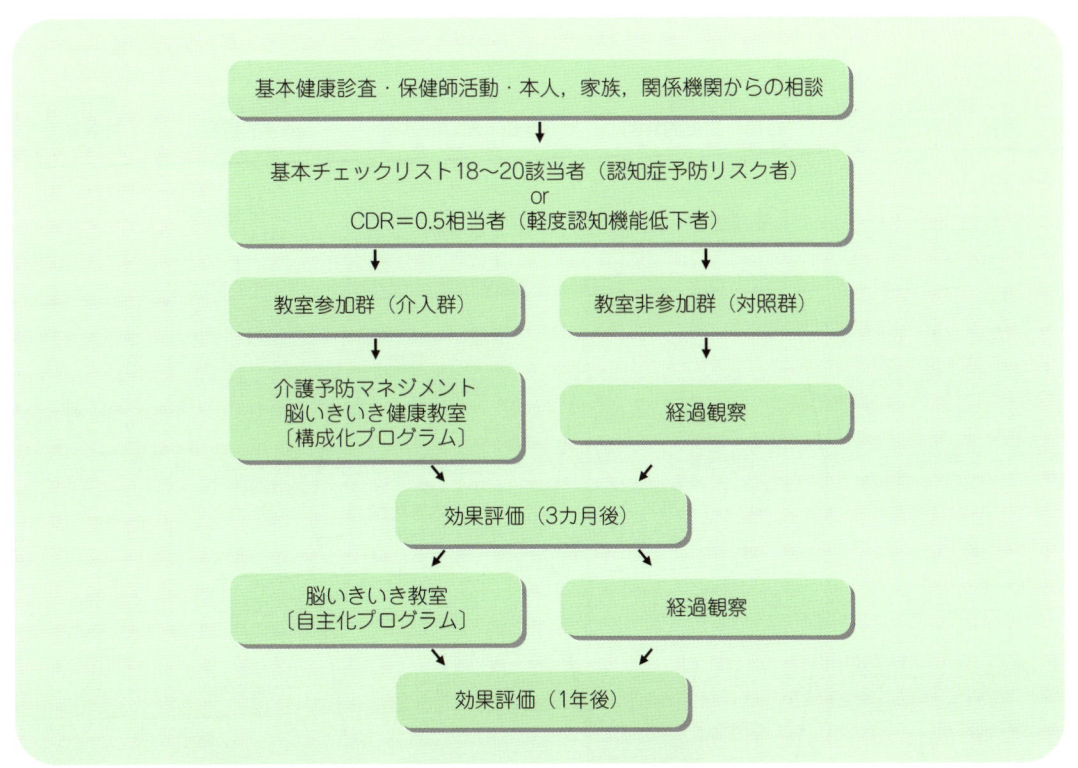

● 図Ⅲ・23　「認知機能に着目した介護予防プログラム」事業の流れ[5〜7]

Form 12-Item Health Survey；SF-12)[10]を用いた．解析は，SAS ver.9.1（SAS Institute Inc., Cary, NC, USA.）を使用し，有意水準は，p<0.05とした．

■ b. 効果評価の実際

　事業参加者は，平均年齢±標準偏差（SD）では，介入群，79.8±4.6歳，対照群，81.6±5.7歳で有意な差はなく，また，他の基本属性についても，有意な差はみられなかった．なお，介入群では4名が脱落し，対照群では2名が脱落した．したがって1年後のフォローアップを終了した者は，介入群21名，対照群23名となった．

　介入群と対照群における各評価指標の平均値の変化について，**表Ⅲ・11**に示した．まず，認知機能（FAB）では，介入群では得点が上昇したのに対し，対照群では微減し，両群の変化の平均値に有意差を認めた．また，健康関連QOL（SF-12）では，身体的健康度関連QOL，精神的健康度関連QOLともに，介入群では，得点が上昇したのに対し，対照群では減少し，両群の変化の平均値に有意差を認めた．

　以上より，本事業，すなわちMCI，もしくはそのおそれのある高齢者を対象とする，プリシード・プロシードモデルに基づく認知機能に着目した，健康学習支援型介護予防プログラムは，対照群との比較において高齢者の認知機能並びにQOLの向上に一定の意義を有することが認められた．

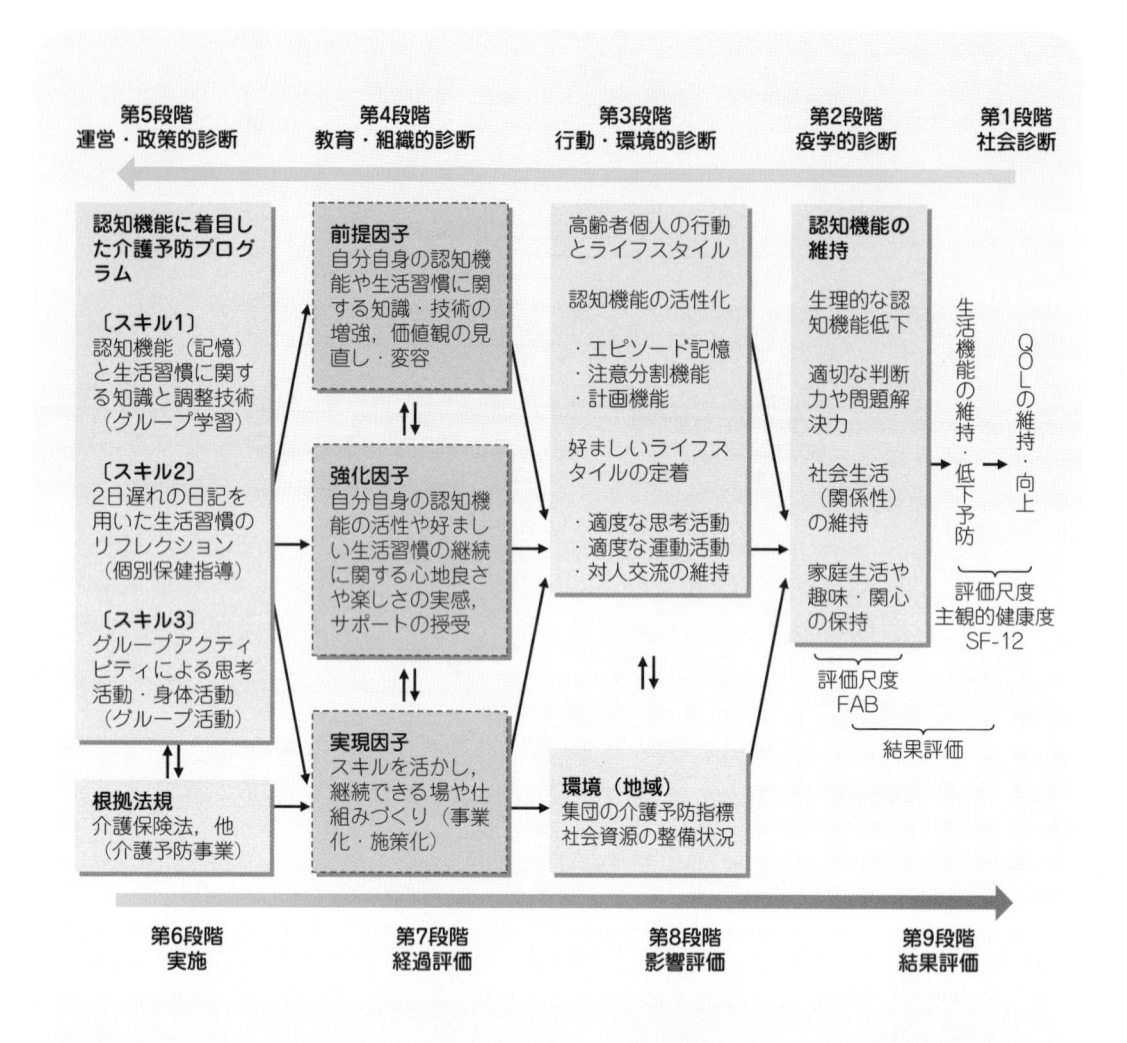

● 図Ⅲ・24 プリシード・プロシード理論を基盤とする「認知機能に着目した介護予防プログラム」の概念枠組み[4]

■ 表Ⅲ・11 介入群と対照群における認知機能および QOL の変化[5〜7]

			ベースライン	1年後フォローアップ	変化の平均値	p値
FAB	介入群（n＝21）	平均値（SD）	9.7 (3.0)	11.8 (2.7)	1.9 (9.6)	0.040
	対照群（n＝23）	平均値（SD）	10.1 (2.6)	10.0 (3.6)	0.1 (9.8)	
SF-12 身体的健康度関連	介入群（n＝21）	平均値（SD）	45.2 (11.5)	49.1 (8.5)	3.9 (9.6)	0.033
	対照群（n＝23）	平均値（SD）	44.8 (11.5)	42.2 (14.3)	−2.6 (9.8)	
SF-12 精神的健康度関連	介入群（n＝21）	平均値（SD）	47.1 (13.2)	55.0 (7.5)	7.9 (11.1)	0.006
	対照群（n＝23）	平均値（SD）	48.7 (12.5)	47.1 (12.0)	−1.6 (10.8)	

③ これからの介護予防事業とエビデンス

　本項の介護予防事業の実施主体は，過疎の一農漁村である．類似地域は各地に存在すると思われるが，こうした地域では人口規模が少ないことから都市部に比較すると対象高齢者の状況把握が比較的可能で，個別の働きかけが行いやすいという利点がある．また，地域住民相互の結びつきが元来強い．しかし一方では，超高齢化とともに財政的には窮迫している自治体も少なくなく，専門職や社会資源は必ずしも十分充足しているとは言い難い．

　こうした地域における介護予防事業は，地域住民の結び付きの強さや誇りを活用して，高齢者主体，住民主体の活動に導くこと，また地域の人材を有効に活用することなどを通した地域づくりが重要と考えられる．すなわち，これからの介護予防事業に向けては，地域特性に応じた独自のシステム構築ならびに介入方法の確立に向けたエビデンスの生成が必要であろう．

　また，高齢者の介護予防では，高齢者1人ひとりのQOLのできる限りの維持・向上を目指すことが重要であり，加えて，高齢者1人ひとりが自立した，生きがいのある生活を送れるような基盤を地域につくることが重要であることは既に述べた．したがって，これからは当該介護予防事業が地域全体にどのような成果をもたらしたのかについて，地域づくりの観点から評価できる方法の開発に向けたエビデンスの生成が必要であろう．

（田髙悦子）

引用文献

1) Laurin D, et al : Physical activity and risk of cognitive impairment and dementia in elderly persons. Archives of Neurology, 58(3) : 498-504, 2001.
2) Wilson RS, et al : Premorbid proneness to distress and episodic memory impairment in Alzheimer's disease. J of Neurology, Neurosurgery & Psychiatry, 75(2) : 191-195, 2004.
3) Verghese J, et al : Leisure activities and the risk of dementia in the elderly. New England J of Medicine, 348(25) : 2508-2516, 2003.
4) 田髙悦子・他：認知機能に着目した新たな介護予防ハイリスクアプローチプログラムのモデル開発．日本老年看護学会第12回学術集会抄録集 12:114, 2007.
5) 金川克子・他：認知機能に着目した介護予防ハイリスクアプローチ第一報：軽度認知機能障害者への有効性．第27回日本看護科学学会講演集，27：401, 2007.
6) 田髙悦子・他：認知機能に着目した介護予防ハイリスクアプローチ第二報：軽度認知機能障害者の前頭葉機能への有効性．第27回日本看護科学学会講演集，27：402, 2007.
7) 酒井郁子・他：認知機能に着目した介護予防ハイリスクアプローチ第三報：日記法によるセルフリフレクション．第27回日本看護科学学会講演集，27：402, 2007.
8) Hughes CP, et al. : A new clinical scale for the staging of dementia. Br J Psychiatr, 140 : 566-572, 1982.
9) Dunois B, et al. : The FAB : A Frontal assessment battery at bedside. Neurology, 55 : 1621-1626, 2000.
10) Ware, JE JR, et al : A 12-Item Short-Form Health Survey: Construction of scales and preliminary tests of reliability and validity. Medical Care, 34(3) : 220 223, 1996.

5）健康危機管理におけるエビデンスの活用

(1) 健康危機管理におけるエビデンス活用の背景
① 健康危機管理と保健師の活動

　近年わが国では，各地で豪雨水害，地震などの甚大な自然災害が多発している．また高齢者施設，保育所，小中学校を中心に感染症の集団発生が毎年のように各地で起きている．化学爆発，列車事故等の人為的な災害も少なくない．このように不特定多数の国民に健康被害が発生または拡大する可能性がある場合，公衆衛生の確保という観点から，健康被害の発生予防，拡大防止，治療等に関わる健康危機管理が求められる．

　保健所は，地域保健法により，地域における健康危機管理の拠点として位置付けられており，地域における保健医療関係の行政機関としての機能を用い，所管区域において健康危機管理を総合的に行う体制や仕組みを構築する使命をもつ．一方，市町村は，災害対策基本法により，当該市町村の住民の生命，身体および財産を災害から保護するため，都道府県や他の市町村および関係機関等の協力を得て，災害予防，災害応急対策，災害復旧・復興に対応する責務を有する．

　保健師は，健康危機管理に対する保健所および市町村それぞれの使命や責務を踏まえ，組織の一員として，健康危機発生時はもちろんのこと，健康危機による被害の回復ならびに平常時からの備えに対して積極的に関わる必要がある．

② 健康危機管理においてエビデンスの活用を必要とする背景
■a. 健康危機管理という実践の特徴

　健康危機管理を必要とする事態は近年多い状況にあるとはいえ，健康危機管理はいわゆる平常時の保健活動のように，日常的に繰り返し経験する中で保健師自身が対応に必要な知識・技術を高めていくことのできる類の業務ではない．

　筆者らは2004（平成16）年に全国の保健所を対象に，過去3年間に遡り，保健師が健康危機管理に関与した経験がどれくらいあるかを調査した．その結果をみると，保健所の保健師の健康危機管理の経験は，感染症50.2％，食中毒20.5％，自然災害11.3％，汚染物質の流出等事件・事故6.1％であった[1]．また牛尾らが2004（平成16）年に7道府県654市町村を対象に保健師の健康危機への対応や平常時の防災に関する取組みの経験について調査した結果をみると，回答の得られた388市町村において経験を有していた市町村保健師は約5割であった[2]．

　これらの調査結果からも，健康危機管理という業務は，日常的な経験を通して判断や行動の拠り所を醸成していくことができにくい類の業務であるという特徴がうかがえる．健康危機管理に対して保健師が，確かな情報を積極的に集め，目前の健康危機に対してよりよい判断と行動がとれるように，エビデンスを活用していく必要性や意義は極めて高いといえる．

■b. 不確実な条件下で求められる迅速な判断と行動

　健康危機発生の直後から，被害の拡大防止に向けた迅速な対応が求められるが，被害状況や原因，医療機関等の地域資源の稼働状況などの必要な情報が十分に得られないことが多い．つまり健康危機管理においては，情報が不確実な条件下で健康支援ニーズの高い問題を特定し，対策を講じていくために必要な判断や行動を迫られることが少なくない．また健康危機発生に伴い，被災者の健康支援ニーズは増大し，かつ刻々と変化していく．被災者の生命を護り，健康や生活の質を確保するためには，

顕在化しているニーズに対応しつつ，潜在化しているニーズや次に起こりうるニーズを判断し，必要な支援を組織的に推進していくことが求められる．不確実な条件下で，最善の判断や行動を行うためには，エビデンスの活用が重要である．エビデンスの活用により，自らの判断や行動に確かな根拠をもち，組織として必要な判断や活動への提案と実行につなげていくことができる．また，被災者を含む住民や関係者の理解や協力も得やすくなる．

(2) 健康危機管理における保健師活動に関するエビデンスの状況

筆者らは，2002（平成14）年～2005（平成17）年にかけて，健康危機管理における保健師の果たすべき機能・役割を実証的に明らかにすることを目的に，3年間にわたり24の調査を計画し実施した．それら調査結果に基づいて，実践現場で活用可能な「地域の健康危機管理における保健所保健師の活動指針」を作成することを目指した[3]．

調査の起点としたのは文献検討であり，それまでに公表されていた文献資料から，地域の健康危機管理において実績のあった保健師の実践を系統的に調べ，整理することであった．取り上げた文献の多くは事例報告である．事例報告は，米国予防医療研究班が研究デザインに基づいて順位付けしたエビデンス[4]でいうと「低いレベルのエビデンス」に位置するが，健康危機管理の活動は当然のことながら，あらかじめデザインされた比較対照研究は不可能である．Jenicekが症例報告に関して"必ずしも「最良」でないかもしれないがひょっとすると十分であるかもしれない"と述べているように[5]，一つひとつの事例報告が示すエビデンスの批判的吟味と，各事例報告から導出されたエビデンスの集積こそが，健康危機管理における実践の根拠となるエビデンスを体系的に形成していくものと考えた．

筆者らが調査対象とした文献資料は，1995（平成7）年～2002（平成14）年に公表された537の国内文献であり，医学中央雑誌による検索のほか，事例報告の検索の精度を高めるため『保健師雑誌』（現『保健師ジャーナル』），『地域保健』，『生活教育』，『公衆衛生情報』，日本公衆衛生学会総会抄録集および学会誌については総覧を行った．また，都道府県単位で行われている公衆衛生関連学会等の抄録集について，各都道府県に問い合わせを行い入手した．

文献収集に用いたキーワードは，「保健師」，「健康危機管理」，「自然災害」，「感染症」，「食中毒」，「汚染物質」である．収集文献から，危機の内容，時期（発災後のフェーズ），保健師の具体的な活動内容とその成果を一連の事実として抽出できることを採択基準として精査し，最終的に280文献を分析対象として選定した．"健康危機管理における保健師の実践とは何か"を研究の問いとし，危機の種別ごとに，発災後のどの時期にどのような実践が必要な活動として保健師により実施されていたかを文献ごとに読み取り，短文で表し，データとした．それらを類似性に拠り分類整理し，内容を端的に表す表題を付け，健康危機管理における保健師の実践のエビデンスとして提示した．

自然災害85文献からは，120のデータに基づき44の実践（初動期10，対応期17，回復・復興期10，平常時7）が導出でき，感染症集団発生189文献からは，240のデータに基づき32の実践（初動期7，対応期11，回復期10，平常時4）が導出でき，汚染物質流出等事故6文献からは，13のデータに基づき，13の実践（初動期5，対応期6，回復・復興期2）が導出できた[6]．感染症集団発生に関する実践を例に概要をコラムに示す．

コラム

感染症集団発生において対応が必要な保健師の実践を示すエビデンス[6]

　1995（平成 7）年～2002（平成 14）年に公表された国内の感染症集団発生の関連文献を精査した結果，189 文献（事例報告 111，調査研究 76，総説 2）を選定した．それらから感染症集団発生における保健師の健康危機管理の実践として，初動期 7 項目，対応期 11 項目，回復期 10 項目，平常時 4 項目を導出した．各内容は以下のとおりである．これらは，各文献から実績ありと確認できた実践を類似内容ごとに整理し，統合したものであり，感染症集団発生後の各時期におけるエビデンスに基づいた保健師の実践項目を示している．

(初動期の実践)
① 第 1 報の直後から対応を開始する．
② 対象者一人ひとりに向き合い，不安混乱を受け止め，今後の見通しを伝えることにより精神的な支援を行う．
③ 集団感染の蔓延を防ぐため，患者・家族，関係者に協力を求め，実態を把握すると共に，必要な治療を受けてもらう．
④ 患者が迅速に医療を受けられるように医療体制を整える．
⑤ 患者の発生した施設と連携し，対応策を進める．
⑥ 支援者間で協力し，継続的な対応を図ることにより，援助を確実なものとする．
⑦ 相談指導に必要な知識・情報を保健師自身がもち，援助を確実なものとする．

(対応期の実践)
① 感染症発生の実態を徹底して詳細にかつ迅速に把握する．
② 現地に出向き，患者・家族と直接会い，事態終息後にも残る問題を予測する．
③ 原因究明に平常時の保健師活動から蓄積している地域情報を活かす．
④ 患者・家族や住民の不安・不満を一人ひとりへの対応や説明によって軽減・解消する．
⑤ 患者の人権，患者の発生した施設の不利益，負担に配慮して必要な判断をし，対策を講じる．
⑥ 各家庭や施設の生活に合った方法や，確実な受療・予防に向けた一人ひとりへのタイムリーな対応により，感染症の蔓延を防止する．
⑦ 二次感染および再発生の予防に向けた問題点の把握と指導を積極的に行う．
⑧ 患者・家族および施設と協力して対策を進めるために必要な協力依頼や支援を行う．
⑨ 医療・福祉・労働・教育の関係機関から協力を得るために必要な調整・連絡を行う．
⑩ 関係者間で協力して対策を実施するために必要な役割分担と推進者を決定する．
⑪ 支援者間で協力し継続的な対応を図ることにより，援助を確実なものとする．

(回復期の実践)
① 患者が安心して元の生活に戻れるように，関係者と連携をとる．
② 差別・偏見を受けている患者を精神的に支えると共に，健康教育実施により周囲の理解の促進を図る．
③ 治療の継続および不安解消に受けて個別の対応や集団教育を実施する．

④ 不安解消・再発防止のために感染症発生後の経過対策をまとめ，公開する．
⑤ 感染症発生による心身の後遺症への対応や再発防止のために患者・家族の実態を調査する．
⑥ 患者・家族，関係者から体験を振り返ってもらうことにより精神的な支援を行うと共に，これまでの一連の対応を評価する．
⑦ 個別の対応や体験者同士の集いの開催により，感染症発生による心身の後遺症に対応する．
⑧ ストレッサーとなった原因や当事者の置かれた背景，地域の状況を把握し，PTSDへの対応に適した方法を検討する．
⑨ 感染症の終息後も保健師として果たす必要のある役割を考え，実行する．
⑩ 保健師同士，保健所内，関係機関同士での振り返りにより，今後の活動への示唆を得る．

（平常時の実践）
① 感染症集団発生の経験を基に，潜在化している課題やそれらへの対応を検討するための実態調査を行う．
② 感染症発生防止に向けて，意識啓発や予防教育の必要な対象への取組みと現場で活用可能なマニュアル作成を行う．
③ 関係機関が協働し，必要な対策を検討し，定着させるための協議の場を設ける．
④ 保健師自身の知識・技術の向上に向けた学習会を実施する．

（3）健康危機管理におけるエビデンスの活用
① エビデンスの活用に対する考え方

　先述のとおり，健康危機管理においては判断や行動の根拠となり得るエビデンスを積極的に収集することが大事となるが，収集したエビデンスが目前の課題解決に対して，有用であるかどうかを吟味することが最も大切な事柄となる．つまり，目前の事例における個別性や状況性に対して，収集したエビデンスが産出された背景であるところの個別性や状況性に照らし，何が有用な根拠となり得るかを判断する必要がある．

　2004（平成16）年の新潟中越地震の発生時に，筆者は，厚生労働省からの派遣支援者の一人として新潟県庁の保健師の統括部署へ支援に出向かせて頂いた．発災後3週間を経過したそのころに県庁で管理的立場にある保健師から，「県庁から保健活動に関する通知文を出すにあたり過去の地震対応事例の中に根拠となり得る事柄はないだろうか」と相談を受けた．早速筆者らが1995（平成7）年〜2002（平成14）年に実施していた文献検討の中から県庁保健師が通知文の発行に関してとった判断と行動に関するエビデンスを探索したところ，発災後の対応期において，「避難所における健康相談留意事項」と「被災に関わる保健活動実施要領」の通知発行に関して，2事例のエビデンスがあることが確認できた．県庁の保健師がそのエビデンスを基に，よりよい決断ができるよう，その2事例について通知発行の背景を当該県の関係部署への問い合わせにより確認してみることになった．健康危機管理において必要とされる判断や行動は多岐にわたるが，このような事項もその1つである．このように保健師は自らの判断や行動の拠り所となるエビデンスとなり得る情報を検索し，そのエビデンス産出の背景情報を集めたり，関係者から意見を得たりしながら，エビデンスの質を確かめ，その内容が目前の課題に適用できる内容かどうかを吟味していくことが大事である．

② エビデンスの活用の手順と手段

健康危機管理においてエビデンスを活用するには，他の保健活動でエビデンスを活用するのと同様に，a.課題の明確化，b.エビデンスの検索，c.エビデンスの妥当性と適用可能性の判断，d.エビデンスの適用と評価の手順を踏むことになる．

■a. 課題の明確化

まず何に関するエビデンスを探索したいのか，つまり目前の課題を明確にすることが大事である．健康危機管理においては，「発災後のどのような時期において（たとえば，初動期なのか，対応期なのか，回復期なのか，平常時なのか），誰に対する（被災者・その家族に対してなのか，周囲の住民に対してなのか，関係者に対してなのか），どのような対応を明確にしたいのか（ニーズ把握なのか，支援方法の選択なのか，人材等地域資源のマネジメントに関することなのか，支援の効果なのか）」を明確にする必要がある．

■b. エビデンスの検索

次いで，その課題に関するエビデンスを効率よく検索することが大切である．教科書などの基本図書はもちろんのこと，医学中央雑誌などの文献の二次資料や，健康危機管理に関する情報のデータベースが役に立つ．特にデータベースからは，最新情報や，関連する報告書，マニュアル，ガイドライン，指針，法令，事例，チェックリスト，評価シートなどを検索し，入手することができる．現代では，文献の一部は，電子的にリポジトリされているものもあり，インターネット上から閲覧したり入手したりすることも可能である．またデータベースはインターネット上で公開されているものも多く，文献同様に閲覧したり入手したりすることが可能である．表Ⅲ・12に健康危機管理に関する情報のデータベースを示す．

■c. エビデンスの妥当性と適用可能性の判断

エビデンスの活用手順の中で最も重要となるのは，入手した文献や資料に，目前の課題を解決するのに役立つエビデンスが信頼に足るレベルで含まれているかどうかを批判的に吟味することである．つまり，目前の課題の「個別性（被害の程度や持続性，将来への影響）」や「状況性（当該地域の人口規模，地理的条件，気候条件，人々の慣習・価値観・意向，地域資源や支援者側の条件など）」に照らして，入手した文献や資料に記載されているエビデンスを適用したときに，望ましい変化をもたらすことが可能かどうかを吟味することが重要である．

■d. エビデンスの適用と評価

エビデンスを目前の課題に適用した場合に，健康危機の被災者や家族，周囲の住民，関係者など，それぞれにとって望ましい変化をもたらす上で有用であったかどうか，そしてどのような点で有用であったかについて評価し，エビデンスの吟味に際してとった自らの考え方が適切であったかどうかを振り返ることが重要である．

(4) エビデンスの活用事例：地域の健康危機管理における保健所保健師の活動指針の作成

① エビデンスとガイドライン（指針）

エビデンスの活用に関しては，3つの立場がある[7]．すなわち，調査や事例報告を通してエビデンスを「つくる」，検索をして必要なエビデンスを吟味して目前の課題解決に「使う」，すでに存在するエビデンスを収集し，それぞれを評価して現場の実践家が使いやすい形にして「伝える」がある．「伝え

■ 表Ⅲ・12　健康危機管理に関する情報のデータベース

名称	内容	提供者
健康危機管理支援ライブラリーシステム	健康危機管理に関する過去，現在のさまざまな情報資源のデジタル化を進め，蓄積している．情報の更新により，健康危機管理に関する最新の情報を提供している．事例集，対応マニュアル，厚生労働省からの通知・事務連絡，報道発表，健康危機管理チェックリスト，評価シートを蓄積しており，検索が可能である．	国立保健医療科学院 http://h-crisis.niph.go.jp/hcrisis/index.jsp
ガイド情報ライブラリ	健康危機管理の12分野ごとに，国内外の関連するガイドライン，指針，法令をインターネット上で提供している．	国立保健医療科学院 http://h-guide.niph.go.jp/
厚生労働科学研究成果データベース	厚生労働科学研究費補助金等で実施した研究報告書の概要版（抄録）および画像ファイルで取り込んだ報告書本文をデータベース化しており，インターネット上で閲覧，検索等が可能である．	国立保健医療科学院研究情報センター図書館サービス室：厚労省 GRANTS SYSTEM 係 http://mhlw-grants.niph.go.jp/
国立感染症研究所感染症情報センター	感染症の最新情報，国内外感染症流行状況，国内事例集，予防接種ガイドライン等をインターネット上で提供している．	国立感染症研究所 http://idsc.nih.go.jp/index-j.html
日本公衆衛生協会	調査研究事業の報告書，マニュアル，指針等をインターネット上で提供している．	日本公衆衛生協会 http://www.jpha.or.jp/
全国保健所長会	調査研究事業，資料，マニュアル，各地の話題等をインターネット上で提供している．	全国保健所長会 http://www.phcd.jp/
内閣府 防災情報のページ	被害緊急情報，防災白書，災害予防・応急対策・復旧・復興，地震・噴火・水害等の対策資料を提供している．	内閣府防災情報のページ http://www.bousai.go.jp/
総務省消防庁	被害緊急情報，消防関連データベースにより過去の災害に関する情報をインターネット上で提供している．	総務省消防庁 http://www.fdma.go.jp/

る」にはガイドライン（指針）の作成が含まれる．ガイドライン（指針）は，操によると[7]，行動規範とは異なり，法的な制約や拘束を受けないもので，実践家と患者の意思決定を支援することが第一義の目的であり，そのほかに，現存のケアに基づいた効果的なケアの提供，臨床現場での問題解決，質の保証の基準を満たした，あるいは基準を超えた卓越したケア提供の実現，革新の導入を意図したものであるという．

② 地域の健康危機管理における保健所保健師の活動指針作成への取り組み

　筆者らが，2002（平成14）年から2005（平成17）年にかけて取り組んだ「地域の健康危機管理における保健所保健師の活動指針」の作成について紹介する[8]．

■ a. 指針作成の目的

これまでの保健師の実績に基づき，健康危機管理に対して保健所保健師が担うべき実践を整理した．本指針は，発災時および平常時のそれぞれにおいて基本となる実践を示し，保健師がチームの中で専門性を活かして，健康危機管理を効果的に推進するために必要な判断や行動の根拠として活用されることを目的とした．

■ b. 指針の作成経過[3]

健康危機管理活動において保健師が担った実績を現地調査や活動経験実態調査，文献検討により調べ，その内容はさらに健康危機管理の対応経験の豊かな各地の保健所保健師等との3回の協議を経て，指針として精錬した．作成経過を図Ⅲ・25に示す．各地の保健所保健師等との協議では，活動指針の趣旨，健康危機の多様性を踏まえた構成，大規模災害への対応，保健師職能として特徴的な対応・能力，経験による学びを活かした保健師の現任教育内容について充実が必要であるとの意見を得て，指針の改訂版に反映させながら，内容を精錬させていった．

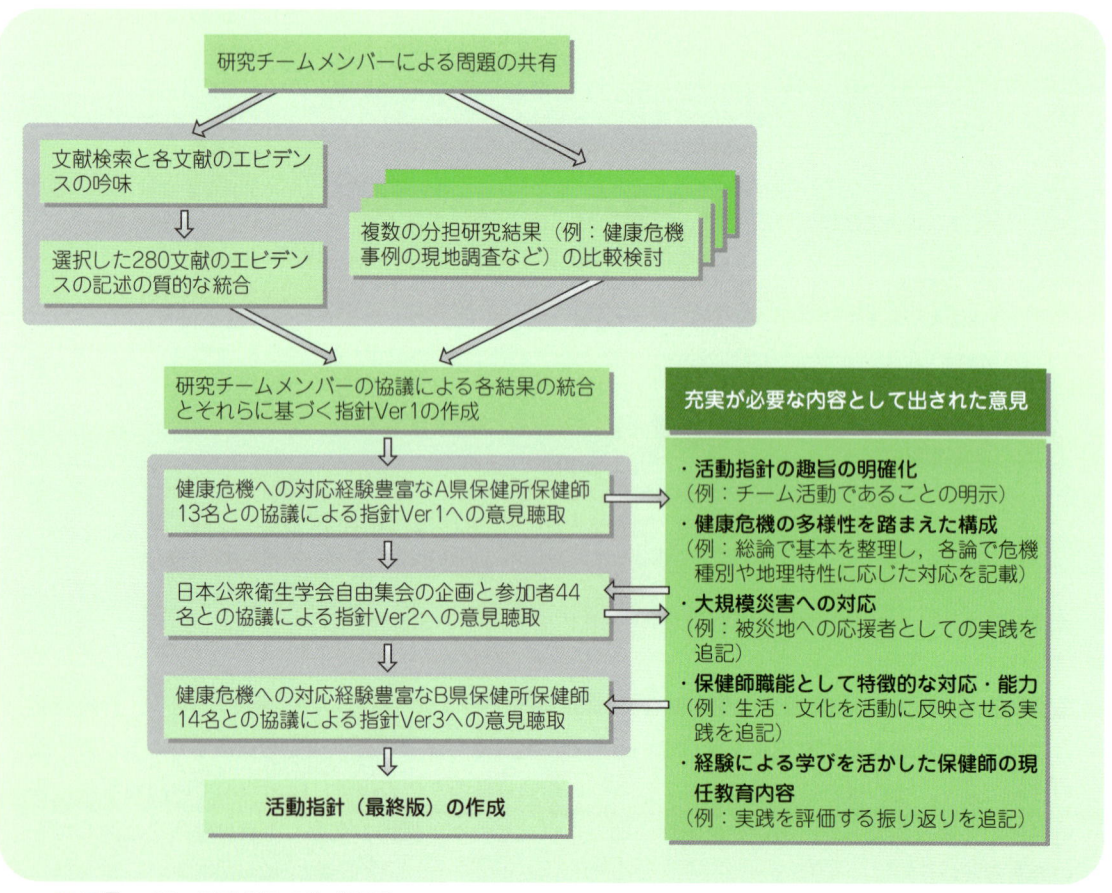

● 図Ⅲ・25　活動指針の作成過程

表Ⅲ・13　健康危機管理における保健所保健師の活動指針；総論[8]

a 情報収集	平常時は，健康危機発生を想定した発想に心がけ，日頃の保健活動を通して危機に備えるという観点から地区診断を実施し，ニーズを分析する．健康危機発生時には，原因究明，被害拡大防止のために有用な情報を，被害者，関係者との信頼関係の形成に基づき，個別的かつ総合的に入手する．
b 支援活動	健康管理，健康回復，二次被害防止に向けて，対象者が主体的に考えて行動できるように相談的かつ教育的にかかわる．発達，年齢等の属性，生活習慣，生活環境，問題の性質に応じて，個別的アプローチと集団的アプローチを組み合わせる．医療の必要性のある人を確実に判断し，受診に結び付ける．継続支援の必要な人を判断し，計画性ある対応を行う．
c 倫理的配慮	健康危機発生に備えて要援護者へ個別性の高い準備を行う際には，当事者と家族の同意と協力を得る．被害者および関係者の今ある状況を理解し，支援者としての意思を伝えると共に，不必要な負担を与えることのないように配慮する．情報やサービスが必要な人に確実に届くようにする．個人情報の保護について，個人が不利益を被ることのないように，関係者の理解と協力を求める．
d 事業の企画	市町村保健師と協力して平常時の健康づくり活動に健康危機管理の予防教育を織り込んで実施する．健康危機発生時は経過と共に変化するニーズを把握し，潜在している問題および今後予測される問題について対応の必要性を検討し，保健事業の企画と提案を行う．
e 体制づくり	平常時は，日頃の活動を通して構築している地域内の関係者との人間関係や連携システムを健康危機管理体制の観点から再考する．健康危機発生を想定した模擬訓練を年1回以上，保健所内外の関係者と共に行い，判断力や行動力を養う．被害者等のニーズに的確に対応できるように，関係者の総合調整役割を果たす．また地域特性を考慮した支援活動ができるようにチームメンバーに情報提供を行う．被害者支援については，継続的に市町村保健師の相談者となり，市町村保健師をバックアップする体制をもつ．健康危機管理への対応経験は記録・資料の形で残し，経験を確実に継承させていく．
f 活動評価	健康危機発生への対応を振り返り，健康危機の発生予防の観点から平常時の健康づくりと関連づけて取り上げる内容を検討する．本庁を含む都道府県保健師並びに市町村，関係機関・施設と共に振り返り，成果および改善事項を検討する．

c. 指針の構成と内容

　指針の構成は総論と各論から構成し，総論では健康危機管理における保健所保健師の基本となる実践の特徴を示し，各論では健康危機の種別や人口規模などの地理的特性を踏まえた内容を示すこととした．なお総論は，a情報収集，b支援活動，c倫理的配慮，d事業の企画，e体制づくり，f活動評価の6つの観点から，平常時および健康危機発生時の2側面を含み示すこととした（表Ⅲ・13）．

（宮﨑美砂子）

引用文献

1) 宮﨑美砂子・他：保健所保健師の健康危機管理に対する活動体制・活動実態に関する全国調査．厚生労働科学研究費補助金「地域の健康危機管理における保健所保健師の機能・役割に関する実証的研究（主任研究者：宮﨑美砂子）」平成15年度総括・分担報告書，pp9-48，2004．
2) 牛尾裕子・他：市町村保健師の健康危機管理機能に関する実態調査．厚生労働科学研究費補助金「地域の健康危機管理における保健所保健師の機能・役割に関する実証的研究（主任研究者：宮﨑美砂子）」平成15年度総括・分担報告書，pp49-79，2004．
3) 宮﨑美砂子・他：地域の健康危機管理における保健所保健師の活動指針の精錬．厚生労働科学研究費補助金「地域の健康危機管理における保健所保健師の機能・役割に関する実証的研究（主任研究者：宮﨑美砂子）」平成16年度総括・分担報

告書, pp73-79, 2005.
4) 福井次矢：EBMの提供するものとわが国の現状．EBM講座．厚生省健康政策局研究開発振興課医療技術情報推進室監修，第1版, p57, 厚生科学研究所, 2000.
5) Jenicek M：Clinical Case Reporting in Evidence-based Medicine.2nd ed,2001.西　信雄・川村　孝訳：EBM時代の症例報告. pp26-28, 医学書院, 2002.
6) 宮﨑美砂子・他：地域の健康危機管理における保健師の活動に関する文献検討．厚生労働科学研究費補助金「地域の健康危機管理における保健所保健師の機能・役割に関する実証的研究（主任研究者：宮﨑美砂子）」平成14年度総括・分担報告書, pp89-114, 2003.
7) 操　華子：EBM・EBNと看護ガイドライン.インターナショナルナーシングレビュー,27(4)：28-35,2004.
8) 宮﨑美砂子・他：地域の健康危機管理における保健所保健師の活動指針．厚生労働科学研究費補助金「地域の健康危機管理における保健所保健師の機能・役割に関する実証的研究（主任研究者：宮﨑美砂子）」平成17年度総括・分担報告書別冊, pp1-31,2005.

索 引

あ
- アウトカム……………………127
  - ──指標………………………15
  - ──評価………………………172
- アウトプット指標………………15
- アクションリサーチ……………69

い
- イーミックな見方………………67
- 医学中央雑誌……………11, 122
- 育児支援教室……………………156
- 一次資料…………………………10
- 一次予防…………………………174
- 意図的対象選択…………………72
- 依頼書……………………………30
- 医療費分析………………………94
- インタビュー……………68, 73, 74
- インフォーマント………………80
- インフォームド・コンセント……29
- 引用…………………………104, 108

え
- 疫学………………………………36
  - ──研究……………………15, 32
  - ──研究方法の分類……………42
- エコロジカル研究………………83
- エスノグラフィー
  ………………65, 66, 76, 78, 81
- エティックな見方………………67
- エビデンス …2, 17, 24, 32, 108, 112, 121, 128, 154, 185
  - ──の水準………………115, 129
  - ──レベル……………………33, 42
- 演繹的アプローチ………………64
- エンパワメント…………………26

お
- 横断研究…………………………42, 51
- オーバーマッチング……………93
- オープンコーディング…………68
- オッズ比…………………………52

か
- 回顧的コホート研究……………55
- 介護予防…………………………174
  - ──の経済評価………………93
- 外的妥当性………………………58

　
- ガイドライン……………………187
- 介入研究……………………15, 42, 55
- 介入効果予測…………………5, 7
- 科学的根拠………………………112
- 確認可能性………………………77
- 仮説の設定………………………28
- 活動指針…………………………188
- 家庭訪問…………………………19
- カテゴリ…………………………76
- カテゴリー変数…………………51
- 観察研究……………………42, 118
- 間接費用…………………………90
- 間接便益…………………………90
- 感度分析…………………………88

き
- キーインフォーマント…………80
- 偽陰性……………………………85
- 機会費用…………………………90
- 企画書の作成……………………13
- 記述疫学的研究……………28, 42
- 記述研究…………………………116
- 記述統計…………………………50
- 記述民族学………………………65
- 機序疫学…………………………41
- 既存資料……………………36, 42
  - ──の活用……………………17
- 帰納的アプローチ………………64
- 脚注………………………………110
- 偽陽性……………………………85
- 共通認識…………………………25
- 共有化……………………………25
- 寄与危険…………………………40
  - ──割合………………………40
- 拒否権……………………………31

く
- 偶然誤差…………………………57
- 区間推定…………………………51
- グラウンデッド・セオリー
  ………………………62, 66, 67
- クリティーク…………………13, 123
  - ──の観点……………………126
- クリニカル・クエスチョン
  ………………………112, 119
- グループ・インタビュー………157

け
- 傾向得点法………………………91
- 継続的比較分析…………………68
- 系統誤差…………………………57
- ケース・コントロール研究…53, 116

　
- ケーススタディ…………………66
- ゲートキーパー…………………73
- 限界費用…………………………88
- 研究活動……………………………1
- 研究協力者………………………65
- 研究計画…………………………28
  - ──書…………………………71
- 研究参加者………………………65
- 研究デザイン………………33, 42
- 研究フィールド…………………72
- 研究方法…………………………106
- 健康課題…………………………20
- 健康危機管理……………………182
- 健康相談…………………………18
- 現象学……………………………66
- 原著論文…………………………104
- 検定………………………………50
- 厳密性……………………………77

こ
- 考察………………………………107
- 公衆衛生……………………………2
- 構造化抄録………………………122
- 構造的インタビュー……………75
- 構造パターン……………………160
- 交絡………………………………59
  - ──因子……………………43, 59
- 国保ヘルスアップモデル事業…94
- コクラン・ライブラリー…114, 122
- 個人情報…………………………97
  - ──の保護……………………31
  - ──保護法……………………97
- 個別面接調査……………………158
- コホート研究………42, 54, 116, 134
- コミュニティ・アセスメント……79
- コミュニティエンパワメント……26
- コントロール群…………………39

さ
- 採算性……………………………66
- 参加観察…………………………76
- 三次予防…………………………174

し
- 事業計画…………………………171
- 事業評価……………………5, 13, 153
- システマティック・レビュー
  ………………………114, 115, 131
- 実験研究…………………………55
- 実態把握……………………………5
- 質的記述的研究……………66, 69

質的研究 …………………61, 64, 116
　　——のプロセス…………………70
質的データ …………………………61
執筆要領 ……………………………104
疾病頻度………………………………38
疾病リスク……………………………38
質補正人年 …………………………88
自閉性発達障害児の子育て支援
　モデル ……………………………156
収益性…………………………………89
収穫逓減の法則 ……………………88
集団免疫………………………………87
住民参加………………………………24
主観的評価……………………………62
受診率 ………………………………102
受療率 ………………………………102
障害補正人年 ………………………88
傷病別分析 …………………………103
情報収集………………………………35
情報提供者……………………………65
情報の統合……………………………20
情報バイアス…………………………59
症例対照研究 ……………………42, 53
事例研究………………………………66
人口寄与危険…………………………41
　　——割合 …………………… 41, 47
人口動態統計…………………………43
真実性…………………………………77
新生児家庭訪問事業 ………………138
信憑性・確実性………………………77
シンボリック相互作用論……………67
信頼可能性……………………………77
信頼性 …………………………58, 107

す
推測統計 …………………………50, 57
ストラクチャー ……………………127
スノウ（ジョン）……………………37
図表の作成 …………………………108
生活習慣病予防事業 ………………164

せ
政策疫学………………………………41
生態学的偽相関 ……………………83
生態学的研究 ……………………43, 44, 83
精度……………………………………58
切片化…………………………………68
選択的コーディング…………………68
選択バイアス…………………………58

そ
層化……………………………………60

相対危険 ………………………… 39, 47
増分費用 ……………………………88
　　——対効果比 …………………88
測定バイアス…………………………59

た
対照群…………………………………39
多胎児育児支援事業 ……………6, 143
多地域介入研究 ……………………94
妥当性 …………………………58, 107
多変量解析……………………………60

ち
地域看護学 …………………………113
地域看護診断 …………………79, 103
地域診断 …………………… 2, 5, 6, 79
　　——の分析項目 ……………7, 8, 9
地域保健活動 …………………… 1, 17
地区視診………………………………79
地区踏査………………………………18
直接費用………………………………89
直接便益………………………………90
緒言 …………………………………104
地理相関研究 …………………… 43, 47

て
定性的データ…………………………61
定量的データ…………………………61
データベース ………………………187
転写可能性……………………………77

と
同意書…………………………………30
統計解析 ………………………… 36, 51
統計的推測……………………………49
投稿規定 ……………………………104
特異度…………………………………85
トライアンギュレーション…………77
トランスレーショナル・リサーチ
　…………………………………114

な
ナイチンゲール ………………………2
内的妥当性……………………………58

に
ニーズ調査 …………………………144
二次資料………………………………10
二次予防 ……………………………174

は
バイアス………………………………57
ハイリスク・アプローチ …………174

曝露群…………………………………39
発生率…………………………………39
半構造的インタビュー ……… 74, 75

ひ
非構造的インタビュー ……………75
非曝露群………………………………39
批判的吟味 …………………… 35, 123
費用対効果分析 ……………………85
費用対効用分析 ……………………88
費用対便益分析 ……………………89
標本誤差………………………………57
比例配分法 …………………………103
敏感度…………………………………85

ふ
フィールドワーク ……………… 66, 76
フォーカスグループインタビュー
　…………………………………69, 74
プライバシー…………………………31
プライマリーインフォーマント…80
プリシード …………………………178
　　——・プロシードモデル ……178
プロシード …………………………178
プロセス ……………………………127
プロペンシティスコア法……………91
文化……………………………………65
文献検索 ……………2, 7, 11, 12, 23, 28
文献検討 ……… 2, 20, 23, 28, 71, 183
分析疫学の研究 ……………………28
分析テーマ……………………………71
分析能力………………………………23
分析方法 ……………………………106

へ
ヘルスプロモーション ……… 24, 175
便益……………………………………89

ほ
法的根拠………………………………25
保健活動 ………………………… 1, 21
保健師教育……………………………1
保健事業評価 ………………………13
母子保健活動 ………………………138
ポピュレーション・アプローチ
　…………………………………174

ま
マッチング ……………………… 60, 92

み
民族誌学………………………………65
　　——的看護………………………65

索 引

む
無作為 …………………………56
　　──化介入試験 ……………139
　　──化比較研究 ……………115
　　──化比較試験 ………124, 132
　　──化割付を伴わない比較試験
　　　　…………………………134
　　──比較対照試験……………91
　　──割付 …………………60, 91
　　──割付比較試験……………56

め
メタアナリシス …………115, 131

ゆ
有病………………………………38
　　──率 …………………………86

よ
予備調査 …………………………28

り
罹患………………………………38
リサーチ・クエスチョン
　　………………………69, 119, 128
量的研究…………27, 32, 33, 63, 64

量的データ………………………61
量的変数…………………………51
理論的サンプリング……………68
理論的飽和………………………68
臨床疫学研究……………………32
倫理委員会…………………29, 73
倫理指針…………………………29
倫理的配慮………………………73

る
累積罹患割合……………………38

れ
歴史的コホート研究……………55
歴史的対照群……………………93
レセプト ……………97, 99, 168

わ
割引率……………………………91

欧文
CASP Japan ……………………124
CEA ………………………………85
CINAHL……………………12, 122
CONSORT 声明 ………………124
cost-effective analysis …………85
critique…………………………123
CSV 形式 ………………………44

CUA ………………………………88
C 型肝炎スクリーニング事業……91
DALY ……………………………88
DPC レセプト …………………101
EBN ……………………………112
EBPH ……………………………112
emic な見方 ……………………67
etic な見方………………………67
evidence based nursing ………112
ICER ……………………………88
IMRAD …………………………122
incremental cost ………………88
marginal cost …………………88
MEDLINE…………………12, 122
PDCA サイクル …………………5
PDM ……………………………103
P-I/E-C-O ……………………119
PubMed ……………………12, 122
QALY ……………………………88
randomized control trial
　　…………………………91, 115, 139
RCT ……………………91, 115, 139
STAI ……………………………139
structured abstract ……………122
visual analog scale ……………139

よくわかる 地域看護研究の進め方・まとめ方
保健事業の企画立案から
　評価への効果的な活用をめざして　　ISBN978-4-263-23542-3

2010年 8月10日　第1版第1刷発行
2014年10月20日　第1版第3刷発行

編著者　横　山　美　江
発行者　大　畑　秀　穂
発行所　医歯薬出版株式会社

〒113-8612　東京都文京区本駒込 1-7-10
TEL.(03)5395-7618(編集)・7616(販売)
FAX.(03)5395-7609(編集)・8563(販売)
http://www.ishiyaku.co.jp/
郵便振替番号　00190-5-13816

乱丁,落丁の際はお取り替えいたします　　　印刷・三報社印刷／製本・愛千製本所

© Ishiyaku Publishers, Inc., 2010. Printed in Japan

本書の複製権・翻訳権・翻案権・上映権・譲渡権・貸与権・公衆送信権（送信可能化権を含む）・口述権は，医歯薬出版(株)が保有します．

本書を無断で複製する行為（コピー，スキャン，デジタルデータ化など）は，「私的使用のための複製」などの著作権法上の限られた例外を除き禁じられています．また私的使用に該当する場合であっても，請負業者等の第三者に依頼し上記の行為を行うことは違法となります．

JCOPY ＜(社)出版者著作権管理機構　委託出版物＞
本書を複写される場合は，そのつど事前に（社）出版者著作権管理機構（電話 03-3513-6969, FAX 03-3513-6979, e-mail:info@jcopy.or.jp）の許諾を得てください．

よくわかる 地域看護研究の進め方・まとめ方
保健事業の企画立案から評価への効果的な活用をめざして

■横山美江／編著
■B5判　206頁　定価（本体3,600円＋税）　ISBN978-4-263-23542-3

■地域保健活動と研究の基礎知識を解説，人間集団における健康事象の数量的観察方法の疫学研究，および個別事例において観察された事象から物事の本質をとらえる質的研究についても概説．また，今日地域保健分野でも重要視されている経済的評価について具体的に解説した．

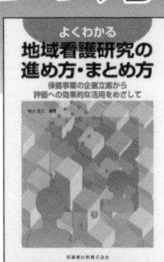

＜CONTENTS＞
Ⅰ．地域保健活動と研究の基礎知識　Ⅱ．地域看護活動と科学的根拠　Ⅲ．エビデンスに基づいた保健師活動の実際

よくわかる 質的研究の進め方・まとめ方
看護研究のエキスパートをめざして

■グレッグ美鈴　麻原きよみ　横山美江／編
■B5判　186頁　定価（本体3,200円＋税）　ISBN978-4-263-23488-4

■看護学の研究領域でよく用いられている「質的研究」について，質の高い研究を実施するために必要な基本的内容を解説し，それぞれの質的研究方法の適性を明確にすることで，読者が各自の研究テーマに合った研究手法を選択することができるように，わかりやすくまとめた．

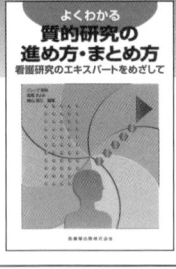

＜CONTENTS＞
Ⅰ．看護研究の基礎知識　Ⅱ．質的研究の基礎　Ⅲ．質的研究における倫理的配慮
Ⅳ．主な質的研究と研究手法　Ⅴ．質的研究を論文にまとめるときの留意点

よくわかる 看護研究の進め方・まとめ方 第2版
量的研究のエキスパートをめざして

■横山美江／編著
■B5判　204頁　定価（本体3,300円＋税）　ISBN978-4-263-23549-2

■看護研究の基礎知識を中心に，看護学の領域で用いられる主な研究方法を紹介し，研究を進めていくプロセスに沿って，研究テーマの設定から研究成果の発表，論文の作成に至るまでの留意事項を解説．巻末では，研究に関してよく聞かれる疑問点を問題別に取り上げ，Q&A欄としてまとめた．

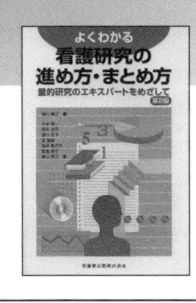

＜CONTENTS＞
看護研究の基礎知識　看護研究を始めるにあたって　主な研究方法と留意点　**研究の各ステップ―研究計画から成果発表まで**　どのような流れで研究を進めていくか：研究全体の流れ　研究計画の立案　研究の実施と分析　研究成果のまとめ・発表　研究指導をするために　投稿する雑誌の選択　〔研究に関するQ&A〕

医歯薬出版株式会社　〒113-8612 東京都文京区本駒込1-7-10　TEL03-5395-7610　FAX03-5395-7611　http://www.ishiyaku.co.jp/

● 保健師活動のプロセスと成果を"見える形"に！

Community-Based Participatory Research

地域保健に活かす CBPR
コミュニティ参加型の活動・実践・パートナーシップ

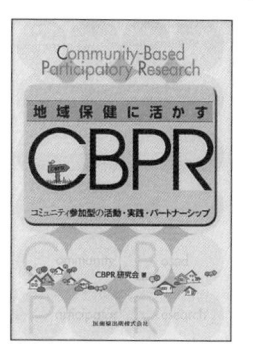

■CBPR研究会 著

執筆 麻原 きよみ／酒井 昌子／留目 宏美／宮崎 紀枝／小林 真朝
　　安齋 ひとみ／鈴木 良美／有本 梓／松下 由美子／平野 優子
　　安武 綾／遠藤 直子／嶋津 多恵子／長弘 佳恵／川崎 千恵
　　尾崎 章子／大森 純子／龍 里奈

■B5判　160頁　定価（本体3,400円＋税）　ISBN978-4-263-23541-6

- 「地域の人々と協働して健康な地域をつくる」というCBPRの考え方と実践方法を具体的に提示．
- 研究者や専門職と地域住民とが協働で取り組むCBPRで，スムーズな「地域づくり」が可能．
- 実際の活動にCBPRを「どのように」「どう活かせるか」実践例を詳解．
- 地域のパートナーシップを育て，実践を「評価」し，活動を発展させる「うやむや」にならない，最後まで走り通せる保健師活動が実現できる！

CONTENTS

Ⅰ 理論編　CBPRについて知ろう
- 第1章　CBPRとは何か
- 第2章　CBPRのすすめ方
- 第3章　CBPRのパートナーシップ
- 第4章　CBPR研究の動向と今後の課題

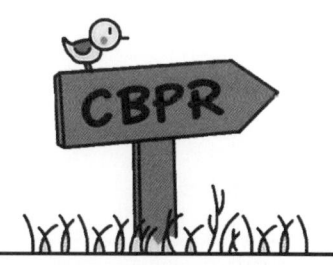

Ⅱ 事例編　CBPRを実践に取り入れよう
- 第5章　CBPRの実際
  実践をCBPRから読み解く
- 事例1　まちの計画づくりに生かすCBPR
  ——食育推進計画の策定
- 事例2　ネットワークから発展した地域の力
  ——島しょ地域の感染症対策
- 事例3　既存の活動の見直しに活用するCBPR
  ——戦略的な子育てネットワーク事業
- 事例4　CBPRを学んでから行政保健師になって
- 事例5　地域における睡眠の健康づくり
  ——実践家と研究者が模索しながら生みだした睡眠に関する集団健康教育プログラムの開発プロセス——
- 事例6　共に活動することを通じて育まれた保健師と研究者のパートナーシップ
  ——新興住宅地における中高年女性のための近隣者との交流促進プログラムの開発——

医歯薬出版株式会社　〒113-8612 東京都文京区本駒込1-7-10　TEL03-5395-7610　FAX03-5395-7611　http://www.ishiyaku.co.jp/

保健師養成のための最新テキストシリーズ!!
公衆衛生看護学テキスト 全4巻

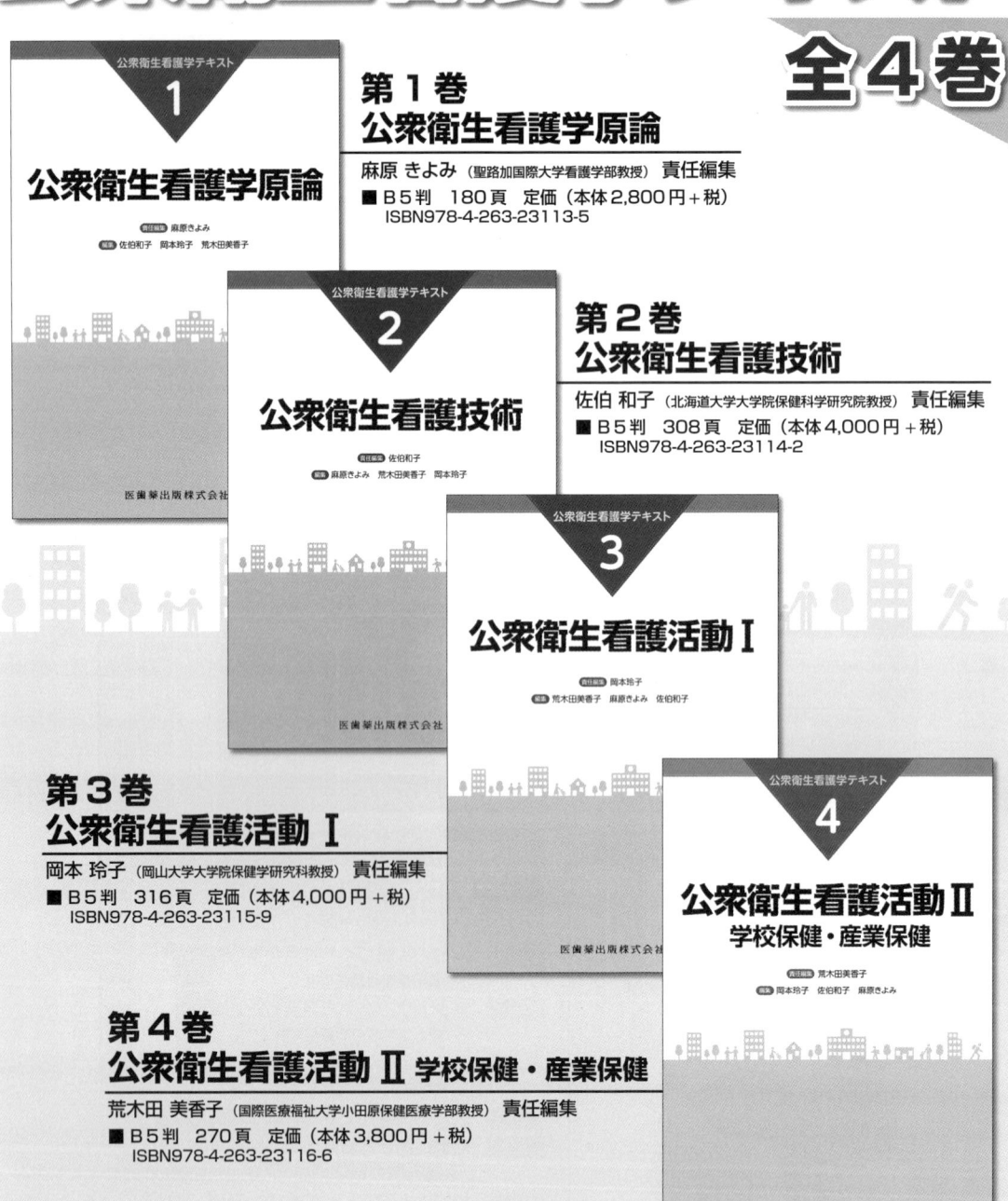

第1巻 公衆衛生看護学原論
麻原 きよみ（聖路加国際大学看護学部教授）責任編集
■B5判 180頁 定価（本体2,800円＋税）
ISBN978-4-263-23113-5

第2巻 公衆衛生看護技術
佐伯 和子（北海道大学大学院保健科学研究院教授）責任編集
■B5判 308頁 定価（本体4,000円＋税）
ISBN978-4-263-23114-2

第3巻 公衆衛生看護活動Ⅰ
岡本 玲子（岡山大学大学院保健学研究科教授）責任編集
■B5判 316頁 定価（本体4,000円＋税）
ISBN978-4-263-23115-9

第4巻 公衆衛生看護活動Ⅱ 学校保健・産業保健
荒木田 美香子（国際医療福祉大学小田原保健医療学部教授）責任編集
■B5判 270頁 定価（本体3,800円＋税）
ISBN978-4-263-23116-6

医歯薬出版株式会社
〒113-8612 東京都文京区本駒込1-7-10 TEL.03-5395-7610 FAX.03-5395-7611
http://www.ishiyaku.co.jp/